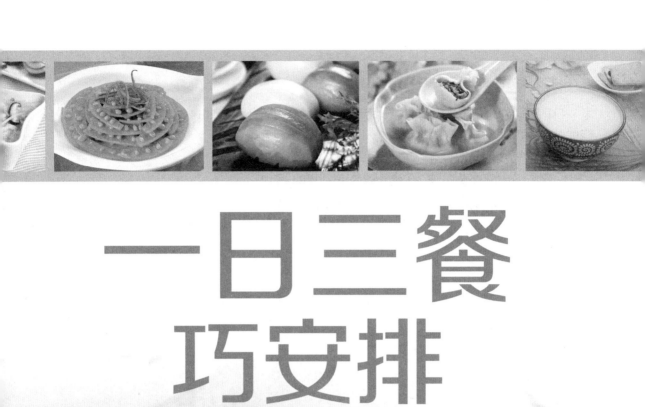

一日三餐
巧安排

陈志田 主编

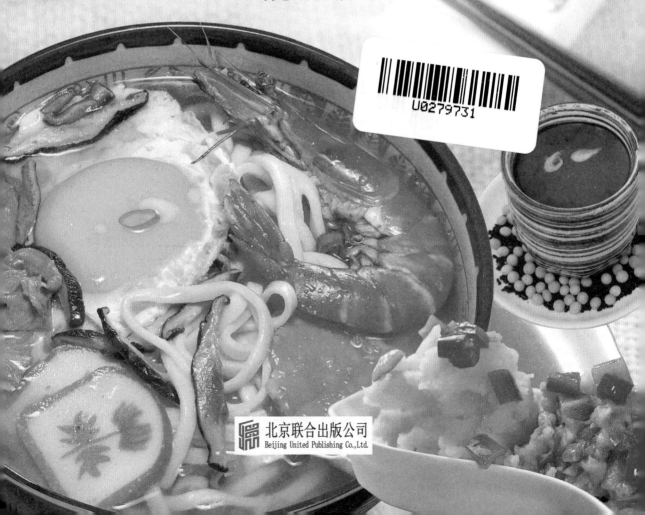

北京联合出版公司
Beijing United Publishing Co.,Ltd.

图书在版编目（CIP）数据

一日三餐巧安排 / 陈志田主编 . —北京：北京联合出版公司， 2014.5
（2024.6重印）

ISBN 978-7-5502-2975-4

Ⅰ.①一… Ⅱ.①陈… Ⅲ.①膳食营养 Ⅳ.① R15

中国版本图书馆 CIP 数据核字（2014）第 086273 号

一日三餐巧安排

主　　编：陈志田

责任编辑：喻　静

封面设计：韩　立

内文排版：潘　松

北京联合出版公司出版

（北京市西城区德外大街 83 号楼 9 层　100088）

三河市万龙印装有限公司印刷　新华书店经销

字数 150 千字　787 毫米 × 1092 毫米　1/16　15 印张

2014 年 5 月第 1 版　2024 年 6 月第 4 次印刷

ISBN　978-7-5502-2975-4

定价：68.00 元

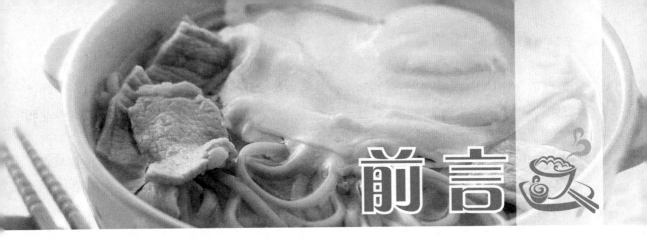

前言

中国人一日饮食一般习惯吃三餐，怎样安排好这一日三餐是有学问的。有的家庭安排得非常合理，吃的花样是五花八门，而有的家庭的饮食则简单得不能再简单，品种极为单调；还有的青少年不吃早餐，上两堂课就饿了，精力不集中而影响学习。总之，一日三餐不仅要定时定量，更重要的是要能保证营养的供应，做到膳食平衡。

谈到营养，可以说是仁者见仁智者见智，许多人都有自己的一套"营养经"。有人说，鸡鸭鱼肉有营养，因为其中的蛋白质丰富、容易被吸收利用；有人说，素食好，可以排毒养颜、防病强身；又有人说，山珍海味、燕窝鱼翅有营养；有人说牛奶有营养，豆制品有营养；还有人说，粗茶淡饭、豆腐白菜才是最有营养的……虽说说法各有不同，但这种争议性正是反映了营养的重要性。

其实营养就是"吃"的学问。"会吃"，就能吃出营养、吃出健康；"不会吃"，就会吃出疾病。只有掌握好"吃"这门学问，才能健康。"吃"是门实践的学问，看起来简单，真正会"吃"，还是要花点工夫学习的。首先，需要学习一些基础的营养知识，例如食物的分类、每类食物中含有哪些营养素，还应该了解合理营养的原则。然后，根据这些知识和家庭的具体情况合理选择、购买食物，并对食物进行科学搭配和烹调，这样才能从食物中获得充足、均衡的营养。因此，营养的关键在于把营养知识应用到一日三餐的合理膳食和营养搭配中。

首先，要重视早餐，不仅要吃，而且要吃好。每天吃早餐是世界卫生组织倡导的健康生活方式的内容之一。不吃早餐会影响上午的学习和工作效率。早餐中要有谷类食物、动物性食物、奶类或奶制品，还要有蔬菜水果。很多人也知道不吃早餐的危害，可就是早上起不来，没时间做，其实大可以在头一天的晚上就把第二天早上要吃的食物准备好。例如，把水果洗好、切好，用保鲜膜包好放在冰箱。

对于在城市中生活的上班族来说，午餐基本上不能回家吃。单位有食堂的大家都反映不好吃、油水少，其实，午餐饭菜中的油水少有利于控制体重。有些人选择吃盒饭，但盒饭中蔬菜的量很少，主食和肉类相对来说较多，能量往往超过我们的需要。不知从什么时间开始，大家都不从家里带便当了。其实，从家里带饭的做法很好，方便、合口，能量不过量，营养较全面。

晚餐的食物种类应该以谷类食物为主，最好有粥，小米、大米、杂粮粥都可以。动物性食物适量，以鱼、牛羊肉为主。鱼最好用清蒸、清炖、红烧的方法，少用油炸，以减少油脂的摄入量。肉则以牛羊肉为首选，因为和猪肉相比，牛羊肉中所含的脂肪要少得多。牛肉可以红烧、咖喱等。羊肉可以清炖，可以放些萝卜。豆制品每周1~2次。蔬菜应该每顿都有。要选深颜色的蔬菜，用急火快炒，或上汤的方法烹调。水果每天都要吃的，品种不限。

由此可见，"营养"其实并不是件难事，真正难的是如何安排好自己和家人的一日三餐，如何让一日三餐合理膳食的积累换来长久的健康。为此，我们特意编写了这本《一日三餐巧安排》。和其他菜谱类的书籍相比，本书具有以下几个特点：

第一，面向大众。精选大众经常食用的近百种食材，无论是豆浆、粥品，还是沙拉、汉堡，无论是蔬菜、菌豆蛋，还是猪牛羊、鱼虾蟹，都可以在本书中找到详细的做法。酸、甜、苦、辣、咸，五种味道俱全，黄、绿、黑、白、红，五色食物全有，无论是南方人还是北方人，无论是老年人还是年轻人，都可以在本书中找到自己想吃的美味，一日三餐从此不再单调。

第二，省事省时。详细介绍早、中、晚三餐的搭配原则、饮食宜忌，并根据营养学家的建议按照荤素、粗细、干稀等搭配原则，精选数百道菜品，不仅能满足你对一日三餐的营养需求，还能轻松帮你解决"吃完这顿，下一顿吃啥"的苦恼，使一日三餐更有计划性，更具科学性，餐餐有美味，顿顿不重复。此外，本书的每道菜都标明了详细的做法，有些经典菜还列出了步骤图，一目了然，即使是新手也能很快上手，为家人做出可口的美味佳肴。真正让你做到一书在手，三餐安排，既省事又省时。

第三，贴心实用。书中精心推荐的食谱，从早餐到晚餐，餐餐涵盖五谷类、豆类、肉蛋类、奶类、蔬菜类等；无论是荤素搭配、主副食搭配还是粗细搭配，全都科学合理，让你一日三餐，不仅丰富了口感，还保证了营养。

总之，本书以适合现代城市家庭生活的需要为出发点，精选600道家常美味佳肴，充分满足你一日三餐的搭配要求，且操作性强，是你厨房饮食的好帮手！

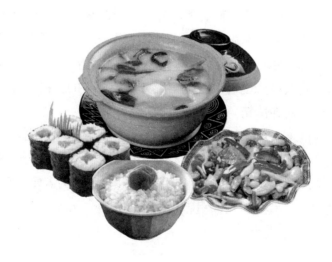

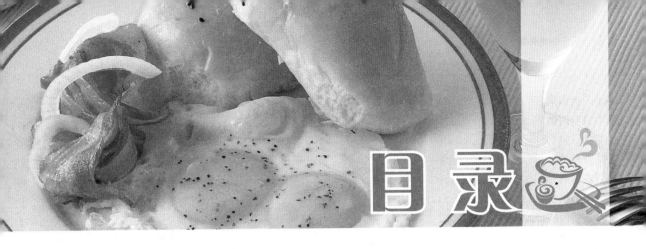

目 录

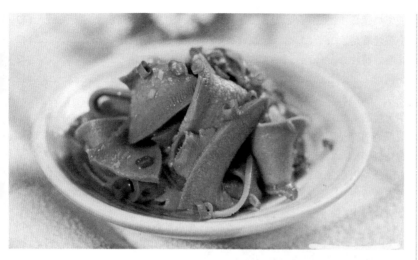

3 第3部分 午餐

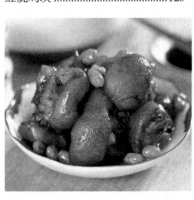

< 粥 >

< 蔬菜 >

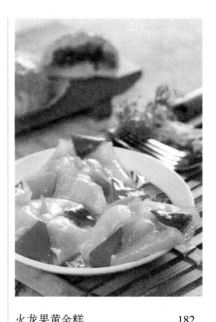

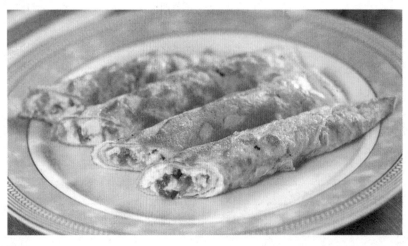

第1部分
中国人营养膳食指南

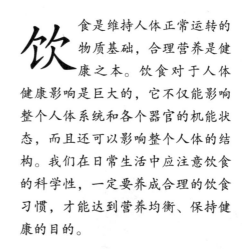

饮食是维持人体正常运转的物质基础，合理营养是健康之本。饮食对于人体健康影响是巨大的，它不仅能影响整个人体系统和各个器官的机能状态，而且还可以影响整个人体的结构。我们在日常生活中应注意饮食的科学性，一定要养成合理的饮食习惯，才能达到营养均衡、保持健康的目的。

人体最需要的营养素

人体所需要的营养素有六大类——蛋白质、脂肪、碳水化合物（糖类）、无机盐（矿物质）、维生素、水。目前发现核酸类也非常重要，故为七大类。

蛋白质

蛋白质是人体表现各种生命活动所必须的物质，故说蛋白质是生命的基础。组成蛋白质的基本单位是存在于自然界的 20 种氨基酸。食物中蛋白质营养价值的高低取决于其所含人体必需氨基酸的种类、含量及其相互间的比例是否与人体组织蛋白质相近似，越近似的营养价值就越高（鸡蛋蛋白质和人体蛋白质最相似）。蛋白质的作用有三点：一是构成及修补人体细胞及组织器官（肌肉、血液、皮肤、毛发等）的主要原料；二是体液的主要成分，具有重要的调节生理的功能；三是人体热能来源之一。蛋白质的主要食物来源为瘦肉和内脏类、鱼虾类、禽蛋类、乳类及大豆、豆制品类。谷物类食物蛋白质含量大多不超过 10%，但因每天进食量多，也是人体蛋白质的一个主要来源。

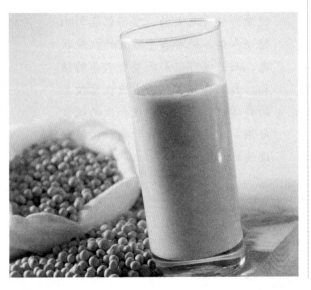

脂类

脂类包括脂肪及类脂两大类，也是人体营养的重要组成成分。构成脂肪的基本单位是脂肪酸（分饱和脂肪酸和不饱和脂肪酸两种）。不饱和脂肪酸人体不能合成，必须通过食物摄入，故称"必需脂肪酸"，如亚油酸、亚麻酸、花生四烯酸等。其作用除改善食物的色、香、味以增进食欲，延长食物在胃里的时间，增加饱腹感外，最重要的功能是提供热能（所含热量比蛋白质和糖类高一倍）。脂肪主要的食物来源为各种动物油、植物油，肥肉，蛋黄酱及各种坚果。

碳水化合物

碳水化合物又称糖类，是膳食中最主要的热量来源，分为单糖（如葡萄糖、果糖、半乳糖等）、双糖（如蔗糖、麦芽糖、乳糖等）和多糖（如淀粉、糖原、膳食纤维等）三大类。除膳食纤维外，各种糖类经摄入、消化、吸收后，最终都变成葡萄糖在体内分解产生热能，供全身组织器官利用。人体没有消化、分解膳食纤维的酶，因此膳食纤维摄入后不能被人体吸收。但是，膳食纤维的作用不可忽视，它可促进肠道蠕动，加快粪便形成与排出，减少有害物质与肠道黏膜接触的时间，可预防便秘、痔疮、阑尾炎、结肠憩室、结肠癌等；可以降低体内胆固醇，预防动脉硬化；还能改变糖代谢，有助于防治糖尿病。碳水化合物主要的食物来源为粮食类、根茎类、

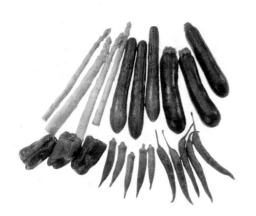

豆类、水果及各种糖、蜂蜜等，蔬菜、水果则是膳食纤维主要的食物来源。

无机盐

无机盐（矿物质）仅占人体体重的 4%，但所起的作用却很大。现知有 20 多种元素是人体所必需的，其中最主要的有钙、磷、铁、钠、钾、碘、氟、锌等。由于世界各地土壤中的无机盐含量不均匀，所产各种食物矿物质含量丰欠不等。一般而言，我国居民膳食中，磷、硫等不易缺乏，较易缺乏的是钙、铁、锌、碘、氟等。因此，要在饮食中给予特别补充。

维生素

维生素是人体生长、代谢所必需的一类低分子有机化合物，需要量很少（以毫克或微克计），但不可缺少。它既不是构成细胞、组织的原料，也不是热能物质，但作用巨大。由于很多的维生素人体不能合成，所以必须由摄食来供给。人体若缺乏某种维生素，新陈代谢的某些环节便会出现障碍，从而影响正常的生理功能，甚至出现特殊的"维生素缺乏症"。维生素缺乏的原因大多是由于食物中摄入量不足（食物中含量不足或食物的储存、烹调不当，使维生素被破坏或损失）。维生素可分为脂溶、水溶两大类：维生素 A、维生素 D、维生素 E、维生素 K 等脂溶性维生素只溶于脂肪而不溶于水，吸收后可在体内储存；维生素 B1、维生素 B2、烟酸、维生素 C、维生素 B12 等水溶性维生素则相反，溶于水而不溶于脂肪，吸收后在人体内储存很少，摄入过量则会从尿中排出。

水

水同样是人体必需的一种营养素，也是人体的最重要组成成分。人体体重的 65% 是水，血液中含水量更是高达 80%。各种生理活动，如各种化学反应和新陈代谢都需要在水的环境中进行。如果损失 20% 的水，人体便无法维持生命。故而，喝足水，主动饮水为养生、抗衰老、驻颜的重要手段。

核酸

人体发现核酸对健康、抗衰老的作用较晚，但近年来对它的认识越来越深刻了。如果说蛋白质是生命活动的基础，那么核酸便是生命的本质和载体。生命的繁衍以核酸的合成、复制为前提，生命的遗传信息——基因就存在于核酸的结构中，核酸决定了蛋白质的合成和结构。年轻时，人体可自我合成足够的核酸，但 25 岁后自体合成核酸的能力逐渐减弱，随之细胞分裂、蛋白质合成也逐渐减弱，直至停止，生命也随之衰亡。如在此之前及时从食物中摄取足够的外源核酸，便可增进健康，延缓衰老，故现在也把核酸作为人体的一种必需营养素。在自然饮食中，以鱼、虾、贝类等水产品含核酸最多，动物肝脏、豆制品、洋葱、蘑菇等食品也富含核酸。据研究，一般人每天需要 1 克核酸，故要有意识地多吃一些富含核酸的食品。

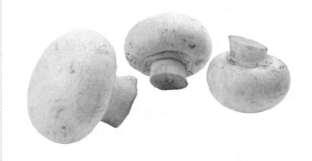

怎样才能维持膳食平衡

营养与健康有着密切的关系，合理的营养是人体健康的物质基础，更是长寿的基本保证。随着社会的发展、科技的进步，人们对营养的要求也越来越高。因此，深入研究食物营养成分、合理的膳食、改善营养状况、满足人体营养的需要成为每个人都热切关注的问题。如何食之好、食之精、食之科学、食之健康，如何掌握好营养平衡，更是营养与健康问题的核心内容，也是应该进一步深入研究探讨的要点。实践证明，中国居民要想吃得合理，维持膳食平衡，就要注意以下内容。

 ## 食物多样，谷类为主

食物所含的营养成分不尽相同。平衡膳食必须由多种食物组成，才能满足人体各种营养需要。多种食物包括五大类：①谷类及薯类。谷类包括米、面、杂粮；薯类包括马铃薯、甘薯、木薯等。主要提供碳水化合物、蛋白质、膳食纤维及维生素B。②动物性食物。包括肉、禽、鱼、奶、蛋等，主要提供蛋白质、脂肪、矿物质、维生素A和B。③豆类及其制品。包括大豆及其他干豆类，主要提供蛋白质、脂肪、膳食纤维、矿物质和维生素B。④蔬菜水果类。包括鲜豆、根茎、叶菜、茄果等，主要提供膳食纤维、矿物质、维生素C和胡萝卜素。⑤纯热能食物。包括动植物油、淀粉、食用糖和酒类，主要提供能量。植物油还可提供维生素E和人体必需的脂肪酸。

在各类食物中，谷类是中国人传统的主食。一些发达国家由于动物性食物在居民的整个膳食结构中占的比例很大，摄入的能量与脂肪过高，加上舒适的工作与生活环境，体力消耗很少，在能量上入大于出，从而导致体重过分增加甚至肥胖。所以，我们在生活逐渐好转的今天更需保持以谷类为主的良好膳食传统。此外，还要注意粗细粮搭配，常吃一些粗、杂粮以及薯类。薯类含有丰富的淀粉、膳食纤维以及多种维生素和矿物质。

 ## 多吃蔬菜与水果

由于蔬菜与水果含有大量的水分以及丰富的维生素、矿物质和膳食纤维，多吃新鲜蔬菜与水果有保持心血管健康、减少儿童发生干眼病的可能性以及促进肠道蠕动等功效；对保持正常的身体机能，增加身体的抗病能力起着十分重要的作用。

在日常饮食中，在尽可能多地摄取蔬菜和水果的同时，最好根据自己的体质特点和不同品种蔬菜水果所含的营养成分，区别对待，合理进食。比如，红、黄、绿等深色蔬菜中维生素含量超过浅色蔬菜和一般水果，是胡萝卜素、维生素B_2、维生素C和叶酸、矿物质、膳食纤维和天然抗氧化物的主要或重要来源。尽可能多吃菠菜、小白菜、油麦菜等绿叶蔬菜，

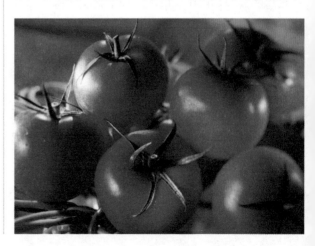

红辣椒、胡萝卜、番茄等红色蔬菜，以及土豆、南瓜、红薯等黄色蔬菜。

适量摄入动物性食物

动物性食物富含优质蛋白质、脂溶性维生素与矿物质。动物性蛋白质的赖氨酸含量较高，可以弥补植物蛋白质中赖氨酸的不足，是人体蛋白质最重要的来源。进食肉类不足，很难满足人体对蛋白质的需要。所以，我们的餐桌上，每天应该有适量的肉食。另外，肉类中的铁易于被人体吸收利用。动物肝脏含维生素A极为丰富，还富含维生素 B_{12}、叶酸等。但有些脏器如脑、肾等所含胆固醇相当高，如果摄入过多会增加患心血管疾病的可能。因此，每个人应该根据自身情况，在进食时加以注意。

鸡、鱼、兔、牛肉等动物性食物含蛋白质较高，脂肪较低，产生的能量远低于猪肉，提倡吃这些食物，适当减少猪肉的消费。鱼类特别是海鱼中所含的不饱和脂肪酸十分丰富，有降低血脂和防止血栓形成的作用。

肥肉和荤油为高能量和高脂肪食物，含有高脂肪与高胆固醇，摄入过多会引起肥胖甚至慢性病，应当少吃。食用油应尽量选用不含胆固醇的植物油。

特别注意多补钙

钙是人体不可缺少的矿物质。人每日钙摄入量应在800毫克以上，而我国实际人均日摄入量仅为400毫克，大多数人的一生是在缺钙的状态下度过的，很容易导致骨质疏松、冠心病、高血压等疾病。少年儿童与老年人要补钙，中、青年人也要补钙。研究发现，如果在中、青年时期不补钙，到了老年再来补钙将事倍功半，效果不佳。

缺钙就要补钙，药补不如食补。要补钙首先从饮食方面着手。奶制品是至今为止已知的含钙最丰富的食品。每100克牛奶中钙含量为120毫克。同量的羊奶中钙含量可高达140毫克。每100克全脂奶粉中钙含量为979毫克，脱脂奶粉中竟高达1300毫克。

其他含钙的食物，还有虾、蟹、鱼肉、海带、紫菜、芝麻酱、西瓜子、南瓜子、豆制品等。在蔬菜中，深色蔬菜一般都含有丰富的钙质。只有菠菜除外，因为菠菜所含的草酸将钙凝固，使进入体内的钙较少。

饮食应清淡少盐

吃清淡膳食有利于健康，即不要太油腻，不要太咸，不要食用过多的动物性食物和油炸、烟熏食物。动物性食物与油炸食物含油脂很高，食盐中的钠含量很高，它们的过多摄入都不利于健康，所以油腻的或太咸的食物应避免。钠的摄入量越高，高血压发病率越高，所以不宜摄入过多。世界卫生组织建议每人每日食盐量不超过6克为宜。钠的来源除食盐外还包括酱油、咸菜、味精等高钠食品及含钠的加工食品等。

酒中含能量高，不含其他营养素。过量饮酒时酒精对人体会产生有害的作用，严重的会引起酒精中毒。要知道，酒中的酒精会对人的食道和胃肠道黏膜会产生强烈刺激，不仅容易引起胃溃疡，而且会提高罹患食道癌、肠癌和肝癌的可能性。研究表明，酒精会影响人体正常的脂肪代谢，导致脂肪肝，不加控制就会发展为肝硬化乃至肝癌。过量饮酒还会增加中风的危险，酗酒者中风的危险系数是正常人的几倍，他们的寿命和工作年数较平常人大大缩短。受孕前父母饮酒，可能造成所育子女智力低下，发育不良。因此，成年人应尽量少饮酒，青少年不能饮酒。

中国居民平衡膳食宝塔

中国营养学会于 2007 年公布了《中国居民膳食指南》，并结合中国居民膳食结构特点，设计了"中国居民平衡膳食宝塔"。

"中国居民平衡膳食宝塔"显示了我们每天应吃的 5 个种类主要食物的重量及所占比重。谷类食物位居塔的底层，是能量的主要来源。宝塔建议的摄入范围较宽，每人每天应吃 300～500 克。谷类食物的重量是指加工粮的生重，加大米、面粉的重量，米饭和面包等应折合成大米或面粉重量计算。蔬菜和水果居第二层，是矿物质、维生素和膳食纤维的重要来源，每天分别吃 400～500 克和 100～200 克。蔬菜和水果丰富的膳食纤维对预防慢性病，包括某些癌症有益处。蔬菜和水果有许多共同的地方，但不能完全被彼此代替，不应只吃水果而不吃蔬菜。动物性食物居第三层，主要提供动物性蛋白质和一些重要的矿物质、维生素，每天吃 125～200 克。其中鱼虾类 50 克，肉类 50～100 克，蛋类 25～50 克。鱼虾类含脂肪很低，有条件的可以多吃一些。肉类尤其是猪肉含脂肪较高，即使生活富裕时也不应吃过多肉类。蛋类含胆固醇相当高，一般每天不超过一个为好。奶类与豆类合占第四层，每天应分别吃 100 克和 50 克。豆类除提供优质蛋白、维生素和矿物质外，还含其他对健康有益的成分。奶类及奶制品含优质蛋白质和丰富的钙质，我们膳食中普遍缺钙，奶类应是首选的补钙食物，很难用其他食物代替。塔的顶部（第五层）是油脂类，每天不超过 25 克。有人认为因为位于金字塔底座和中层的许多食物中都含有少量的脂肪，足以满足机体的需要，所以减少金字塔顶部这部分食品的摄入对人体健康并无影响。

应用该"宝塔"时要根据每个人的具体情况作适当调整。年轻人、劳动强度大的人需要能量高，应多吃些主食。从事轻微体力劳动的中青年男子第一层至第三层的食物摄入量可在宝塔参数范围内取中间值。

在实际生活中因许多原因，人们有时难以每天都按"宝塔"推荐量来摄入食物。此时应遵循"宝塔"各类食物的大致比例，灵活合理地来安排膳食，以获得营养平衡。例如鱼虾类，并非每天都吃 50 克不可，可以隔一两天或两三天吃一次，每次吃 150～200 克。为了使饮食更加丰富多彩，满足口味享受，对同一类或营养相近的食物可以经常互相替换。例如，大米可与面粉互换，瘦肉可与鱼类互换，等等。此外，应注意一日三餐的能量分配。一般早、晚餐各占 30%，午餐占 40%。特殊情况可适当调整。

中国居民膳食营养搭配	
油脂类	25克
奶及奶制品	100克
豆及豆制品	50克
畜禽肉类	50～100克
鱼虾类	50克
蛋类	25～50克
蔬菜类	400～500克
水果类	100～200克
谷类	300～500克

营养膳食的各种平衡关系

人体需要的营养素都是靠食物供给，而任何一种天然食物也不能包括所有的营养素。所以合理的营养要求首先是要求食物要多样化，必须合理地搭配各种食物才能提高其营养价值。只有做到各种食物的合理搭配，才能合理互补，充分利用食物价值，使人体获得全面的营养。

主食与副食的平衡

当今，由于东西方饮食文化的交流，西餐的诱惑，再加上营养科学知识普及得不够，一些人开始多吃鱼肉少吃粮食了。这种打破主食与副食平衡的饮食模式，给美国人欧洲人以及一切走西餐化道路的人带来了"现代文明病"，人们慢慢觉醒，"三高一低"的西餐，不利于身体健康。

最有助于身体健康的饮食就是主食与副食平衡的饮食。因为人体内需要的某些营养素，不能由其他物质在体内合成，如必需氨基酸、必要脂肪酸和某些维生素等，只能直接从食物中摄取。而在自然界中，没有任何一种食物，含有人体所需的各种营养素。为了保证人体需要，促进生长发育和健康，就必须合理地搭配主副食才能办到。

主副食合理地搭配可以分成主食与副食、主食之间、副食之间的合理调配。

主食与副食：主食指主要供给人体热量的食品，在我国就是指粮食；副食是指供给人体更新、修补组织，调节生理功能的食品，一般包括蛋白质、脂肪、矿物质、维生素丰富的食品，如动物性食品、大豆、豆制品、蔬菜、食油等。谷类与脂肪和蛋白质性食物的比例为：碳水化合物占 60% ~ 70%，脂肪占 20% ~ 30%，蛋白质占 10% ~ 15%，这样搭配比较理想。以从事轻体力劳动的 65 千克重的成年男子为例，每天吃主食 500 克，动物性食品 100 克，豆类食品 50 克，蔬菜 500 克，食油 20 克，就接近合理搭配。

主食的调配：主食的种类也很多，应互相调配着食用，不仅可以变换花样，而且有利于互相补充。

膳食构成分类	每月需要量
粮食类	13.7克
薯类	3千克
豆类	1.5千克
蔬菜类	15千克
水果类	1.5千克
肉类	2.5千克
乳类	2.5千克
蛋类	1千克
鱼虾类	0.9 ~ 1.4千克
植物油	0.5千克

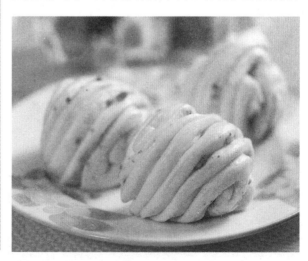

在主食中应粗粮、细粮合理搭配，才可提高主食的营养价值，促进食欲；干稀搭配合理，不仅吃起来舒服，还有利于扩大粗细粮搭配的范围。

副食的搭配：副食品种类繁多，如合理搭配，可以取长补短，提高营养价值，也可使人体获得全面营养素。副食搭配中要注意生熟的合理搭配，因维生素B及C遇热分解破坏，而适当吃些生的蔬菜，就可以补充大量维生素C；荤菜搭配也很重要，因荤食多属酸性食品，多吃会造成酸碱平衡失调。荤菜中配合豆制品，既可保持酸碱平衡，又可防止大鱼大肉过于油腻致使食欲降低。如配些青菜、果茄类菜，还可供给丰富的维生素和矿物质。

总之，主副食合理地搭配可提高食物的营养价值、促进食欲，有利于消化吸收，保证身体需要。上页给出的每人（成年人）每月膳食构成成分及数量表，就是主副食平衡的标准。

大体框定在这个标准内，就是符合我国国情与饮食传统的主副食平衡。

杂与精的平衡

饮食原则应有粗有细（粗细粮搭配），长期吃精米、精面，会导致B族维生素的缺乏，诱发疾病，因此要搭配吃些五谷杂粮，食物搭配多样化，使营养更全面；而太多杂粮的摄入会干扰人体蛋白质和铁、锌、钙的摄入。科学食用粗粮的方法是每周吃三四次。

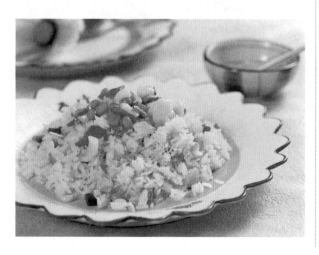

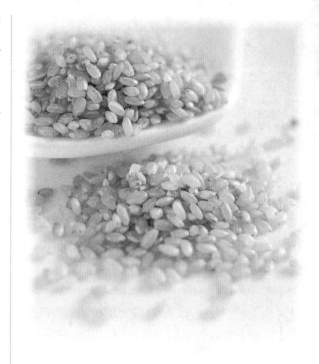

食物精细化似乎已成为当今食品发展的一个总趋势。出现这个现象的原因是，食品消费仍然处于口味消费阶段，广大消费者缺乏营养科学知识，往往以口味好不好、食用方便不方便作为选购食品的依据。

其实，精细化是食品消费的一大误区。因为人体要健康，一方面要不断吸收有益的养料；另一方面要不断地消除有害的废料，吐故纳新，生生不息。而排除废料，使胃肠道"清洁"起来，就不得不求助于"粗食品"（或者叫作"多渣食品"）了。

在"粗食品"中，粗成分叫作膳食纤维，包括纤维素、半纤维素、果胶、木质素等。由于人体的消化道内没有消化膳食纤维的酶，所以对人体来说，是没有直接营养价值的。但是，膳食纤维具有刺激胃肠蠕动、吸纳毒素、清扫肠道、预防疾病等多种功能，是其他营养素所无法替代的。

长期偏食精细食品，会导致胃体缩小，胃动力不足，消化能力减弱。这会对健康产生不利影响，而且对儿童影响更大。因此，出于健康考虑，要采取粗细搭配的原则，应该尽可能多吃一些富含膳食纤维的食品，如糙米、通粉、粗粮、杂粮、麦片以及多纤维蔬菜（胡萝卜、扁豆、豇豆、青蒜、韭菜、竹笋等）。当然，同一切营养素一样，膳食纤维摄入量也不应过多，否则会影响矿物质（特别是钙、铁）的吸收。

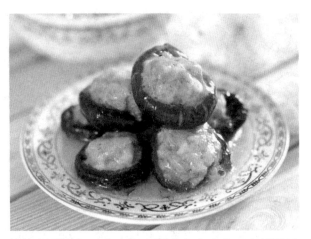

膳食中的五味平衡

食有五味，即辛、甘、酸、苦、咸。食味不同，生理作用亦不同，如甜食能补气血、解毒和消除肌肉疲劳；酸味健脾开胃增食欲，提高钙、磷吸收率；苦味可除湿利尿，调节肝肾；辛辣能刺激肠胃，增进消化，促进血液循环和代谢。酸、甜、苦、辣、咸五味调配得当，才能相得益彰，增进食欲，有益健康。调配不当，则会带来弊端，俗话说："五味不平衡，体内百病生。"如甜食过多影响食欲；酸味过多会使消化功能紊乱；苦味过浓会引起消化不良；辛辣过量会引起口腔溃疡、眼疾、痔疮和便秘等。

五味中的"咸"是最关键的味。一些海产品和某些肉类都属于咸味食品，但生活中最常见、最有代表性的咸味剂还是"盐"。咸味能软坚化结、清热化痰、消积润肠、滋阴润燥，但为了健康，必须控制其摄入量，"盐多有失"几乎是家喻户晓的道理。

现代医学证明高血压、动脉硬化、心肌梗死、肝硬化、脑卒中及肾脏病的增加与过量摄入食盐均有密切的关系，这一点已成为共识。在我国，北方人食盐摄入量较大，他们推崇"咸中出味"，不但做菜用盐多，还常吃腌制的咸菜。与"南甜北咸"

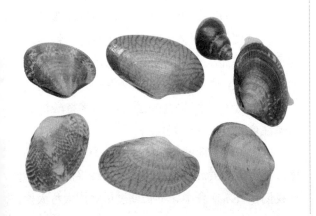

的饮食习惯相对应，高血压患病率由北至南呈明显的下降趋势。因此，走出"咸中出味"的认识误区，改变"口重"多盐的饮食习惯，科学地安排膳食，已是控制高血压发病的重要方法之一。我国的膳食指南中提出要吃清淡少盐的食物，建议每日食盐摄入量 6 ～ 8 克，世界卫生组织建议：膳食中每人每日食盐摄入量要限制在 6 克以下。高血压患者每人每日食盐摄入量应在 2 ～ 3 克。

饮食中的酸碱平衡

科学合理的饮食，一方面要讲究营养平衡，另一方面还要讲究吃哪些食物能够给身体正常秩序带来正面影响，而不是负面影响。这里所说的影响，单指对人体体内酸碱平衡的影响。

健康人的体液有的是酸性，有的是碱性，但绝大多数是弱碱性的，如血液 pH 值 7.35 ～ 7.45，呈弱碱性；胆汁 pH 值 7.4，呈弱碱性；小肠液 pH 值 7.6，呈碱性；胰液 pH 值 7.8 ～ 8.4，呈碱性；大肠液 pH 值 8.3 ～ 8.4，呈碱性；胃液 pH 值 0.9 ～ 1.5，呈强酸性；尿液 pH 值 5.5 ～ 6.0，呈酸性。

人体体液恒定在各自的酸碱度范围内，就是正常的酸碱平衡状态。通俗地说，人体体液该酸者酸，该碱者碱，并且保持各自的 pH 值，就是人体体液呈酸碱平衡状态。

健康正常状态下，人体的血液呈弱碱性，这种环境中人体细胞活性最强。弱碱环境有利于机体各种生理和生化反应，体内废物也能及时排除，不会

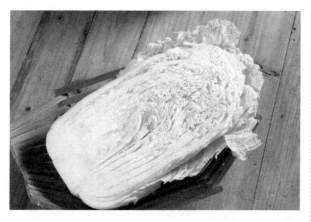

在体内积聚。让血液保持 pH 值 7.35 ～ 7.45 呈弱碱性，是人的身体健康的重要标志。一旦血液 pH 值小于 7.35——即向酸性方向进展一点点，也将会出现轻微酸中毒症状，人体将会衍生各种疾病，导致相关器官功能减退或衰竭。若血液 pH 值小于 6.8，即血液呈弱酸性时，将会出现严重酸中毒症状甚至危及生命。当然，血液也不能呈现碱性。当血液 pH 值大于 7.45 时——即向强碱性方向移动，将会

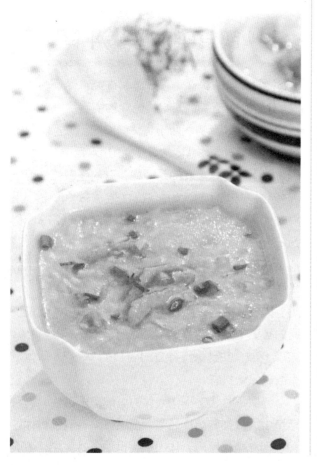

出现碱中毒症状；若血液 pH 值大于 7.8 时，将会出现严重碱中毒症状甚至危及生命。可以说，人体体液保持恒定的酸碱平衡状态，是保障身体健康的一个绝对必要的条件。

食物也有酸碱性，而日常膳食中酸碱度会影响人机体的酸碱度。酸性、碱性食物合理搭配才能维持体内酸碱平衡。

食物可以分为酸性食物和碱性食物两类。酸性食物并不是指有酸味的食物，所谓酸性食品主要是指含有磷、硫、氯等元素的食物，这些元素进入人体后会在体内形成酸性物质。一般我们所吃的主食米和面就属酸性食物，副食中的肉类、鱼类、贝类、鸡蛋、乳酪、花生、紫菜、啤酒、饼干、核桃、白糖、巧克力、奶油、油炸食品等；蔬菜中的白菜、葱白、茄子等也都属酸性食物。因为这些食物中含有丰富的碳水化合物、蛋白质、脂质和氯、硫、磷等非金属元素，在体内产生酸性代谢物。蔬菜中的黄瓜、胡萝卜、柑橘、南瓜、萝卜、菠菜、海带、土豆、番茄、圆白菜等，水果中的梨、桃、苹果、香蕉、菠萝、樱桃、葡萄干、无花果等，还有豆类、牛奶、黑芝麻、茶中含钙、镁等金属元素较多的食物，因在体内生成带阳离子的碱性氧化物，而属于碱性食物。如果大量吃鱼、肉、蛋，而忽视了蔬菜和水果，表面上看来生活水平提高了，但却会形成酸性体质。要知道，呈现酸性脑时，什么奇特的健脑法也无法改变血液中的酸碱度，并且在这种情况下，用科学的饮食方法恢复大脑功能，才能保持精力充沛，保证大脑处于良好的工作状态。

所以，在日常生活中不要过多地食用酸性食物，而应该有意识地将酸性食物和碱性食物搭配起来，以便使体内体液的酸碱平衡趋于恒定。换句话说，健康人体内酸碱度原本是平衡的，不要因为不合理的饮食而破坏这种平衡。要做到这一点，就需要在调配膳食的过程中始终将酸性食物和碱性食物搭配在一起食用。

总之，理想而健康的人体体液为弱碱性。防止体液趋酸化的关键点是保持体液酸碱平衡。这就要求我们在日常饮食中，不长期过量食用大鱼大肉，

要在配餐过程中加入新鲜蔬菜，以此调节食物的酸碱性。

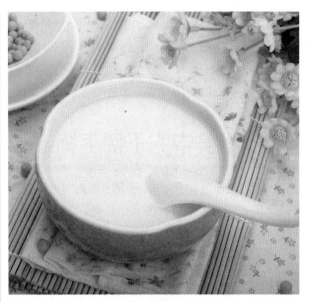

膳食中的冷热平衡

据各种食物对人体的作用以及人体对各种食物的反应，中医经过长期实践和总结，将食物划分为寒、热、温、凉、平五性。简而言之，只有三性。热与温，寒与凉，仅属程度上的差别，可统称为温热性和寒凉性。平性不寒不热，不温不凉，是一种中间性。这样，所有食物都不外乎这三性。

我们在吃东西时，要根据自己的体质，来选用适当食性的食物。选食原则是："寒者热之，热者寒之，虚则补之，实则泻之。"

这一方面是说，寒凉体质的人宜食温热性食物，温热体质的人宜食寒凉性食物，即"辨体施食"，冷热搭配。因为人的体质也有寒、热、温、凉、平之分。这样，可以调整人体阴阳平衡（寒属阴，热属阳），收到维护人体健康的效果。

另一方面，冷热平衡还可以指食物与食物、食物与时令之间的一种平衡搭配。如夏天炎热，喝碗清凉解暑的绿豆汤；冬天寒冷，就喝红小豆汤；受了外感风寒，吃碗放上葱花、辣椒的热汤面；吃寒性的螃蟹一定要吃些姜末，吃完最好再喝杯红糖姜汤水；冬天吃涮肉，一定要搭些凉性的白菜、豆腐、粉丝等……这些都是寒者以热补、热者以寒补的平衡膳食的方法。

而要做到这一点，首先要弄清楚一些主要食物

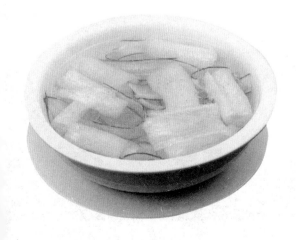

的食性。那么，哪些食物是寒凉性食物，哪些食物是温热性食物，哪些食物属平性食物呢？

寒凉性食物具有清热、泄火、解毒、濡热、润燥、止渴、清心、滋阴和生津等作用，适合阴虚热盛者食用，但阳虚怯寒者忌之。常用食物有：菠菜、蕹菜、莴笋、生菜、落葵（紫角叶）、菊花脑、枸杞头、香椿头、荠菜、土豆、豆薯、黄花菜、竹笋、芦笋、茭白、荸荠、菱角、慈姑、莲藕、百合、西葫芦、黄瓜、冬瓜、丝瓜、西瓜、甜瓜、菜瓜、苦瓜、茄子、绿豆芽、黄豆芽、银耳、草菇、生梨、柚子、香焦、柿子、甲鱼、鸭、墨鱼、蚌肉。

温热性食物具有生热、祛寒、暖胃、助阳、益气、温中和通络等作用，适合阳虚畏寒的人吃，但阴虚热盛者当忌，不然会加重内热，出现咽干、舌苦、牙痛、便血、便秘等症状。常用食物有：辣椒、大蒜、韭菜、洋葱、香葱、姜、芫荽（香菜）、南瓜、胡椒、花椒、桂皮、茴香、醋、酒、龙眼、荔枝、红枣、黑枣、栗子、桃子、杏子、葡萄、樱桃、石榴、咖啡、可可、鸡肉、鹅肉、牛肉、羊肉、狗肉、马肉、牛奶、羊奶、海参、黄鳝、鲫鱼、鲢鱼、带鱼、蛇肉、红糖等。

平性食物具有健脾、开胃和补肾等作用，性能平和，适应性强，无论健康人还是寒、热病人，无论阴虚、阳虚都可食用。常用食物有：大米、小米、糯米、玉米、小麦、大麦、荞麦、黄豆、赤豆、豌豆、

扁豆、花生、芝麻、葵瓜子、南瓜子、松子、胡萝卜、芋头、山芋、山药、番茄、香菇、木耳、苹果、金橘、枇杷、杨梅、椰子、山楂、银杏、无花果、豆油、菜油、花生油、酱油、味精、白砂糖等。

膳食中的干稀平衡

每餐饮食应该有干有稀，干稀平衡对健康有益。所谓干，指米饭、馒头、花卷、饼、面包、糕点等等；所谓稀，指粥、糊、汤、奶、豆浆等等。

干稀平衡主要体现"稀"的作用上，每餐喝些粥、糊、汤、奶、豆浆，与干食搭配在一起，其一有助于食物的消化；其二能够多吸收一些营养成分；其三搭配适宜还会有一定的营养保健作用。

干稀搭配在一起，粥、糊、汤、奶、豆浆对食物消化有特殊作用。首先能够湿润口腔和食道，使进食顺畅。其次，粥作为半流质食品，能够刺激口腔分泌唾液和刺激胃分泌胃液，因而有利于对干食的消化吸收。

干稀搭配进食能够更多地吸收一些营养素，如馒头（或花卷）配玉米糊；窝头配大米粥；红薯配小米粥；窝头配面汤……都能够起到蛋白质互补作用，提高了蛋白质的利用率和生理价值。粥能够提供丰富的维生素 B_1、B_2，叶酸等维生素。米饭或面

食配汤，如配海带汤，可以摄取更多的碘；配鱼汤，可以吸收丰富的不饱和脂肪酸。

干稀搭配得当还会有一定的营养保健功效。如用标准粉和玉米粉混合制成的发糕与赤小豆粥（赤小豆与米熬粥）同时食，既能使所含不同氨基酸互补，又具有清热解毒的保健功效。中医药理论认为，大米、小米的米汤具有补气健脾、养胃益肠、止渴利尿等功用。米中含的维生素 B_1、维生素 B_2、叶酸等，熬成粥后，在米汤中分别溶有 83%、50%、78%，故米汤中含有丰富的维生素 B_1、维生素 B_2、叶酸。

米饭或面食配菜汤（新鲜蔬菜汤），可吸收菜汤中溶有的大量生理性碱性成分，使体内血液呈正常的弱碱性状态，能够防止血液趋酸化，并能清除污染物及毒性物质。所以菜汤有"最佳人体清洁剂"的美称。花卷配羊汤，具有温补功效……

还有一个问题需要说明一下，这就是吃饭喝汤与吃"汤泡饭"是两回事。核心是"汤泡饭"嚼不烂，因为汤和饭混在一起，食物在口腔中不等嚼烂就随汤一起咽下去了。由于舌头上的味觉神经没有受到充分刺激，胃和胰脏分泌的消化液不多，吃进的食物不能很好地被消化吸收，因此吃"汤泡饭"不是好习惯。

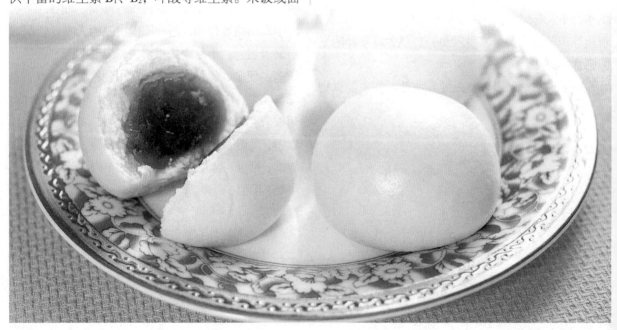

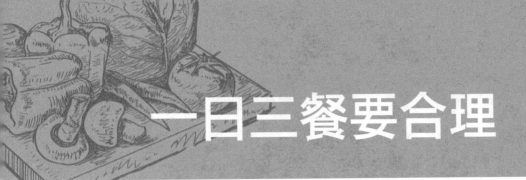

一日三餐要合理

"早餐宜好，午餐宜饱，晚餐宜少"，是有科学根据的。中医学认为，人体的阴阳气血运行随着昼夜的变化各有盛衰的不同。昼日阳气盛而阴气衰，夜晚则是阴气盛而阳气衰，因为白天气温较高，加之人体的活动量大，物质代谢旺盛，需要的营养也相应的要多。到夜晚时气温下降，人体大多处于宁静状态，活动量小，需要的营养也相对少一些。

早餐宜好

人体经过一夜的休息，早晨起来开始活动、工作，可这时胃肠却处于空虚状态，这时候若能及时进食，补充足够的营养，大脑也就有了充足的能量进而使精力充沛。这就是人们把早餐比作大脑启动"开关"的原因。

早餐的好坏关系到一个人当天的工作效率、体能，所以，早餐要及时，而且质量要好，也就是营养价值要高，同时还要易于消化、吸收。

那么，早餐吃什么好呢？最好是稀、干搭配，如面包、馒头、包子、鲜牛奶、酸牛奶、鸡蛋、稀饭、豆浆、新鲜水果或果汁等，可适当选择。

注意，早餐不能一直吃同样的食物，要注意营养和食物种类的合理搭配。

午餐宜饱

午餐处于一日之中，具有承上启下的作用，经过一个上午的劳动，消耗营养较多，下午还需继续工作，所以，午餐宜适当多吃些。午餐吃饱，才能弥补上午的损耗和满足下午继续活动的需要。

所谓饱是指保证一定量的营养供应，不仅是进食的数量要多些，而且质量也应好。主食可选米饭、面条、馒头、饺子之类，菜可用肉类、鱼类、蛋、虾、豆制品、蔬菜等进行合理搭配，另外还要适时进食水果。

应该注意的是，午餐宜饱，但也不能过分，过饱则使胃肠负担过重，甚至损伤脾胃功能，影响整个人体的生理活动。

晚餐宜少

晚餐后一般活动量小，没有多长时间就要就寝，所以不宜多食，而且宜清淡些。多食或过于肥腻往往会成为致病之因。如晚餐过于丰盛，吃得过饱，摄入的能量过多，过剩的热量就会转变为大量的脂肪存积于体内而引起肥胖，成为引发心脑血管病及糖尿病的隐患。晚餐吃得太油腻，血脂猛然增高，再加上睡眠时血流变慢，会致使大量脂质沉积于血管壁上，造成动脉粥样硬化及微小血栓形成，从而诱发心脑血管病。

营养学家研究认为，一日三餐的合理安排是：早晨占全天热量的30％，午餐占40％，晚餐占30％，这样的比例最为适宜。早餐质量要高；午餐要吃饱，也要吃好，午餐吃好了，晚餐自然也就会适量；晚餐应清淡，易于消化，不宜过量。

当然，晚餐宜少是针对一般情况而言的，若是夜间工作者又当别论。

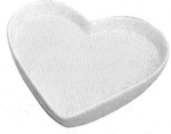

少食多餐，有利健康

调查表明，进餐次数多的人能更好地吸收热量，而体重不会因此而增加。相反，一个人如果减少进餐次数，28天后体内的脂肪可增加600克。也就是说，少食多餐可以使人保持身材的苗条，远离肥胖。

一日三餐似乎是人类饮食方式的一种定律，每个人都认为是理所当然的。而随着科学的发展，科学家们发现，少食多餐也是很健康的饮食方式。中医很早就提出了少食多餐的养生方法。早在2000多年前，《黄帝内经》中就有过"饮食有节""饮食自倍，脾胃乃伤"的观点。药王孙思邈也主张"先饥而食，先渴而饮，食欲数而少，不欲顿而多"。这些都是告诫人们不宜饱食，而应该少食多餐。有科学家认为，一日三餐的饮食方式将有可能被一日多餐取代。

专家认为，增加餐次有利于提高大脑功能。我们知道，大脑的能源主要靠葡萄糖来供给。我们所摄入的淀粉类食物，经过肝脏转化后可生成葡萄糖，每一餐为大脑所提供的葡萄糖至多为30～40克，而大脑每天所需要的葡萄糖总量为150～190克。所以说，只靠一日三餐是无法满足大脑的需要的，增加进餐数量恰好可以解决这一问题，使大脑功能得到改善。

有人可能会觉得奇怪，进餐的次数越多，摄入的能量不就越大吗？别忘了，我们还有一个至关重要的前提，那就是少食。其实如果人在不太饿的时候进餐，是吃不了多少东西的，所以虽然进餐的次数增加了，身体所摄入的总能量却并没有增加。而进餐次数少的人，由于是处于饥饿的状态下进餐，因此一次的摄入量就比较多，很容易使多余的热量在体内堆积，从而造成肥胖，并可引发高血压、高血糖等富贵病。

值得注意的是，我们所提倡的少食多餐，并不是指将一天所摄取的总食物分成几顿来吃，而是指在保证正常的一日三餐以外，适当地加餐。也就是说，正常的一日三餐还是要照常吃的，只是在两餐之间或者是运动之后，可以适当加餐。加餐的食物也无须向正餐那样正式，可以选择蛋类、奶类、水果、甜品等。英国剑桥大学的营养专家，根据人体的新陈代谢规律，设计出了一个科学进餐的计划：

早餐：7：00～8：00。在进行适量的晨练后，7：00～8：00点是进食早餐的最佳时间。

加餐：10：00。大脑或身体在工作了一段时间后，体内的能量也有所减少，这时就应该及时补充能量，以补充所消耗掉的能量。一般选择在10：00的时候进食一些低脂肪的碳水化合物，如香蕉等。

午餐：13：00。这个时间是人体所剩能量的最低点，可选择高热量的食物作为午餐，应该相对丰盛一点儿。

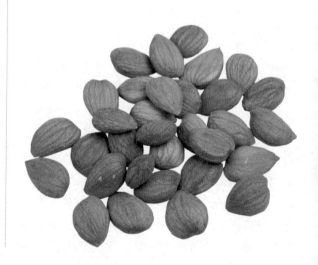

加餐：14：00～15：00。这段时间是人在午餐后体内葡萄糖含量的最低点，可以吃一些坚果、爆米花、干鲜果品等。

晚餐：17：00～19：00。这个时间进食可以让身体获得晚餐后到睡觉前这一段时间的能量，并且在这个时间进食还可以让食物在睡觉前完全消化。

加餐：19：00～21：00。睡前少量进食，有助于提高睡眠质量，可选择一小块奶酪、香蕉等。

上面的饮食方案只能作为参考，在实际的生活中，应根据自己的实际情况，制定适合自己的饮食方案，没有哪一种方案是对所有人都适用的。总之，我们应该保护好我们的肠胃，使其永远处于不饥不饱的状态，这样才能促进我们的身体健康。我国著名营养学家总结的秘诀是："一日多餐，餐餐不饱，饿了就吃，吃得很少。"

值得提醒的是，少食多餐不等于频繁进食。有些人误把少食多餐理解成了频繁进食，结果不但健康状况没有好转，反倒造成了诸多不适。这就是因为食物不断地刺激使体内正常的消化液分泌受到影响，从而影响了食物的消化吸收，对健康造成危害。因此，我们应该清楚，少食多餐也是讲求规律的，没有规律、没有节制地进食对健康是没有任何帮助的。

另外，少食多餐也应保证总能量的平衡。人体所需要的营养成分是有限的，如果摄入得过多，就会造成营养的无端流失，而且剩余的脂肪还可能堆积起来，使人发胖，并可引起疾病。所以，多餐并不代表多食，不管进餐的次数多少，进餐的总量都是应该始终保持平衡的。

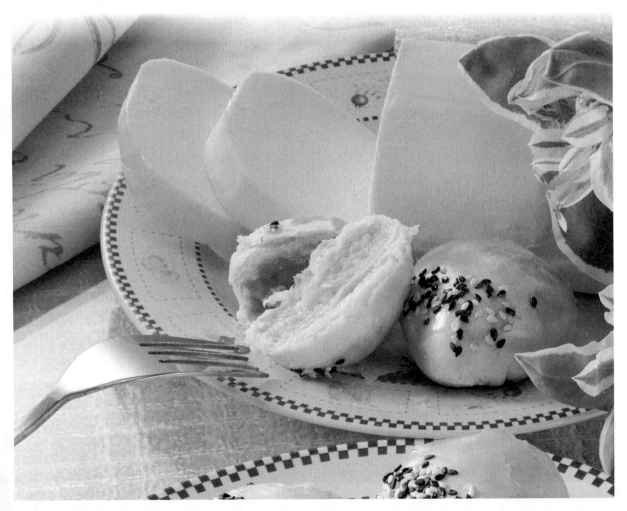

主食的地位不可取代

主食之所以被称为主食，就是因为这些食品是我们生活中的主要食品，是我们补充能量、维持生命的主要物质来源。主食中含有多种对人体有益的元素，它对于人体健康所起的积极作用是其他食物无法比拟的。

人的膳食可分为主食和副食。主食是指以粮食作物为主要原料做成的各类食品，除此以外的其他食物则都属于副食。近年来，主食的结构发生了巨大的变化，主要体现在三个方面：细粮化、丰富化和减少化。据国家统计局统计，主食在饮食消费之中所占的比例越来越小，而副食如肉、蛋、水产品、蔬菜、水果等的人均消费量却大幅增加。这种现象是很让人忧心的，虽然说副食品的增加代表着生活质量的提升，但是这种改变却不能以减少主食为代价，主食的减少将直接给人体健康带来负面影响。

中国营养学会于 2007 年推出的"中国居民平衡膳食宝塔"中，将人每天所摄入的食物分成五层：第一层为谷类食物，第二层为蔬菜和水果，第三层鱼、禽、肉、蛋等动物性食物，第四层为奶类和豆类食物，第五层为油脂类。由此可以看出，谷类食

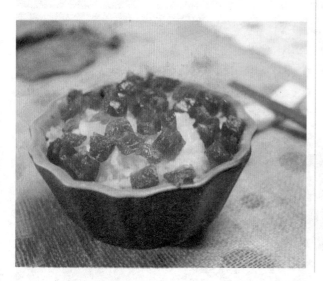

物是人类膳食中最基本的营养物质，也是人体需求量最多的，这符合其主食的地位。

同时，我们也可以看到，人对蔬菜的需求量也是很大的。有些人可能会想，既然蔬菜如此重要，那么可不可以用蔬菜来代替主食呢？答案当然是否定的。主食为人体提供碳水化合物，是能量的主要来源，而蔬菜则是矿物质和维生素的主要获取渠道。很多减肥的人都只吃蔬菜而不吃主食，这是十分有害健康的。因为蔬菜为人体所提供的能量是相当有限的，如果不吃主食，人体的能量供给就无法得到满足，这样就会动用体内所储存的蛋白质和脂肪，长此下去可导致蛋白质缺乏，使人出现营养不良的现象，危害人体健康。所以说蔬菜是无法取代主食的。

也有人可能会这样说，既然不吃主食会导致人体的热量不足，那么多吃些动物性的食物不就可以弥补了。这种做法也是不科学的，动物性食物中含有大量的脂肪，而人体对脂肪的需求是有限的。按照营养学原则，每日膳食中热能的 60% 以上应来自碳水化合物，而不是脂肪。过分地食用副食，尤其是含高糖、高脂肪的副食，特别容易引发恶性肿瘤、脑血管病等病症。所以说，谷类食物之所以称之为主食是有一定的道理的，不管科学怎样发展，时代如何进步，人体内的器官都没有更新换代，偏离它的喜好是没有任何好处的。也就是说，只要人体内部没有发生变化，主食的地位就是不可动摇的。

主食的摄入量不足可对人体产生多种危害。主

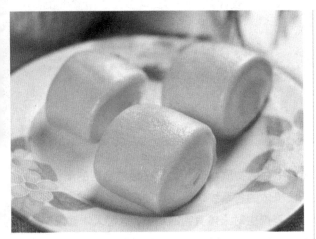

食不足，体内的碳水化合物就供应不上，碳水化合物除了为人体提供能量外，还具有解毒的功能。所以一旦主食供应不上，就会导致血液中的有毒废物不能及时排除，会使人肤色黯淡。此外，中医学的理论认为，头发的生长和脱落、润泽和枯槁与肾气的盛衰有很大的关系。如果主食摄入不足，就会使气血的营养亏虚，从而导致肾气不足。肾气不足必将影响头发的健康，使头发出现干枯、脱落、分叉等现象。所以，我们千万不能为了保持身材的苗条就不吃或少吃主食，否则虽然说身材苗条下来了，可是却失去了应有的光彩，还影响了健康。

我们在食用主食的时候，除了要保证每天摄入300～500克以外，还要注意主食的多样性，也就是注重主食品种的丰富。最好的方式就是我们前面所讲过的粗细搭配，粗粮和细粮各有优点，都是我们饮食的重要组成部分，所以要混合食用，不要使主食太过单一。另外，在选择主食的时候也应该注意选择天然的谷类，不要选择经过深度加工的精米、精面，应以符合人体健康的标准米、标准面为主。

正在减肥的人们，主食虽然是不可或缺的，但是却有办法让你在吃主食的情况下，同样可以减轻重量，那就是把已经做熟的主食放入冰箱，让其在2℃～4℃的条件下保存一段时间，然后再食用，就不会变胖了。这是因为淀粉在60℃～80℃的情况下，会形成糊化淀粉，容易被人体所吸收。但是糊化淀粉在经过低温处理后，就会变得不透明甚至产生沉淀的现象，变成老化淀粉。老化淀粉既不容易被人体吸收，又可以减少饥饿感，所以可以达到减肥的效果。更为重要的是，这样的主食只是降低了热量的吸收，并没有导致蛋白质和维生素的损失，因此是很健康的减肥方法。

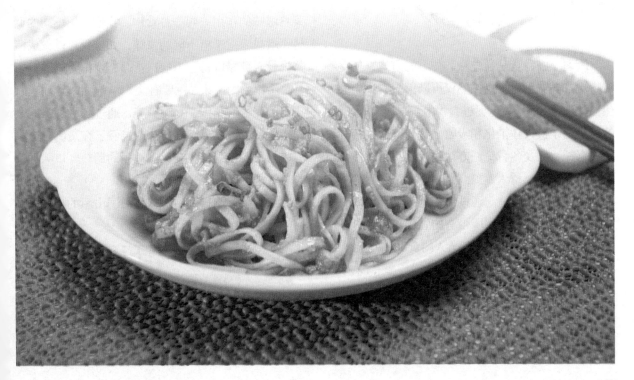

选择合理的烹饪方式

食物是我们身体所需营养的主要来源，也是我们赖以生存的物质基础。食物在经过合理的烹饪之后，可分解出人体所需要的各种营养素，满足人体的需求，使机体的各系统、组织均处在最佳的状态之下。相反，如果烹饪方法不当，就会造成食物的营养成分流失，甚至产生对人体有害的物质，危害人体健康。当然，在烹饪的过程中，食物中的营养成分都会有少量的流失，这虽然是不可避免的，但是我们可以在加工时尽量保存其营养成分。所以说，烹饪方式可直接影响食品的质量，选择科学、合理的烹饪方式，对于促进人体健康有着积极的意义。

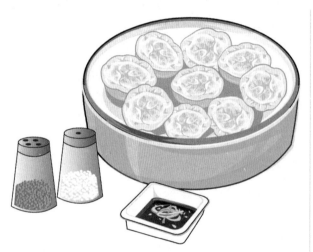

所谓烹饪，就是通过烹调加工的方式，使食物变得更加美味可口。烹饪不仅可以消灭食物中的寄生虫和细菌，而且可以促进食物中营养成分的分解，使其更易于被人体消化和吸收。此外，通过各种调料的搭配，以及各种烹饪方法的运用，可以使菜肴变得更加美味、诱人，提高色、香、味、形的感官性状，促进人的食欲。通过添加调味品，可以去除牛羊肉的膻味以及鱼类所带有的腥味，而且可以增加菜肴的色彩，在视觉上刺激人的食欲。

日常生活中常见的烹饪方式有蒸、煮、炖、炒、熘、炸、烙、烤等等，每一种烹调方式都有自己的特点。如蒸可以保持食物的外形，又可以保持其风味，且营养素的流失最少，因此被视为是最健康的

烹饪方式；炸保持原料所含的汁液和鲜味，减少营养素的流失，并且味道别具一格，很受人欢迎，但是油脂在反复的高温加热中会产生有害的物质，所以油炸食品不宜多吃。总之，健康的烹饪方式应该以不破坏食物的营养成分，并且不会产生对人体有害的物质为基准。具体到各种食物，则各有各的烹饪方法，不可一概而论。

调料在烹饪的过程中起着关键性的作用，菜肴的味道取决于所加入的调味品，所以说调料有确定菜肴滋味的作用。同一种食物，我们利用不同的调料，就可以烹制出不同的口味，如排骨可以做成清蒸排骨、糖醋排骨、椒盐排骨、红烧排骨等等。烹饪时所用到的调味品主要有盐、糖、酱油、醋、料酒、味精、淀粉、花椒、大料等等，通过各种调料的合理搭配，就可以烹制出美味的菜肴。在烹制时应以清淡为主要原则，不要放入过多的调料，口味过重的菜肴是有害人体健康的。

如何合理烹饪才能减少食品中营养素的损失呢？

 主食的烹饪方法

如果是做米饭，则应该注意不要将米浸泡在水里，而且淘米的次数也不宜过多，不要用力搓米。因为米在淘洗的过程中会损失多种营养物质，如维

生素 B₁、维生素 B₂、叶酸、可溶性矿物质等，而且浸泡的时间越长，淘洗的次数越多，营养的损失就越严重。还有些人喜欢吃捞饭，就是将米汤丢掉而加入凉水，尤其是在夏天的时候，这种做法更是非常普遍。其实米汤中含有大量的可溶性维生素，如果丢掉会将其中的营养物质全部损失掉，因此这种做法是不可取的。所以，我们在做米饭的时候一定要注意上述问题，尽量减少营养的流失。面食经高温处理后，营养的损失较小，但如果是煮面条，则一定要记得喝汤，这在前面我们也提到过。另外，在蒸馒头的时候不要用纯碱或小苏打，它们都会造成维生素的损失，而选用酵母则可减少损失。

蔬菜的烹饪方法

蔬菜最好选用流水冲洗，但是不要在水中浸泡。我们知道，蔬菜中含有丰富的维生素和矿物质，如烹制不当，很容易流失。如果是炒菜，则要用急火快炒，这样蔬菜中的维生素损失较少，可保存 60% ~ 70%。有些人喜欢用开水焯一下蔬菜，然后再炒，这种做法是不科学的。因为在水焯的过程中也会损失掉一部分维生素。如果需要进行水焯处理，就要用大火沸水，在水沸腾的时候放入蔬菜，并快速捞出，且不可挤去蔬菜中的水分。这样做的好处就在于可以保持蔬菜的色泽，而且可相对减少维生素的流失。但是对于菠菜等含草酸较多的蔬菜，则必须通过水焯处理，以此来除去其中过多的草酸，降低形成结石的几率。

肉类的烹饪方法

清洗肉类食物应该选用温水，不宜用过热的水，以免脂肪溶解在水中降低其营养价值。在洗鲇鱼、泥鳅等鱼类时，不要将其表面的黏性物质清洗掉，因为那是一种胶状营养素，对人体有益。在烹调方式上，猪肉宜炒食。因为炒过的猪肉其损失的维生素只有 13%，油炸或蒸可损失 45% 的维生素，清

炖或红烧则可达到 60% ~ 65%。牛肉、羊肉等可以炖食，但是应该注意喝汤，因为汤中溶解了大量的维生素，只吃肉会损失掉很多维生素。

此外，在烹饪的过程中，我们还应该掌握以下内容。

各种副食原料应该先洗后切

不管是蔬菜还是肉类，都应该先洗干净，然后再切，切过之后也不要再用水浸泡。如果采用先切后洗的方式，则会造成维生素和矿物质的流失。

副食原料不宜切得过碎

原料切得越大，其中的营养素就保存得越多。因为营养素在与空气接触的时候，很容易被氧化，造成营养流失。所以切菜或切肉的时候都不要切得太细、太碎，而且切好了要马上进行烹制，不要将其长时间置于空气中。

油锅的温度不宜过高

有研究表明，烹调的温度过高，不仅会造成营养素的大量流失，而且还很容易产生细胞癌变变异原性物质。油的沸点一般在 250℃ 左右，而且油沸腾的时间越长，其温度就越高。如果食物被炸焦，则油温可达到 400℃。一般的食物在 200℃ 以下的时候是不会产生变异原性物质的；在 250℃ 的时候，有两种鱼类会率先产生变异原性物质；到了

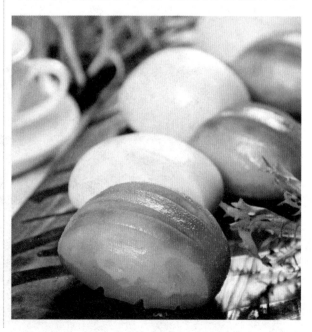

300℃，除了豆腐外的其他食物均可产生变异原性物质；而到了400℃，所有的食物都可产生变异原性物质。所以，我们在烹饪的过程中一定要控制好油温，不要使其温度过高，而且要记住，千万不要吃糊焦的食物。

尽可能上浆挂糊

上浆挂糊即是指将淀粉或蛋液均匀地挂在原料上的一种处理方法。这种方法的好处是可以避免原料与高温油脂的直接接触，减少食物中营养素以及水分的流失，并且避免了高温所带来的蛋白质变性和维生素分解，可以使菜肴更加鲜嫩味美，且有利于食物的消化和吸收。

适当加点醋

醋不仅具有消毒杀菌的作用，而且在烹调的过程中适量放一些醋，还可以保护食物中的营养素，并具有保色增味的效果。如我们平常食用的醋溜白菜、酸辣藕丁等就是很好的例子。

别忘了勾芡收汁

很多维生素都是水溶性的，可以在水中溶解。也就是说，食物的汤汁含有很多的营养素，所以不能不要。但是如果留有汤汁，菜肴的味道又不够可口。因此我们可以选用勾芡收汁的办法，使汤汁浓稠，并与菜肴充分融合，这样既可以保证菜肴的美味，有可以避免营养素的流失，真是一举两得。

最后放盐

早放盐会破坏蔬菜中的维生素和矿物质，因此要最后再放盐，以免食物中的营养物质过多流失。另外，做好的菜应该马上就吃，否则随着时间的延长，蔬菜中的盐还会使水溶性维生素过多丢失。

起锅前加入味精

味精长时间处在高温中加热，会分解成焦谷氨酸钠，不但起不到增鲜的作用，还会产生轻微的毒性，有害人体健康。所以，味精不要提前放，要等到起锅的时候再放。

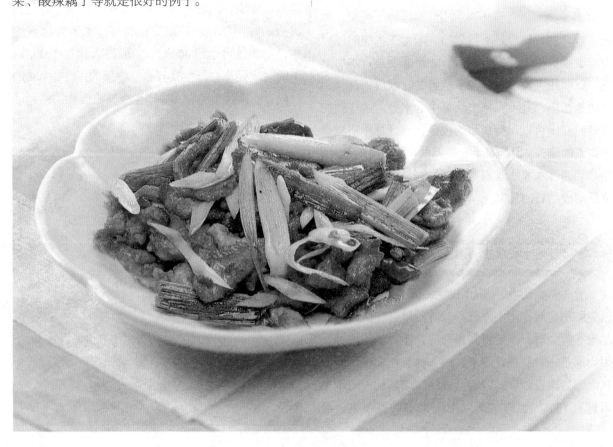

第 2 部分

早餐

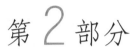

俗话说"一年之计在于春，一天之计在于晨"，早餐是睡醒之后的第一餐，能够为休息了一整夜且处于空虚状态的身体补充必须的营养，因此早餐的好坏决定了一个人当天的工作效率、体能等，所以早餐一定要吃好，还要注意各种营养的搭配。"

不吃早餐的危害

早餐作为晨起后的第一餐，能补充人体前一天晚上所消耗的能量。繁忙的都市人也许会在早晨花时间来穿衣打扮或安排当天的日程，却省不出几分钟好好地吃个早餐。其实，每个人都应该养成每天吃早餐的好习惯，因为不吃早餐对身体有百害而无一利。

不吃早餐容易导致精力不集中

人体经过一晚上的消化，前一天所吃的晚饭已经消耗得差不多了，早上体内血糖指数较低，这时如果不吃早餐补充能量，就会使以葡萄糖为能源的脑细胞活力不足，导致体内代谢降低，容易精神散漫、反应迟钝、注意力不集中、记忆力下降。

不吃早餐容易导致抵抗力低

长期不吃早餐不但会引起全天能量和营养素摄入不足，而且，到上午的九十点钟就会出现饥肠辘辘的现象，造成肠内壁过度摩擦，损伤肠黏膜，导致营养不良。这样，全身的免疫力、机体的抵抗力就会大大下降，易患感冒、心血管疾病等。

不吃早餐容易衰老

不吃早餐，人体只能动用体内储存的糖原和蛋

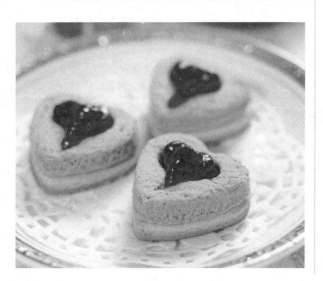

白质，容易导致体内代谢降低，久而久之会导致皮肤干燥、起皱和贫血，加速衰老。

不吃早餐容易引发胃炎

不吃早餐，那就要等到中午才能进食，中间的时间段很长，如果人的胃长期处于饥饿状态，在缺乏蛋白质的状态下，胃酸容易侵蚀胃壁和小肠黏膜，造成胃炎、胃溃疡、胆结石等消化系统疾病。

不吃早餐易患胆结石

如果不吃早餐，胃在没有食物的情况下照常蠕动，晚间所分泌的胃酸便会刺激胃壁，不但会损伤胃黏膜，还会因胆囊中的胆汁没有机会排出而使胆汁中的胆固醇大量析出、沉积，久而久之使人易患胆结石。

不吃早餐容易发胖

不吃早餐还会使人在午饭时产生强烈的空腹感和饥饿感，不知不觉吃下过多的食物，多余的能量就会在体内转化为脂肪，时间长了便会导致肥胖。

不吃早餐易发心肌梗死

美国的心血管病专家也向不吃早餐者频频发出警告：如果早晨胃中没有食物的话，人体血液里就会形成更多的 B 型血栓球蛋白，这是一种能导致血液凝固、使人易患心肌梗死的蛋白质。

不吃早餐容易形成血栓

不吃早餐的人的血小板比那些吃早餐的人的血小板更黏稠更易凝集，从而特别容易形成血栓。

慎防几类早餐的营养陷阱

不少人由于工作或是生活习惯的原因，通常不吃早餐，而很多人平常吃的早餐看似健康可口，实际上隐藏着各种"营养陷阱"，这样长此以往，后果是非常严重的，影响到身体健康就悔之不及了。

面包牛奶族

营养陷阱

吃下这类早餐后，血糖上升得很快，易让人疲倦、精神不济。面包不论咸或甜，油脂含量都不少，而且糖分太多，又经过精致加工，营养价值不高。

怎样吃更健康

①少吃夹馅面包，其热量、油脂量比白面包更高。②如果想吃甜面包，不妨选择全麦吐司加一小匙果酱，但要避免每天涂抹奶油、花生酱等，否则会增加脂肪的摄入量。③两片烤面包夹一片低脂乳酪，再喝一瓶低脂牛奶或优酪乳，是比较适当的选择。如将生菜、番茄、小黄瓜夹着吃，营养会更均衡。

烧饼油条族

营养陷阱

这类早餐油脂过高，较难消化，常吃易让人发胖。一个烧饼或一根油条的热量约为230~250卡，其中约25%的热量来自于脂肪，因此这类早餐应该尽量少吃。

怎样吃更健康

吃烧饼、油条这类油炸型早餐时最好搭配青菜粥，既能为人体补充蔬菜，又可以解腻、清肠胃。

清粥小菜族

营养陷阱

这类早餐缺乏蛋白质，钠含量偏高。清粥小菜虽没有油脂高的问题，但配粥的酱菜、豆腐乳等往往太咸，钠含量太高，且加工食品添加防腐剂，常吃容易伤害肝、肾。

怎样吃更健康

①选择五谷杂粮粥比清粥更营养，也较有饱腹感。②吃粥时，不要只配酱菜，还可搭配一个荷包蛋或是一份瘦肉，才能补充足够的蛋白质。再加盘凉拌菜，营养就会很均衡，而且蔬菜中的钾能帮助身体把钠排出体外。

蔬果族

营养陷阱

这类早餐热量过低。将蔬果当作早餐看似"健康"，但早餐是一整天能量的来源，需要主食来提供热量，蔬菜水果的热量过少，容易让人疲劳，而且很容易就饿了。如果早餐长期不吃主食，会造成营养不良，并导致身体各种功能的削弱。此外，香蕉、梨等水果都不宜空腹食用。

怎样吃更健康

①搭配三明治或一片吐司，以增加身体的能量。②三酸甘油脂偏高的人尤其不要只以水果当早餐，因为三酸甘油脂跟果糖、碳水化合物、甜食、淀粉等有关，这类人应减少此类食物的摄取。

吃营养早餐应注意什么

早餐有讲究，并不是随便吃一些东西填肚子就可以了，也不是随便找个时间囫囵吃了就完事。早餐对人一天的饮食健康都起着很重要的作用，所以，有些事项必须要注意。

吃早餐的最佳时间

一般来说，起床后 20~30 分钟吃早餐比较合理，尤其是 7~8 点吃早餐最合适，因为这时人的食欲最旺盛。另外，早餐与午餐以间隔 4~5 小时左右为好，如果早餐过早，那么数量应该相应增加或者将午餐相应提前。

吃早餐前应先喝水

在吃早餐前最好先喝水，因为人经过一夜的睡眠之后，从尿、皮肤、呼吸中消耗了大量的水分和营养，因此人起床后往往处于一种生理性缺水的状态。如果只是进食常规的早餐，远远不能补充生理性缺水。因此，营养专家提醒，早上起床后先不要急于吃早餐，而应先饮用 600 毫升左右的温开水，这样既可以补充因睡眠流失的水分和营养，而且还可以有效地清理肠道。

营养早餐饮食原则

注意主食要粗细搭配

现在上班族主食习惯于选用精制面食，比如面包、蛋糕、点心等，要知道长时间食用这类食物对机体的胰岛素是个考验，让其负荷过重和过久，可能就是将来患糖尿病等代谢疾病的元凶了，所以在主食选用上要搭配一些血糖生成指数低的食物，比

如燕麦、全麦等。

注意荤素搭配

早餐的食物选择尤其要注意荤素搭配，很多上班族早晨起来，喝一大杯牛奶，煎一个鸡蛋，吃一些肉片，拿上一个水果便匆匆冲出了家门，感觉起来这样的早餐营养还不错。但从营养上讲，如此搭配，脂肪摄入量是够的，但却忽略了碳水化合物和蔬菜类等素食的摄入。

注意干稀搭配

经过一整夜的代谢，血液正处于需要水的阶段，早餐既要满足整个上午的营养需要，又要满足水分的补充。

注意酸碱搭配

不少人早餐习惯只吃油条、馒头、豆浆，虽然上述食品富含碳水化合物及蛋白质、脂肪，但均为酸性食物。若酸性食物在膳食中比重过大，容易导致血液偏酸性，引起体内酸碱平衡失调，会出现缺钙症。因此，若能吃点含碱性物质的蔬菜和水果，就能达到膳食酸碱平衡及营养素的平衡。

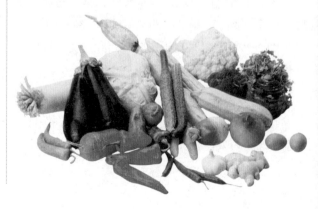

营养早餐的食物选择

很多人常常忽略早餐的重要性，总以为午餐时间快到了而囫囵吞枣似的随便吃点东西就解决了，匆忙赶时间上班的上班族尤其是这样。其实，一份真正的营养早餐包括了各种营养素，因此早餐要吃得有营养，要合理选择各种食物，因为不同食物提供的养分有所不同。

 ## 谷类食物

谷类是面粉、大米、玉米粉、小麦、高粱等的总和，它们含有的丰富的碳水化合物是我们膳食能量的主要来源。早餐是大脑的"开关"，其能量来源于碳水化合物，因此早餐一定要进食一些淀粉类食物，最好选择没有精加工的粗杂粮并且掺有一些坚果、干果。这样的食品释放能量比较迟缓，可以延长能量的补充时间，如紫米面馒头、芝麻酱花卷、包子、馄饨、面条、饺子、豆沙包、坚果面包、吐司、米粥、薯粥、豆粥、玉米粥、营养麦片等。

 ## 奶类及奶制品

奶类及奶制品能为人体提供优质的蛋白质。我国居民膳食中普遍缺钙，奶类是首选补钙食物。有些孩子喝牛奶会有腹泻等不同程度的肠胃不适，可以用酸奶来代替。

适合早餐的奶类及奶制品：鲜牛奶、酸奶、羊奶、优酪乳等。

 ## 豆类及豆制品

豆类食物包括豆浆、豆腐脑等。豆浆中含有大豆卵磷脂、大豆皂甙、异黄酮、大豆低聚糖等具有显著保健功能的特殊保健因子。其中大豆卵磷脂具有强化大脑功能，可健脑益智，它还可以提高人体免疫功能。适合早餐的豆类及豆制品有豆浆、豆腐脑等。

 ## 蔬果类食物

早餐一定要有些蔬菜和水果，如凉拌小菜、蔬菜沙拉、水果沙拉等，这不仅仅是为了补充水溶性维生素和纤维素，还因水果和蔬菜含钙、钾、镁等矿物质，属碱性食物，可以中和肉、蛋等食品在体内氧化后生成的酸根，以达到酸碱平衡。适合早餐的蔬果类食物：黄瓜、萝卜、莴苣、白菜、西红柿、苹果、草莓、香蕉、橙子、猕猴桃。

 ## 肉类食物

肉类食物包括肉、鱼、禽、蛋，它们为人体提供动物性蛋白质和一些重要的矿物质及维生素。含蛋白质的早餐能在数小时内持续地释放能量，使我们更"禁饿"。

鸡肉、鱼虾及其他水产品含脂肪很低，可以多吃一些。猪肉含脂肪较高，适量少吃。蛋类含胆固醇相当高，以每天1个为宜。适合早餐的肉类食物：猪肉、牛肉、鸡肉、鱼肉、火腿、鸡蛋（蒸、煮、炒、煎均可）。

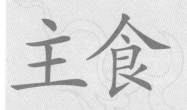

◆经过一夜的消化，人体内储存的葡萄糖已被消耗殆尽，这时急需补充能量，所以早餐要吃一定的主食，北方大都习惯于吃馒头、花卷等，南方则更侧重于饺子、混沌等。鸡蛋含有丰富的蛋白质，早餐最好有一颗鸡蛋，如果不喜欢吃煮鸡蛋的话，那么用鸡蛋做成鸡蛋饼、鸡蛋煎饼等会让你胃口大开。

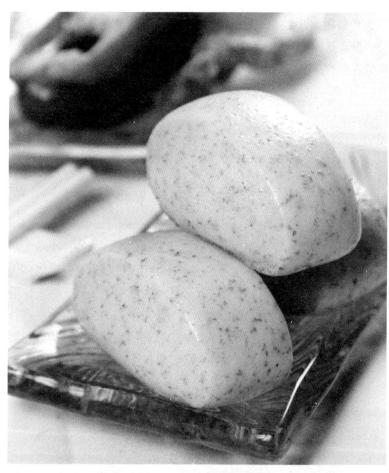

燕麦馒头

材料 低筋面粉、泡打粉、干酵母、改良剂、燕麦粉各适量

调料 砂糖100克

做法

① 低筋面粉、泡打粉过筛与燕麦粉混合开窝。

② 加入砂糖、酵母、改良剂、清水拌至糖溶化。

③ 将低筋面粉拌入，搓至面团纯滑。

④ 用保鲜膜包起松弛约20分钟。

⑤ 然后用擀面杖将面团压薄。

⑥ 卷起成长条状。

⑦ 分切成每件约30克的面团。

⑧ 均匀排于蒸笼内，用猛火蒸约8分钟熟透即可。

小贴士 面团一定要揉均匀。

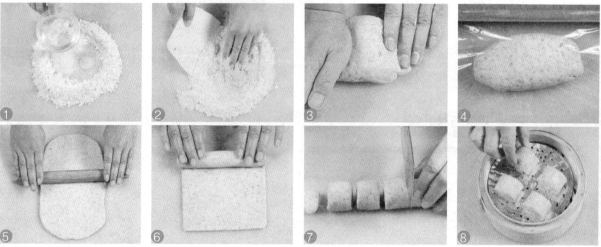

金银馒头

材料 低筋面粉500克，泡打粉、干酵母各4克，改良剂25克

调料 糖100克

做法

① 低筋面粉、泡打粉混合过筛，加入糖、酵母、改良剂、清水拌至糖溶化。

② 将低筋面粉拌入搓匀。

③ 搓至面团纯滑。

④ 用保鲜膜包好，稍作松弛。

⑤ 然后将面团擀薄。

⑥ 卷起成长条状。

⑦ 分切成每件约30克的馒头坯。

⑧ 蒸熟，冷冻后将其中一半炸至金黄色即可。

小贴士 炸馒头时最好选用干性油，如花生油，可防止产生酸辣味。

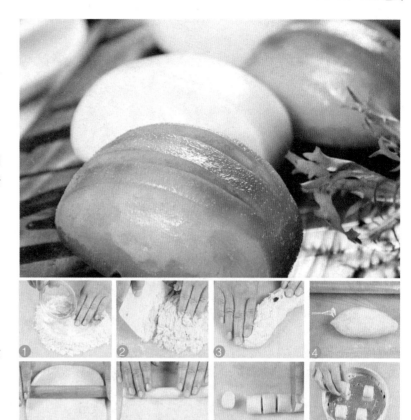

菠汁馒头

材料 低筋面粉500克，菠菜叶适量，泡打粉、干酵母各4克，改良剂25克

调料 糖100克

做法

① 将菠菜叶洗净，放入搅拌机中打成菠菜汁。

② 将打好的菠菜汁倒入揉好的面团中。

③ 用力揉成菠汁面团。

④ 面团擀成薄面皮，将边缘切整齐。

⑤ 将面皮从外向里卷起。

⑥ 将卷起的长条搓至纯滑。

⑦ 再切成大小相同的面团，即成生胚。

⑧ 醒发1小时后，再上笼蒸熟即可。

小贴士 搅打菠菜汁时要加入适量的水。

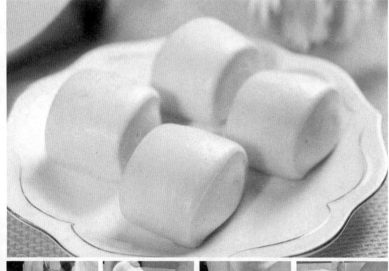
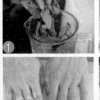

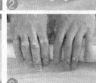

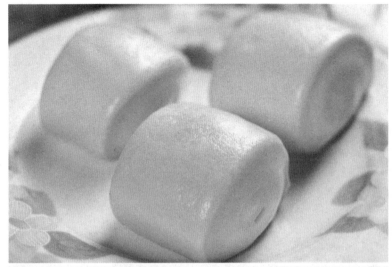

胡萝卜馒头

材料 面团500克，胡萝卜200克

调料 糖适量

做法

1. 将胡萝卜洗净放入搅拌机中打成胡萝卜汁。
2. 将胡萝卜汁倒入面团中揉匀。
3. 揉匀后的面团用擀面杖擀薄。
4. 将面皮从外向里卷起。
5. 卷成圆筒形后，再搓至纯滑。
6. 切成馒头大小的形状即成，放置醒发后再上笼蒸熟即可。

小贴士 打好的胡萝卜要隔渣取汁。需要注意的是，胡萝卜不要煮熟再榨汁，那样会破坏胡萝卜自身所含有的多种维生素和无机盐。

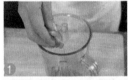 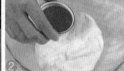 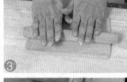

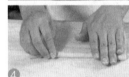 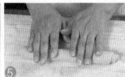 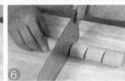

豆沙双色馒头

材料 面团300克

调料 豆沙馅150克

做法

1. 面团分成两份，一份加入同等重量的豆沙和匀，另一份面团揉匀。
2. 将掺有豆沙的面团和另一份面团分别搓成长条。
3. 用通心槌将其擀成长薄片。
4. 喷上少许水，叠放在一起。
5. 从边缘开始卷成均匀的圆筒形。
6. 切成50克大小的馒头生坯，醒发15分钟即可入锅蒸。

小贴士 卷时要卷紧，以免蒸时裂开，影响美观。

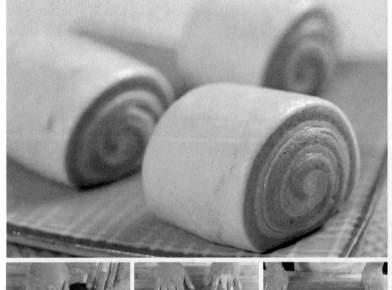

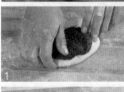 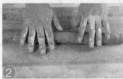 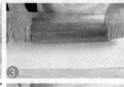

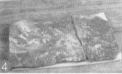 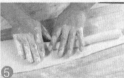 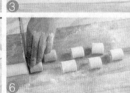

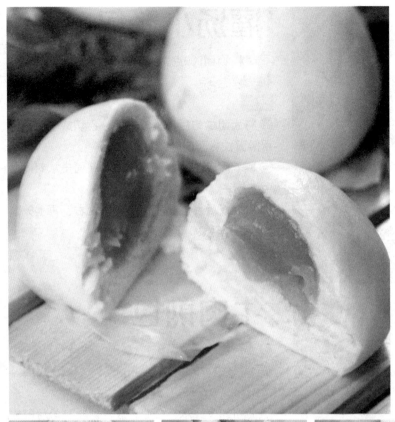

莲蓉包

材料 低筋面粉500克，泡打粉、酵母各4克，改良剂25克

调料 莲蓉适量，砂糖100克

做法

① 低筋面粉、泡打粉过筛开窝，加糖、酵母、改良剂、清水拌至糖溶化。

② 将面粉拌入搓匀。

③ 搓至面团纯滑。

④ 用保鲜膜包好稍作松弛。

⑤ 将面团分切成约30克/个的小面团后压薄。

⑥ 将莲蓉馅包入。

⑦ 把包口收捏紧成型。

⑧ 稍作静置后以猛火蒸约8分钟即可。

小贴士 蒸时要注意火候，一定要用旺火，才能一气呵成，否则会影响口感。

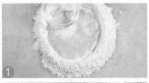 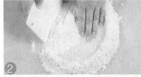 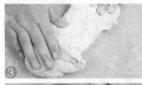 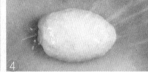

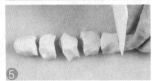 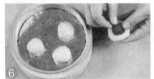 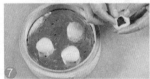 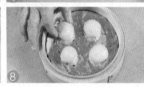

香煎素菜包

材料 面团500克，小塘菜150克，肉末60克

调料 盐、味精、白糖、生抽、麻油各适量

做法

① 将肉末及盐、味精、白糖、生抽、麻油和切碎的小塘菜放入碗内，搅匀成馅料。

② 将面团擀成面皮，取20克肉馅放于面皮上。

③ 将面皮对折，把边缘的面皮打褶包好，包成顶部留一孔状，即成生坯。

④ 将生坯醒发1小时左右，再上笼蒸熟取出，入煎锅煎至两面金黄色即可。

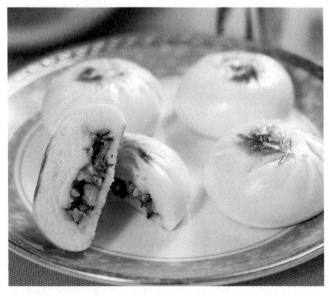

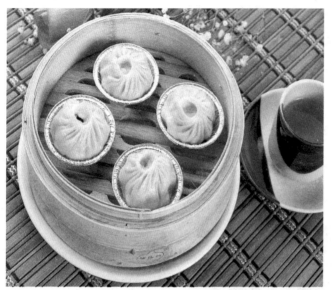

灌汤小笼包

材料 面团500克，肉馅200克
调料 盐3克
做法
① 将面团揉匀后，搓成长条，再切成小面剂，用擀面杖将面剂擀成面皮。
② 取一面皮，内放50克馅料，将面皮从四周向中间包好。
③ 包好以后，放置醒发30分钟左右，再上笼蒸6分钟，至熟即可。

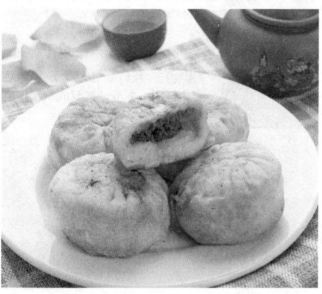

牛肉煎包

材料 鲜牛肉、面粉各100克，发酵粉10克
调料 白糖少许
做法
① 面粉加少许水、白糖，放发酵粉和匀后擀成面皮。
② 鲜牛肉剁成泥状，成馅，包入面皮中，包口掐成花状，折数不少于18次。
③ 锅中放油，将包坯下锅中，煎至金黄色即可。

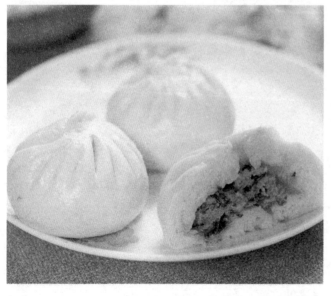

香葱肉包

材料 葱30克，五花肉馅150克，面团200克
调料 盐、鸡精、香油各10克
做法
① 葱择洗净切花，肉馅放入碗中加水搅拌至黏稠状，再调入盐、鸡精、香油和葱花拌匀。
② 面团揉匀，搓成长条，下剂，均匀撒上一层面粉，按扁，再擀成中间厚边缘薄的面皮。
③ 将馅料放入擀好的面皮中央，包好即成生坯。
④ 将生坯放置醒发1小时后，大火蒸熟即可。

葱花卷

材料 面团200克，葱30克
调料 香油10克，盐5克
做法

❶ 面团揉匀，擀成约0.5厘米厚的片，均匀刷上一层香油。

❷ 撒上盐抹匀，再撒上一层拌匀香油的葱花，用手按平。

❸ 从边缘向中间卷起，剂口处朝下放置。

❹ 切成5厘米（约50克）宽、大小均匀的生胚。

❺ 用筷子从中间压下，两手捏住两头往反方向旋转。

❻ 旋转一周，捏紧剂口即成葱花卷生胚，醒发15分钟后即可入锅蒸。

小贴士 油不要抹到边缘，以免流出来影响美观。

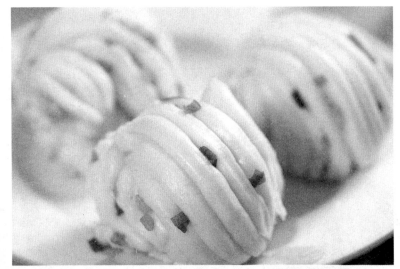

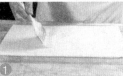 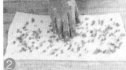 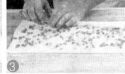

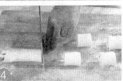 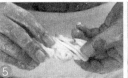 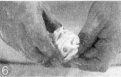

花生卷

材料 面团200克，花生碎50克
调料 盐5克，香油10克
做法

❶ 面团揉匀，擀成薄片，均匀刷上一层香油。

❷ 撒上盐抹匀，再撒上炒香的花生碎，用手抹匀、按平。

❸ 从边缘起卷成圆筒形。

❹ 切成约5厘米（约50克）宽、大小均匀的生胚。

❺ 用筷子从中间压下，两手捏住两头往反方向旋转。

❻ 旋转一周，捏紧剂口即成花生卷生胚，醒发15分钟后即可入锅蒸。

小贴士 醒发时间要足够，否则蒸出的花卷颜色不亮。

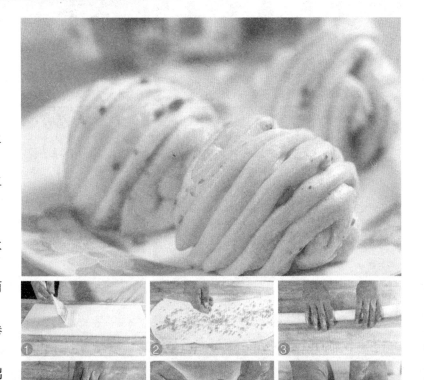

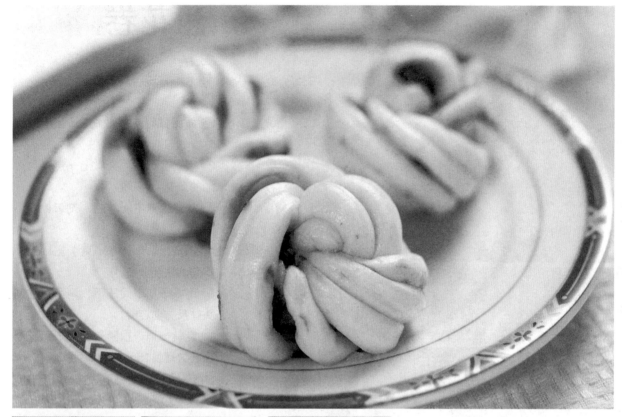

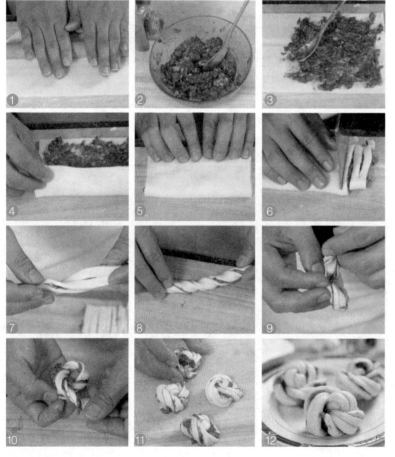

五香牛肉卷

材料 面团500克，牛肉末60克

调料 盐5克，白糖25克，味精、麻油、五香粉各适量

做法

① 用擀面杖将面团擀成薄面皮。

② 把牛肉末加所有调味料拌匀成馅料。

③ 再将牛肉末涂于面皮上。

④ 将面皮从外向里折。

⑤ 直至完全盖住牛肉馅。

⑥ 将对折的面皮用刀先切一连刀，再切断。

⑦ 将切好的面团拉伸。

⑧ 将拉伸的面团扭成花形。

⑨ 将扭好的面团绕圈。

⑩ 打结后成花卷生胚。

⑪ 再将生胚放于案板上醒发1小时左右。

⑫ 上笼蒸熟即可。

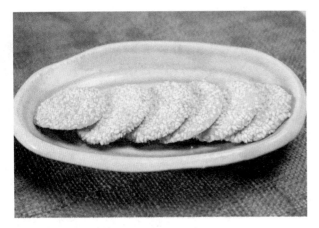

芝麻面饼

材料 面粉100克，白芝麻适量，鸡蛋1个

调料 盐、白糖适量

做法 ① 将面粉放入碗中。加适量清水，再把盐和鸡蛋放入面粉中，一起搅拌成面团。② 将面团揉匀，切成小段，再将小面团压成圆饼状。③ 在面饼表面撒上白芝麻和白糖，入烤箱烤5分钟至颜色金黄即可。

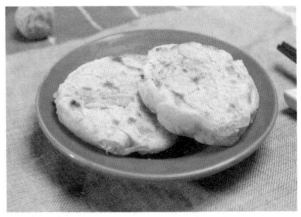

黄瓜饼

材料 黄瓜50克，面粉150克，鸡蛋1个

调料 盐3克，味精1克

做法 ① 将黄瓜洗净后切丝，鸡蛋打散备用。取碗，将面粉装入碗中，加适量清水、盐及打散的鸡蛋搅拌均匀。② 把切好的黄瓜丝放入面糊中，加调味料搅拌后揉成面饼。③ 锅内油烧热，将面饼放入油锅煎至两面金黄即可。

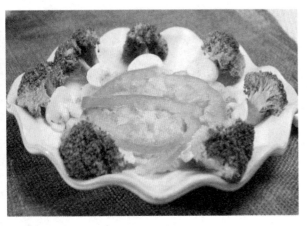

蘑菇鸡蛋饼

材料 西红柿、鸡蛋、口蘑、西蓝花各适量，面粉150克

调料 盐3克

做法 ① 将西红柿、口蘑洗净后切片；西蓝花洗净后掰成小朵。取碗，将鸡蛋打入碗中；再将口蘑、西蓝花分别焯熟备用。加适量面粉入鸡蛋中。② 加适量盐调味后，入油锅煎成蛋饼，出锅盛入盘中，并在盘周围摆上西红柿、口蘑、西蓝花即可。

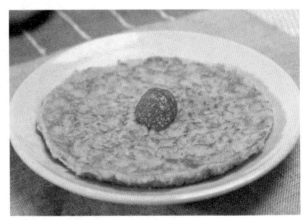

莲藕鸡蛋饼

材料 莲藕50克，鸡蛋1个，面粉100克

调料 牛奶适量

做法 ① 将莲藕洗净后切成丁。② 鸡蛋打入装面粉的碗中。③ 再将莲藕倒入碗中。④ 最后加入适量牛奶调味，搅拌均匀后，再制成饼状，下入油锅煎成两面金黄色即可。

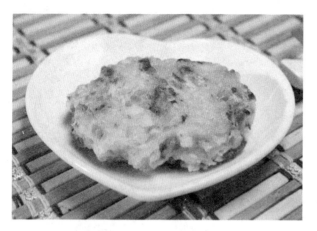

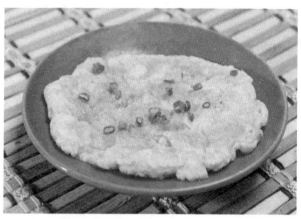

腊肠蔬菜煎饼

材料 腊肠50克，洋葱30克，包菜叶30克，面粉80克

调料 盐3克，味精1克

做法 ❶ 将洋葱洗净后切丁；包菜叶洗净后切丝；腊肠洗净后切片。❷ 将切好的食材放入碗中，加适量清水。❸ 加适量调味料放入碗中调味，搅拌均匀。❹ 将适量面粉放入碗中，搅拌均匀后放入油锅煎成面饼即可。

煎蛋饼

材料 鸡蛋1个，面粉100克

调料 盐3克，葱花少许

做法 ❶ 将鸡蛋打入装有适量面粉的碗中。❷ 将适量盐加入蛋液中调味。❸ 将洗净的葱花撒入装有鸡蛋的碗中。❹ 最后将蛋液和面粉搅拌均匀后，倒入油锅煎成蛋饼即可。

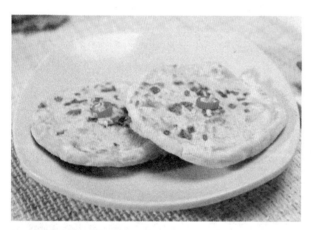

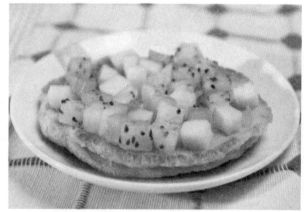

鸡蛋薄饼

材料 面粉半碗，鸡蛋1个

调料 盐3克，葱花少许

做法 ❶ 取碗，放入半碗面粉；葱洗净切成葱花。❷ 面粉中加适量水和盐搅拌均匀。❸ 将鸡蛋打入面粉碗中搅拌均匀。❹ 接着将面团做成饼状，放入油锅煎至两面金黄，撒上适量葱花即可。

水果鸡蛋饼

材料 苹果30克，火龙果30克，猕猴桃30克，鸡蛋1个，面粉50克

调料 盐3克

做法 ❶ 苹果、火龙果、猕猴桃去皮后切成小方块。❷ 将鸡蛋打入装有面粉的碗中。❸ 将适量盐加入鸡蛋中，用筷子搅拌均匀后放入油锅煎成蛋饼，然后铺上切好的水果即可。

香酥饼

材料 精面粉200克,红豆沙100克

调料 清油、白糖、猪油各20克,白芝麻10克

做法

①将清油和白糖同适量水混合,倒入面粉后和成面团;在猪油中加入面粉加水和匀。

②将两团面分别搓成长条,下成面剂,猪油面团擀片,包入清油面团中,再包入豆沙。

③沾上芝麻,擀成椭圆形,放入烧热的油锅中煎至两面金黄即可。

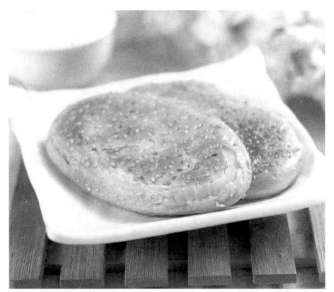

香煎玉米饼

材料 澄面、糯米粉、玉米、马蹄、胡萝卜、猪肉各适量

调料 盐、生油、麻油、糖、淀粉、鸡精各适量

做法

①清水煮开,加入澄面、糯米粉。烫至没粉粒状后倒在案板上。

②然后搓匀至面团纯滑。

③将面团搓成长条状,分切成3段面团压薄备用。

④馅料切碎,加入调料拌匀。

⑤用薄皮将馅包入,将口收紧捏实。

⑥蒸熟取出,晾凉后用平底锅煎成浅金黄色即可。

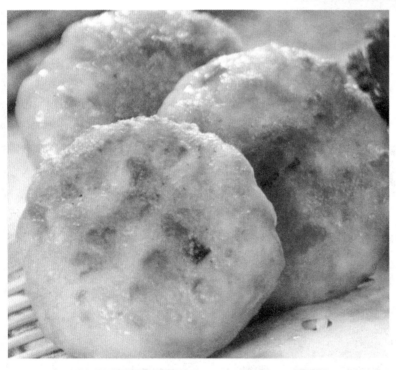

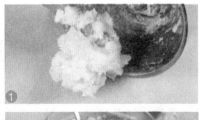
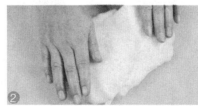
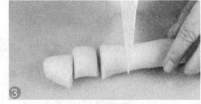
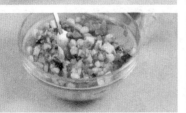
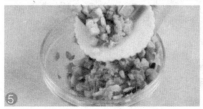
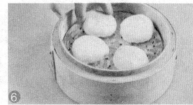

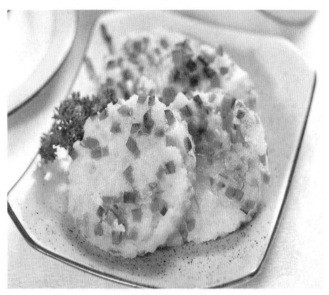

火腿玉米饼

材料 火腿80克，玉米粉50克，面粉150克

调料 盐2克，白糖10克，黄油25克

做法

① 将火腿洗净切成粒。面粉内加入玉米粉，加入黄油、盐、白糖，加入适量水。② 拌匀成面糊，用模具压成形。倒入煎锅内煎至半熟。③ 撒上火腿粒，稍压紧。煎至两面金黄，取出。

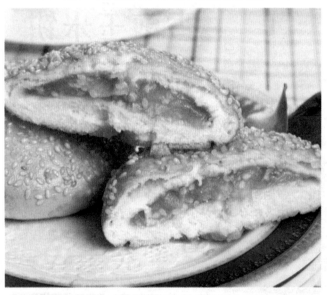

炸莲蓉芝麻饼

材料 低筋面粉500克，芝麻莲蓉馅适量，砂糖100克，芝麻适量

调料 泡打粉4克，干酵母4克，改良剂25克

做法

① 低筋面粉、泡打粉混合开窝，加糖、酵母、改良剂、清水拌至糖溶化。② 将面粉拌入搅匀，搓至面团纯滑。用保鲜膜包好静置松弛。将面团分切成30克/个，压薄备用。③ 用面皮包入芝麻莲蓉馅料，将包口捏紧后粘上芝麻。然后用手压成小圆饼形。蒸熟，等晾凉后炸至浅金黄色即可。

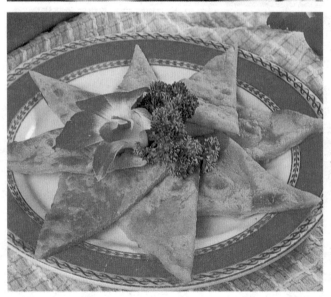

南瓜饼

材料 南瓜50克，面粉150克，蛋黄1个

调料 糖、香油各15克

做法

① 南瓜去皮洗净，放入蒸锅中蒸熟后，取出捣烂。② 将面粉兑适量清水搅拌成絮状，再加入南瓜、蛋黄、糖、香油揉匀成面团。③ 将面团擀成薄饼，放入烤箱中烤25分钟，取出，切成三角形块，装盘即可。

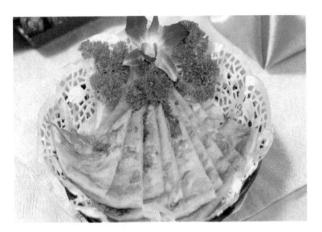

蔬菜饼

材料 面粉300克，鸡蛋2个
调料 香菜、胡萝卜、盐、香油各适量
做法

① 鸡蛋打散；香菜洗净；胡萝卜洗净切丝。② 面粉加适量清水调匀，再加入鸡蛋、香菜、胡萝卜丝、盐、香油调匀。③ 锅中注油烧热，放入调匀的面浆，煎至金黄色后起锅，切块装盘即可。

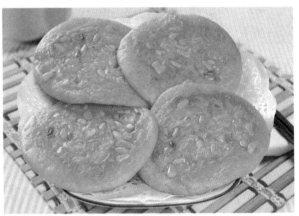

松仁玉米饼

材料 玉米粉100克，松仁50克
调料 炼乳30克，鸡蛋清20克，淀粉10克
做法

① 将玉米粉加水调好，静置待用。② 将调好的玉米粉、炼乳、鸡蛋清、淀粉混合搅匀；松仁过油炸至微黄。③ 锅中涂层油，均匀摊上玉米粉团，撒上松仁，煎至两面微黄即可。

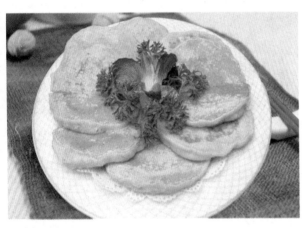

奶香玉米饼

材料 玉米粉30克，牛奶20克，面粉200克
调料 香油适量，糖3克
做法

① 面粉、玉米粉、牛奶加适量清水搅拌成絮状，再加入糖、香油揉匀。② 将揉好的面团分成若干份，做成饼坯，放入煎锅中煎至两面金黄色。③ 取出，排于盘中即可。

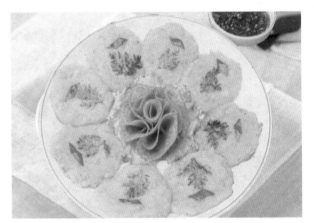

土豆饼

材料 土豆40克，面粉120克
调料 盐2克
做法

① 土豆去皮洗净，煮熟后捣成泥备用。② 将土豆泥、面粉加适量清水拌匀，再加入盐揉成面团。③ 将面团做成饼，放入油锅中煎至两面呈金黄色，起锅装盘即可。

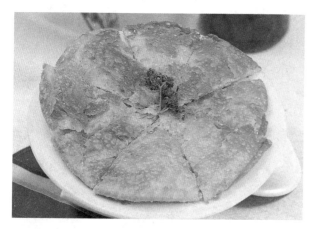

葱油芝麻饼

材料 面粉300克，葱20克，白芝麻适量

调料 盐3克，味精2克

做法 ❶ 葱洗净切末，入油锅中煎干，再去渣取油，即为葱油。❷ 面粉加适量清水调匀，再加入白芝麻、盐、味精揉匀成团，在两面均刷上葱油，再擀扁成饼状。❸ 锅中注油烧热，放入大饼坯，炸至金黄色时，起锅切块，装入盘中即可。

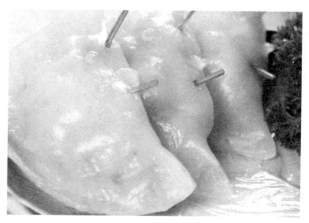

金鱼饺

材料 澄面250克，淀粉150克，虾500克，肥肉100克

调料 盐5克，淀粉13克，鸡精10克，糖15克，猪油25克，香菜梗适量

做法 ❶ 水煮开后加入淀粉、澄面，烫熟后倒在案板上，搓匀，搓至面团纯滑。分切成30克/个的小面团压薄。❷ 馅料部分切碎拌匀成馅，用薄皮包入馅料后将包口捏紧成型。❸ 排入蒸笼内，然后用香菜梗装饰，用旺火蒸约6分钟即可。

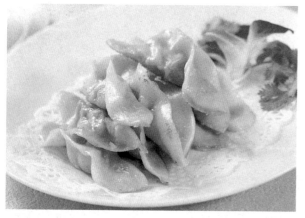

锅贴饺

材料 猪肉、面粉各400克

调料 葱花、姜末各少许，盐、酱油、醋各10克

做法 ❶ 猪肉切薄片，再剁成馅，加入盐、葱花、姜末、酱油拌匀待用。❷ 将揉好的面粉放在案板上擀成饺皮，包入调好的馅料待用。取煎锅，放油，摆入包好的饺子，煎熟至底焦硬即可，装盘和醋一同上桌。

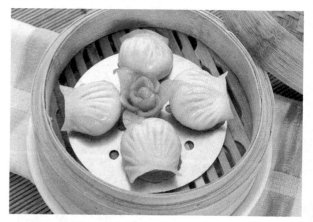

虾饺皇

材料 虾仁、肥肉丁、芦笋末各少许，面粉20克，淀粉10克

调料 盐2克，鸡精2克

做法 ❶ 先将虾仁用手捏成粑状，再与肥肉、芦笋和盐、鸡精搅匀。❷ 将面粉、淀粉加开水擀成面皮，用刀拍成圆状，再包入虾仁馅。❸ 包好后将封口处捏紧，上笼蒸2~3分钟即可。

七彩风车饺

材料 澄面350克，淀粉150克，清水600克，鲜虾仁150克，菠菜350克

调料 盐3克，鸡精5克，糖8克，胡椒粉、彩椒各适量

做法

① 清水煮开，加淀粉、澄面，烫熟后倒在案板上，将面团搓成长条形。② 分切成30克/个的小面团，将面团擀压薄后折起成三角状备用。鲜虾仁压碎与各调料拌匀成馅。将薄皮折口反转，包入馅料，然后将角包起成型。③ 排入蒸笼用彩椒作装饰，用旺火蒸约6分钟即可。

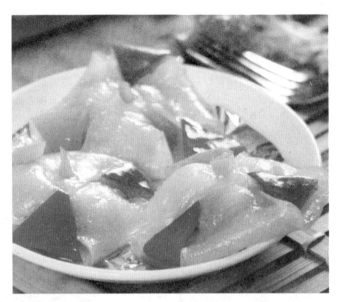

鸡肉馄饨

材料 鸡脯肉100克，葱20克，馄饨皮50克

调料 盐5克，味精4克，白糖10克，香油少许

做法

① 鸡脯肉洗净剁碎，葱洗净切花。

② 将鸡脯肉放入碗中，加入葱花，调入调味料拌匀。

③ 将馅料放入馄饨皮中央。

④ 慢慢折起，使皮四周向中央靠拢。

⑤ 直至看不见馅料，再将馄饨皮捏紧。捏至底部呈圆形。锅中注水烧开，放入包好的馄饨。盖上锅盖煮3分钟即可。

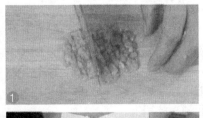
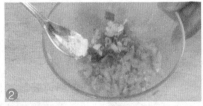
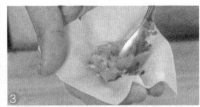
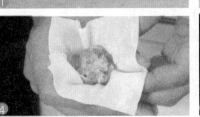
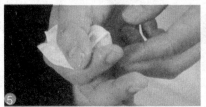
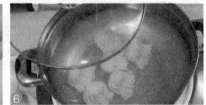

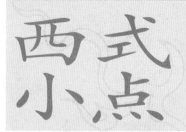

西式小点

◆如今，以三明治、汉堡等为代表的西式早餐因其制作简单、购买方便以及能够满足人体在早餐需要的营养而备受欢迎，但这类早餐油脂和热量都相对较高，一星期最好不要超过3次。如果选这类食物做早餐，那么当天的午餐和晚餐最好不要再吃煎炸的食物。

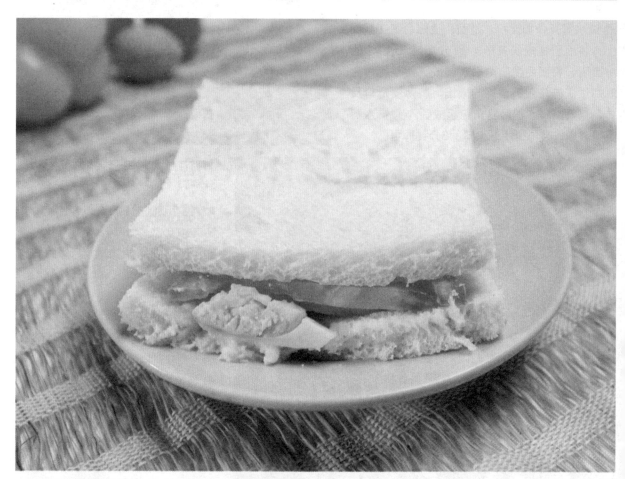

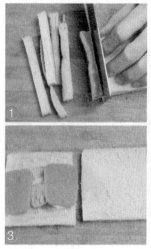

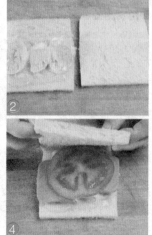

鸡蛋火腿三明治

材料 吐司2片，熟鸡蛋1个，火腿2片，西红柿1个

调料 炼奶适量

做法

① 用刀将吐司的四周硬边切掉；西红柿洗净切片。

② 熟鸡蛋切片后铺在吐司上，淋上炼奶。

③ 将切好的火腿片铺在鸡蛋上。

④ 再将洗净切片的西红柿铺在火腿上，盖上另一片吐司即可。

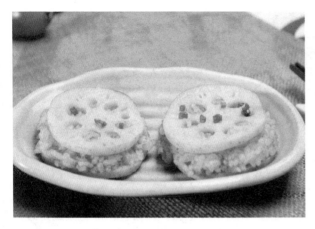

藕片三明治

材料 鲜藕1节，白米饭200克

调料 番茄酱适量，葱花少许

做法 ①将鲜藕洗净后切成片。②锅内水烧开，将藕片焯水后捞出。③取碗，放入白米饭，淋适量番茄酱后搅拌均匀。④将搅拌后的白米饭铺在藕片上，再盖上一片藕片，上锅蒸熟，撒上葱花即可。

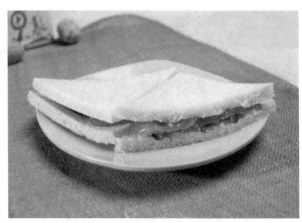

彩椒三明治

材料 西红柿1个，青、红甜椒各1个，吐司2片

调料 炼奶适量

做法 ①将西红柿和青、红甜椒洗净后切成圆圈状，下入沸水稍焯后，捞出沥水。②吐司切去四周硬边后在一面抹上炼奶。③然后在抹上炼奶的吐司上铺上青、红甜椒丝和西红柿。④最后将另一片吐司盖上即可。

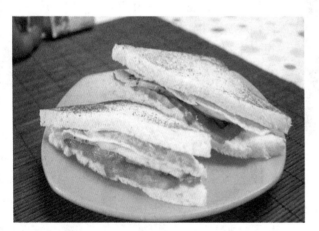

健康三明治

材料 西红柿1个，鸡蛋1个，猕猴桃20克，吐司2片，青苹果半个

调料 盐3克

做法 ①西红柿、猕猴桃、青苹果洗净，去皮后切片。②锅内油烧热，鸡蛋打匀，加适量盐调味后下入锅中煎成蛋皮。将西红柿、猕猴桃片铺在吐司上。③蛋皮铺在另一片吐司上，再放上青苹果，再把两片吐司叠好，放入烤箱烤熟即可。

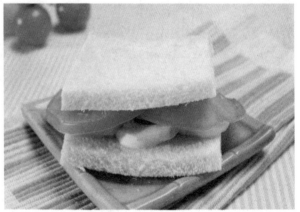

苹果西红柿三明治

材料 吐司2片，苹果、西红柿各100克

调料 炼乳适量

做法 ①用刀将吐司的四周硬边切掉。②苹果、西红柿洗净后切片。③在吐司的一面均匀地抹上炼乳。④将切好的苹果铺在吐司上，接着放上西红柿，最后盖上另一片吐司即可。

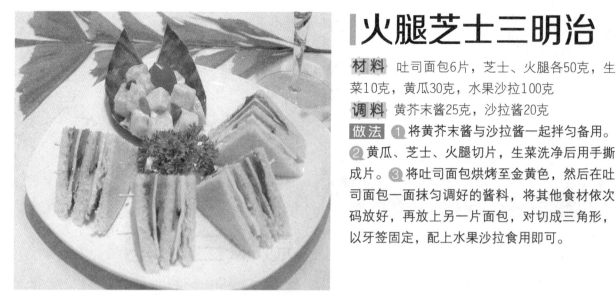

火腿芝士三明治

材料 吐司面包6片，芝士、火腿各50克，生菜10克，黄瓜30克，水果沙拉100克

调料 黄芥末酱25克，沙拉酱20克

做法 ❶ 将黄芥末酱与沙拉酱一起拌匀备用。❷ 黄瓜、芝士、火腿切片，生菜洗净后用手撕成片。❸ 将吐司面包烘烤至金黄色，然后在吐司面包一面抹匀调好的酱料，将其他食材依次码放好，再放上另一片面包，对切成三角形，以牙签固定，配上水果沙拉食用即可。

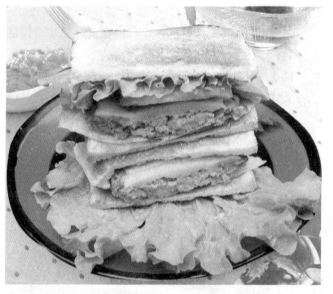

奶酪汉堡三明治

材料 吐司2片，奶酪片100克，猪肉200克，生菜50克

调料 盐3克，酱油5克

做法 ❶ 将吐司切去硬边，放入烤箱中烤至呈黄色，取出备用。❷ 生菜洗净；猪肉洗净剁碎，入油锅中，加盐、酱油炒熟备用。❸ 取吐司一片，先放上生菜，再放上炒好的肉馅，压紧实，然后放上奶酪片，再盖上一片生菜，将另一片吐司盖在上面压紧，一切为二即可。

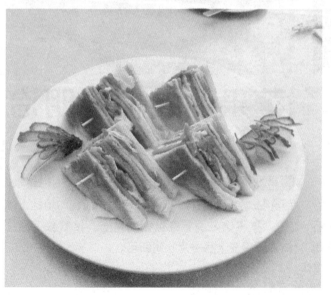

吐司三明治

材料 吐司4片，鸡蛋、西红柿、火腿、肉片、生菜各适量

调料 沙拉酱少许

做法 ❶ 将西红柿洗净切片，火腿切片，生菜洗净切片。将肉片、鸡蛋分别入煎锅煎至两面金黄。❷ 将土司片放进烤箱，烤至两面金黄时取出。❸ 加在烤熟的吐司上放上生菜、肉片、火腿片，再放上西红柿片，调入沙拉酱，以此法叠三片吐司后，夹上鸡蛋，再盖上一片吐司压紧，对角切成4份即成。

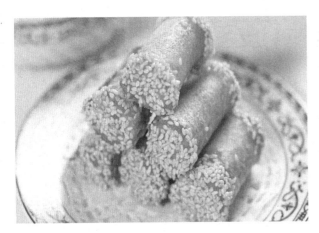

芋头吐司卷

材料 芋头泥10克，吐司2片

调料 白芝麻10克，蛋清1个

做法 ❶吐司叠放在一起，切去四周硬边，每一片再剖开成两片，均匀抹上一层芋头泥，卷起，在边缘扫上少许蛋清，粘住接口，按紧。❷切去两头，再从中间剖开成两段，两头沾上蛋清，再沾上白芝麻。❸放入烧至200℃的油锅中，炸至金黄色，捞出沥油，装盘即可。

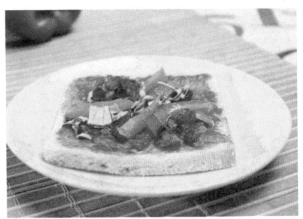

腊肠洋葱吐司

材料 原味吐司1片，腊肠50克，包菜叶10克，洋葱10克

调料 番茄酱适量

做法 ❶用刀将吐司的四边切掉；腊肠洗净切片；包菜洗净切条；洋葱洗净切块。❷在吐司的一面均匀地刷上番茄酱。❸将切好的腊肠摆在吐司上。❹将包菜叶和洋葱摆在腊肠上，再放入微波炉中以高温加热3分钟即可。

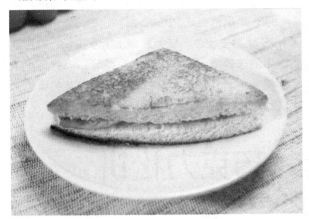

香蕉鸡蛋吐司

材料 吐司1片，鸡蛋1个，香蕉1根

调料 柠檬1个

做法 ❶将吐司的四周硬边切去，然后对半斜切。❷将鸡蛋打匀后，均匀地刷在吐司上。❸香蕉去皮后切成片状，铺在吐司上。❹柠檬汁挤出淋在吐司上，然后盖上另一片吐司，下入油锅煎至两面金黄色即可。

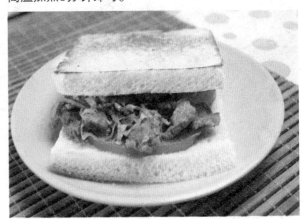

生菜牛肉吐司

材料 生菜叶50克，吐司2片，熟牛肉80克，西红柿1个

调料 炼奶适量

做法 ❶将生菜洗净后切丝；西红柿洗净切片；熟牛肉切片。❷吐司用刀切掉四周硬边后，在一面淋上炼奶。❸将生菜叶铺在吐司上。❹再铺上西红柿片、牛肉片，盖上另一片吐司，入烤箱烤熟即可。

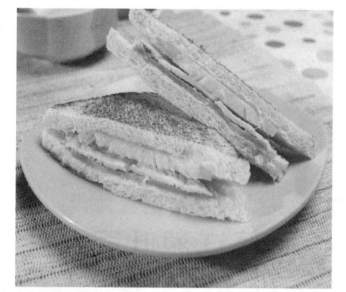

菠萝火腿吐司

材料 火腿100克，鸡蛋1个，吐司2片，菠萝20克

调料 炼奶适量

做法

① 火腿、菠萝洗净后均切成片。

② 锅内油烧热，将蛋液倒入锅中煎成蛋饼。

③ 在吐司的一面抹上炼奶，分别放上火腿和菠萝。

④ 再将蛋饼铺在火腿上，两块吐司对叠好后放入烤箱烤熟即可。

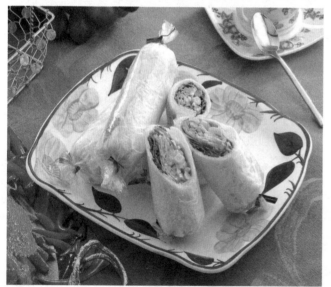

糖果吐司卷

材料 小黄瓜1条，胡萝卜120克，生菜80克，吐司6片，玻璃纸1张，茴香玉米沙拉酱适量

做法

① 小黄瓜、胡萝卜、生菜分别洗净，小黄瓜切细丝，胡萝卜去皮、切细丝，均放入冰水中浸泡；玻璃纸剪成6小张备用。

② 吐司去硬边，抹上茴香玉米沙拉酱，放在铺平的玻璃纸上，依序加入生菜叶、小黄瓜丝及胡萝卜丝，包卷起来，收口两端以装饰绳绑紧即可排盘。

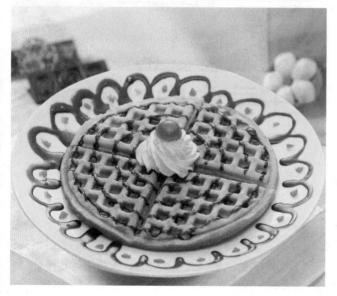

巧克力松饼

材料 低筋面粉120克，牛奶40克，可可粉20克，蜂蜜20克，鸡蛋10克，泡打粉4克，细砂糖140克，无盐黄油120克

做法

① 无盐黄油放入碗中融化；可可粉泡成巧克力。

② 将低筋面粉、泡打粉混合加水搅成糊状，放入牛奶、蜂蜜、鸡蛋、细砂糖和黄油混合均匀，倒入模具。

③ 将模具放入烤箱烤熟后，浇上热巧克力即可。

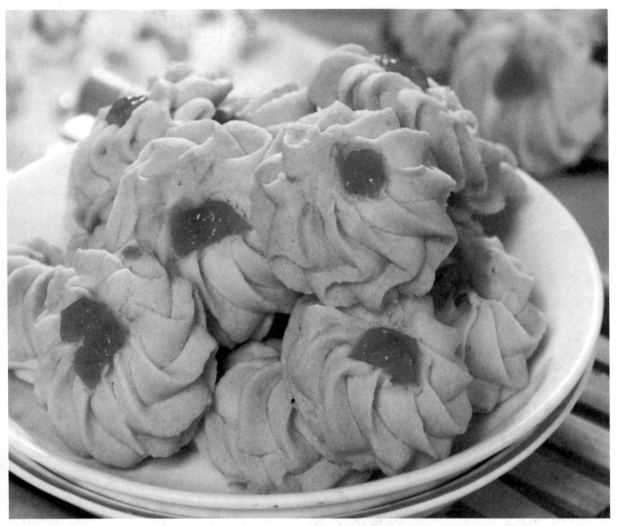

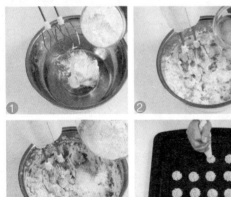

樱桃曲奇

材料 全蛋100克，低筋面粉150克，高筋面粉125克，吉士粉13克，奶香粉1克，红樱桃适量，奶油138克，糖粉100克，食盐2克

做法

① 把奶油、糖粉、食盐倒在一起，先慢后快打至奶白色。

② 分次加入全蛋，完全拌匀。

③ 加入吉士粉、奶香粉、低筋面粉、高筋面粉完全拌匀至无粉粒状。

④ 装入带有花嘴的裱花袋内，挤入烤盘内，大小均匀。

⑤ 放上切成粒状的红樱桃。

⑥ 入炉，以160℃烘烤，约烤25分钟，完全熟透，出炉冷却即可。

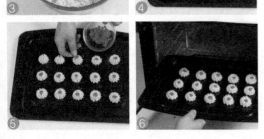

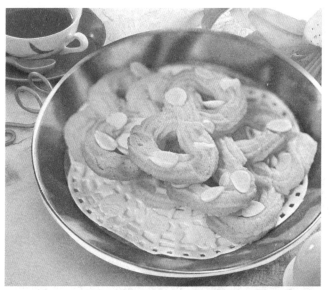

杏仁曲奇

材料 面粉160克，鸡蛋1个，杏仁60克，酥油150克，牛油5克，白糖200克

做法 ❶牛油、酥油放入盆中，用打蛋器打化，加蛋清打匀。❷打至起泡时加入面粉、白糖，打匀，倒入裱花袋中。❸在油纸上挤成8字形，放上杏仁。❹放入烤箱中，用上170℃、下150℃的炉温烤13分钟左右即可。

小贴士 红糖和白糖可随便选择。

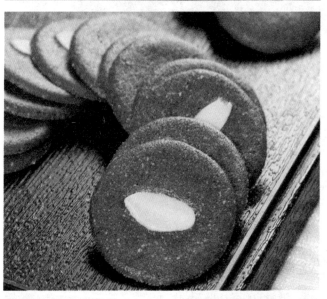

可可薄饼

材料 奶油95克，糖粉80克，食盐2克，蛋清70克，低筋面粉100克，奶粉60克，可可粉12克，杏仁片少许

做法 ❶把奶油、糖粉、食盐倒在一起，先慢后快，打至奶白色，分次加入蛋清，拌匀至无液体状。❷加入低筋面粉、奶粉、可可粉拌匀、拌透。❸倒在铺了胶模、垫有高温布的模具里，用抹刀填满模孔，厚薄均匀。取走胶模，在表面放上杏仁片装饰。入炉，以130℃的炉温烘烤约20分钟，出炉冷却即可。

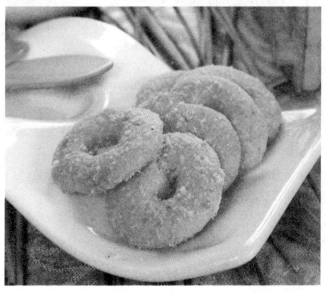

椰蓉圈

材料 全蛋90克，低筋面粉160克，奶粉40克，椰蓉适量，奶油125克，糖粉85克，食盐2克

做法 ❶把奶油、糖粉、食盐倒在一起，先慢后快打至奶白色。❷分次加入全蛋完全拌均匀，加入低筋面粉、奶粉，拌至无粉粒。❸装入已放有平口花嘴的裱花袋内，挤在铺有高温布的钢丝网上，大小均匀。❹在表面撒上椰蓉装饰。❺入炉，以150℃烘烤约20分钟，出炉，冷却即可。

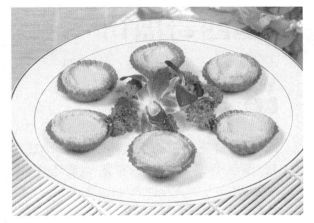

蛋挞

材料 鸡蛋1个，鸡蛋黄4个，鲜奶油120克，面粉300克，牛奶200克

调料 奶粉、盐、糖粉、白糖、炼乳各适量

做法 ① 将奶油、糖粉、盐拌匀，加入鸡蛋、奶粉、面粉拌匀，放入冰箱微冰至稍硬，再擀成面皮放入模具中，成为蛋挞皮。② 用牛奶、白糖、鸡蛋黄、鲜奶油、炼乳搅拌均匀成蛋挞水。③ 将蛋挞水放入挞皮中，入烤箱，高火烤15分钟即可。

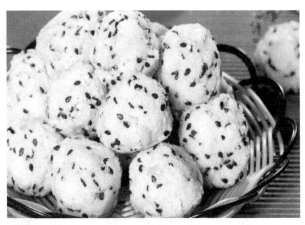

芝麻花生球

材料 花生碎65克，黑芝麻14克，椰蓉106克，蛋清45克，砂糖50克，食盐1克

做法 ① 把蛋清、砂糖、食盐倒在一起。充分搅拌至砂糖完全溶化泡沫状。② 加入花生碎、椰蓉拌匀。③ 加入烤香的黑芝麻拌匀。④ 用手搓成大小均匀的圆球，排在高温布上。⑤ 移到钢丝网上，入炉，以130℃的炉温烘烤。⑥ 约烤20分钟，完全熟透后出炉即可。

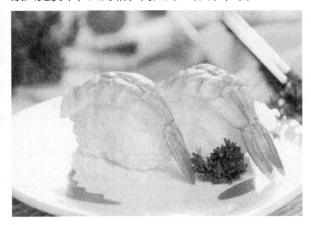

熟虾寿司

材料 大虾100克，寿司饭150克

调料 酱油15克，芥末5克

做法 ① 大虾治净，放入锅中煮熟，取出去头、尾，再剖开。② 双手洗净，将寿司饭捏成团，放入盘中，再放上虾仁。③ 食用时，蘸酱油与芥末即可。

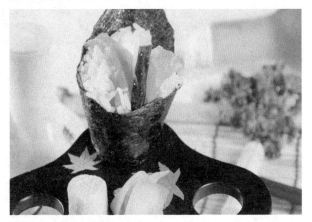

紫菜手卷

材料 三文鱼、寿司米饭、烤紫菜、黄瓜各适量

调料 寿司酱油、芥末各适量

做法 ① 分别将三文鱼、黄瓜洗净，切成大小适中的条状备用。② 在铺好的烤紫菜上放寿司米饭、黄瓜条、三文鱼，并从饭团处开始卷成圆锥状（接合处可用米饭粘好）。③ 食用时佐以寿司酱油、芥末即可。

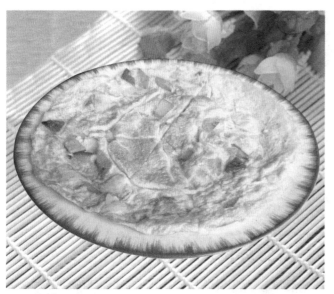

墨西哥煎饼

材料 面粉150克，鸡蛋3个，火腿30克

调料 青椒、盐各少许，洋葱20克

做法

① 鸡蛋放入碗中打散；火腿洗净切片，青椒洗净切片；洋葱洗净切成角。② 将面粉加水、鸡蛋、火腿片、洋葱、青椒片和盐一起调匀。③ 锅中注油烧热，放入搅拌均匀的面粉和蛋液，煎成饼后起锅装盘即可。

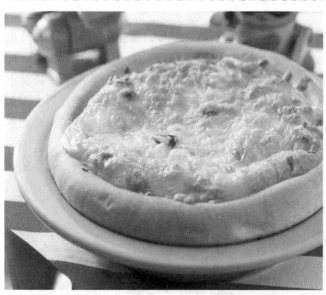

火腿青蔬比萨

材料 中筋面粉600克，干酵母5克

调料 奶油、番茄酱、乳酪丝、罐装玉米粒、罐装金枪鱼、罐装菠萝片、火腿片、红甜椒、盐、砂糖各适量

做法

① 干酵母加水拌匀，与面粉、盐、细砂糖揉成团，再加奶油，揉至面团光滑。盖上保鲜膜，20分钟后，取出分成5个小面团，分别揉圆，再松弛8分钟。② 将面团擀成圆片放派盘内，刷番茄酱，撒乳酪丝，再放馅料，再撒一层乳酪丝，烤至表面焦黄即可。

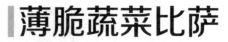

薄脆蔬菜比萨

材料 墨西哥饼皮1片，三色甜椒丝30克，蘑菇3朵

调料 西红柿酱、乳酪丝各适量

做法

① 蘑菇切小片备用。将墨西哥饼皮放入烤箱，以150℃的炉温烘烤2分钟后取出，涂上一层西红柿酱，均匀铺上三色甜椒丝、蘑菇片，撒上乳酪丝。② 将铺好蔬菜的饼皮放入烤箱，以180℃的炉温烤约10分钟，至乳酪丝熔化且饼皮表面呈金黄色即可切片食用。

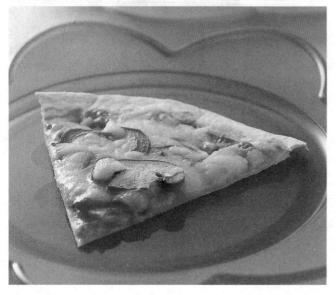

◆粥是传统早餐的主力军，但是清淡的粥并不能满足人体对营养的需求，如果选用粥作为早餐的话，最好在粥中加一些其他的食材，比如加一些豆类做成豆粥、八宝粥，加肉做成肉粥，加蔬菜做成蔬菜粥，甚至加水果做成水果粥等。

粥

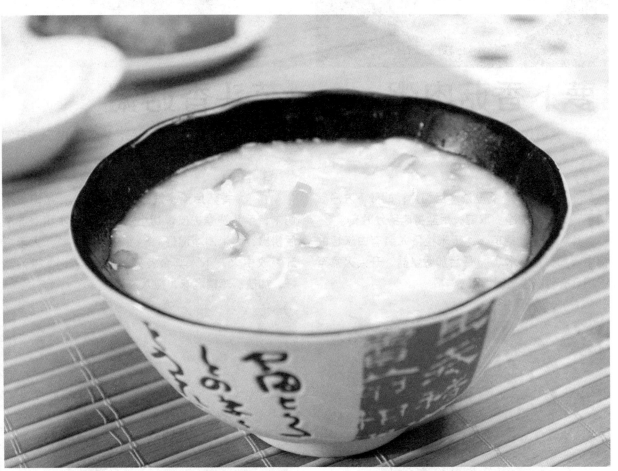

胡萝卜肉末粥

材料 大米50克，五花肉50克，胡萝卜20克

调料 盐3克，葱花少许

做法

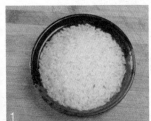
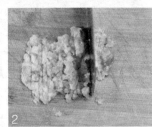
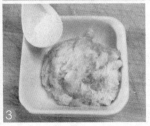
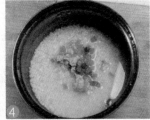

①将大米用清水泡发；胡萝卜洗净切丁，葱洗净切成葱花。

②五花肉洗净剁成肉泥。

③加适量盐入肉泥中拌匀调味。

④最后将胡萝卜、肉泥、葱花下入装有大米的锅中，煮至黏稠且冒泡时即可。

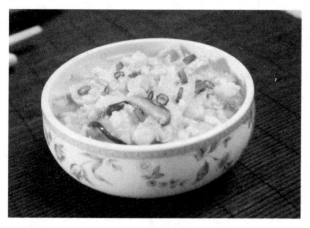

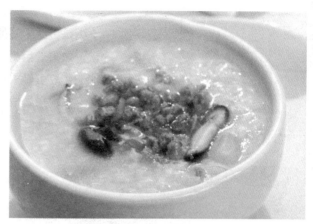

萝卜香菇肉粥

材料 猪肉100克，胡萝卜、香菇、玉米粒、白米饭各适量

调料 盐3克

做法 ①将猪肉、香菇洗净后切片；胡萝卜洗净后切丁；玉米粒洗净。取碗，用盐将肉腌渍片刻。②把肉片、香菇、胡萝卜、玉米粒倒入装有白米饭的锅中，加适量清水。③最后加适量盐，开大火煮至粥稠且有香味溢出时即可。

芋头香菇粥

材料 大米100克，芋头35克，猪肉100克，香菇20克，虾米10克

调料 盐3克，鸡精1克，芹菜粒5克

做法 ①香菇用清水洗净泥沙，切片；猪肉洗净切末；芋头洗净去皮，切小块；虾米用水稍泡洗净后捞出；大米淘净泡好。②锅中注水，放入大米烧开，改中火，下入其余备好的原材料。③将粥熬好，加盐、鸡精调味，撒入芹菜粒。

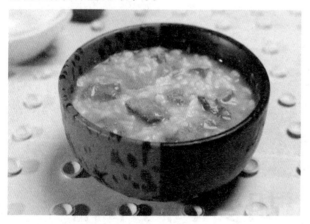

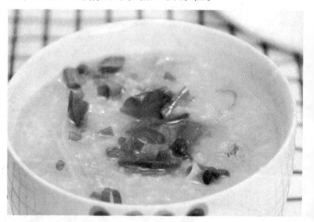

生菜猪肝粥

材料 白米饭适量，生菜叶50克，猪肝100克

调料 盐3克

做法 ①下白米饭入锅中，加适量清水慢煮。②将生菜叶洗净后切碎；猪肝洗净，切成片。③将猪肝装入碗中，再加适量盐调味。④将生菜叶和猪肝下入装有白米饭的锅中，待白米饭煮至粥状即可。

皮蛋瘦肉粥

材料 大米100克，皮蛋1个，瘦猪肉30克

调料 盐3克，姜丝、葱花、麻油各少许

做法 ①大米淘洗干净，放入清水中浸泡；皮蛋去壳，洗净切丁；瘦猪肉洗净切末。②锅置火上，注入清水，放入大米煮至五成熟。③放入皮蛋、瘦猪肉、姜丝煮至粥将成，放入盐、麻油调匀，撒上葱花即可。

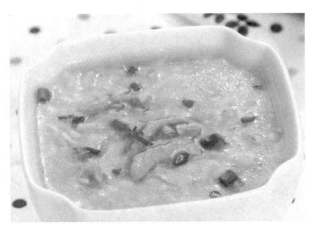

瘦肉生姜粥

材料 生姜20克，猪瘦肉100克，大米80克

调料 料酒3克，葱花5克，盐1克，味精2克，胡椒粉适量

做法 ① 生姜洗净去皮切末；猪肉洗净切丝，用盐腌15分钟；大米淘净泡好。② 锅中放水，下入大米，大火烧开，改中火，下猪肉、生姜，煮至猪肉变熟。③ 待粥熬化，下盐、味精、胡椒粉、料酒调味，撒上葱花即可。

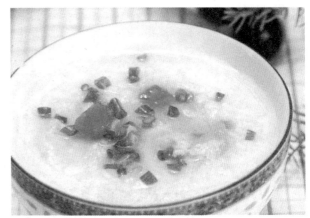

鱼肉鸡蛋粥

材料 鲜草鱼肉50克，鸡蛋清适量，胡萝卜丁少许，大米100克

调料 盐3克，料酒、葱花、胡椒粉各适量

做法 ① 大米淘洗干净，放入清水中浸泡；草鱼肉治净切块，用料酒腌渍去腥。② 锅置火上，注入清水，放入大米煮至五成熟。③ 放入鱼肉、胡萝卜丁煮至粥将成，将火调小，倒入鸡蛋清打散，稍煮后加盐、胡椒粉调匀，撒上葱花便可。

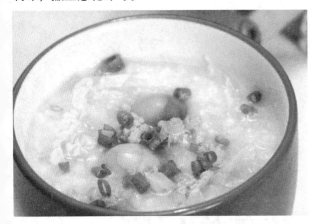

鹌鹑蛋猪肉粥

材料 大米80克，鹌鹑蛋2个，猪肉馅20克，白菜20克

调料 盐3克，味精2克，高汤100克，葱花、姜末、香油各适量

做法 ① 大米洗净，用清水浸泡；鹌鹑蛋煮熟后去壳；白菜洗净切丝。② 锅置火上，注入清水、高汤，放入大米煮至五成熟。③ 放入猪肉馅、姜末煮至米粒开花，放白菜、鹌鹑蛋略煮，加盐、味精、香油调匀，撒上葱花即可。

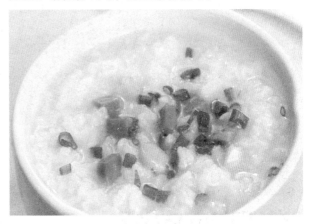

玉米火腿粥

材料 玉米粒30克，火腿100克，大米50克

调料 葱、姜各3克，盐2克，胡椒粉3克

做法 ① 火腿洗净切丁；玉米拣尽杂质后淘净，浸泡1小时；大米淘净，用冷水浸泡半小时后，捞出沥干水分。② 大米下锅，加适量清水，大火煮沸，下入火腿、玉米、姜丝，转中火熬煮至米粒开花。③ 改小火，熬至粥浓稠，放入盐、胡椒粉调味，撒上葱花即可。

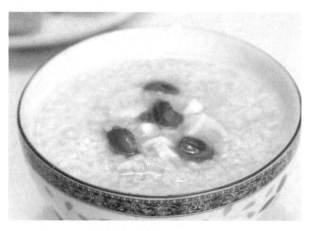

鸡蛋醪糟粥

材料 醪糟30克，大米150克，鸡蛋1个，红枣5颗

调料 白糖5克

做法 ①大米淘洗干净，浸泡片刻；鸡蛋煮熟切碎；红枣洗净。②锅置火上，注入清水，放入大米、醪糟煮至七成熟。③放入红枣，煮至米粒开花后放入鸡蛋，加白糖调匀即可。

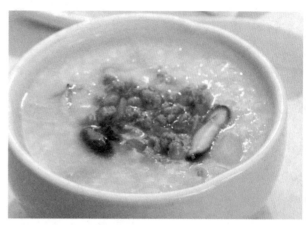

猪肝粥

材料 大米80克，猪肝100克

调料 盐3克，味精2克，料酒4克，葱花、姜末各适量

做法 ①猪肝洗净切片，用料酒腌渍；大米淘净泡好。②锅中注水，放入大米，旺火烧沸，下入姜末，转中火熬至米粒开花。③放入猪肝，慢火熬粥至浓稠，加入盐、味精调味，淋花生油，撒上葱花即可。

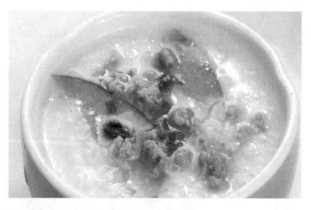

猪肝瘦肉粥

材料 猪肝120克，猪肉100克，大米80克，青菜30克

调料 葱花3克，料酒4克，胡椒粉2克，盐3克，味精适量

做法 ①猪肉、青菜均洗净切碎，猪肝洗净切片，大米淘净泡好。②锅中注水，下入大米，开旺火煮至米粒开花，改中火，下入猪肉熬煮。③转小火，下入猪肝、青菜，烹入料酒，熬煮成粥，加盐、味精、胡椒粉调味，撒上葱花即可。

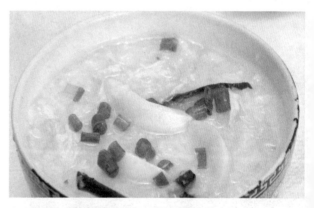

蔬菜蛋白粥

材料 白菜、鲜香菇各20克，咸蛋白1个，大米、糯米各50克

调料 盐1克，葱花、香油各适量

做法 ①大米、糯米洗净，用清水浸泡半小时；白菜、鲜香菇洗净切丝；咸蛋白切块。②锅置火上，注入清水，放入大米、糯米煮至八成熟。③放入鲜香菇、咸蛋白煮至粥将成后再放入白菜稍煮，待黏稠时，加盐、香油调匀，撒上葱花即可。

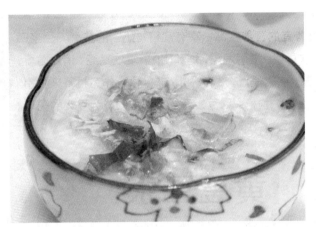

白菜薏米粥

材料 大米、薏米各40克，芹菜、白菜各适量

调料 盐2克

做法 ①大米、薏米均泡发洗净；芹菜、白菜均洗净切碎。②锅置火上，倒入清水，放入大米、薏米煮至开花。③待煮至浓稠状时，加入芹菜、白菜稍煮，调入盐拌匀即可。

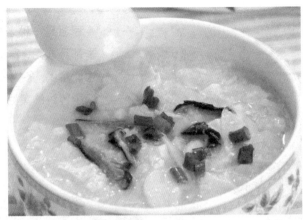

豆腐香菇粥

材料 水发香菇、豆腐各适量，大米100克

调料 盐3克，味精1克，香油4克，姜丝

做法 ①大米泡发洗净；豆腐洗净切块；香菇洗净切条；葱洗净切花；姜丝、蒜片洗净。②锅置火上，注入清水，放入大米煮至米粒开花后，放入香菇、豆腐、姜丝、蒜片同煮。③煮至粥闻见香味后，加入香油，调入盐、味精入味，撒上葱花即可。

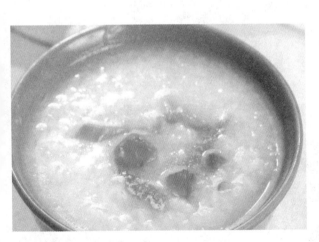

苦瓜胡萝卜粥

材料 苦瓜20克，胡萝卜少许，大米100克

调料 冰糖5克，盐2克，香油少许

做法 ①苦瓜洗净切条；胡萝卜洗净切丁；大米泡发洗净。②锅置火上，注入清水，放入大米用旺火煮至米粒开花。③放入苦瓜、胡萝卜丁，用文火煮至粥成，放入冰糖煮至融化后，调入盐、香油入味即可。

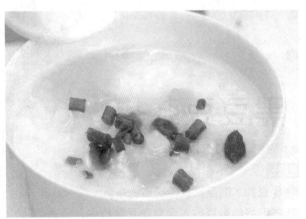

哈密瓜玉米粥

材料 哈密瓜、嫩玉米粒、枸杞各适量，大米80克

调料 冰糖12克，葱少许

做法 ①大米泡发洗净；哈密瓜去皮洗净切块；玉米粒、枸杞洗净；葱洗净切花。②锅置火上，注入清水，放入大米、枸杞、玉米用大火煮至米粒绽开后，放入哈密瓜块同煮。③再放入冰糖煮至粥成后，撒上葱花即可食用。

豆浆米糊

◆豆浆是一种老少皆宜的营养食品，享有"植物奶"的美誉。豆浆四季都可饮用，春秋饮豆浆，滋阴润燥，调和阴阳；夏饮豆浆，消热防暑，生津解渴；冬饮豆浆，祛寒暖胃，滋养进补，非常适合作为早餐来食用。除了传统的黄豆，红枣、枸杞、绿豆、百合等都可以成为豆浆的配料。

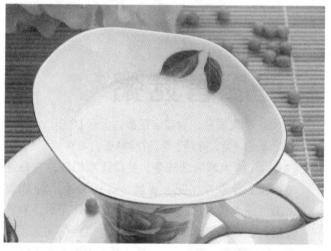

黄豆豆浆

材料 黄豆75克，白糖适量

做法

① 黄豆加水浸泡6 16小时，洗净备用。

② 将泡好的黄豆装入豆浆机中，加适量清水，搅打成豆浆，煮熟。

③ 将煮好的豆浆过滤，加入白糖调匀即可。

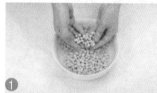 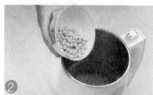 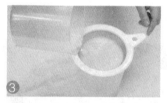 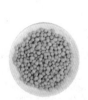

黄豆 ◀

黑豆豆浆

材料 黑豆70克，白糖适量

做法

① 黑豆加水泡至发软，捞出洗净。

② 将泡好的黑豆放入全自动豆浆机中，添适量清水搅打成豆浆，煮熟。

③ 过滤，加入适量白糖调匀即可。

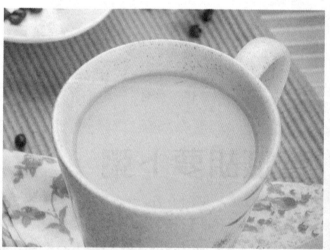

黑豆 ◀

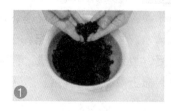 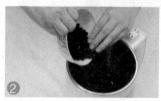 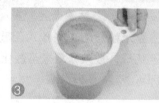

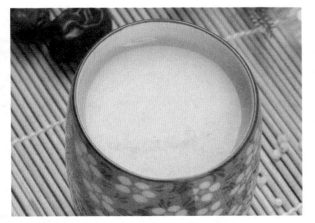

高粱红枣豆浆

材料 黄豆45克，高粱、红枣各15克，蜂蜜适量

 黄豆   红枣 蜂蜜

做法 ❶黄豆、高粱分别泡发洗净，用清水浸泡至发软；红枣洗净去核，切碎。❷将上述材料放入豆浆机中，添水搅打成豆浆，煮熟。❸过滤装杯，待温热时加入蜂蜜调匀即可。

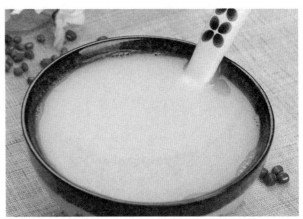

红绿二豆浆

材料 红豆、绿豆各40克

 红豆   绿豆

做法 ❶将红豆、绿豆加水泡至发软，捞出洗净。❷将泡好的红豆、绿豆放入全自动豆浆机中，添水搅打成豆浆，并煮熟。❸将煮熟的红绿二豆浆过滤，装杯即可。

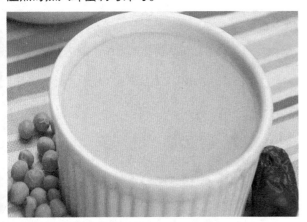

红枣米润豆浆

材料 黄豆、大米各40克，红枣2颗，白糖少许

 黄豆 大米   红枣

做法 ❶黄豆用水泡至发软，捞出；大米淘洗干净；红枣去核洗净，切块。❷将上述材料放入全自动豆浆机中，加适量清水搅打成豆浆。❸烧沸后滤出豆浆，加入白糖拌匀。

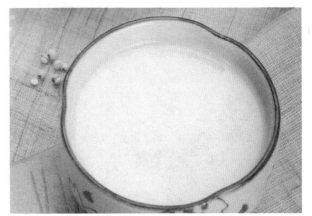

山药薏米豆浆

材料 黄豆、山药各40克，薏米25克

 黄豆 山药 薏米

做法 ❶黄豆、薏米放入清水中泡至发软，捞出洗净；山药洗净，切片。❷将上述材料放入全自动豆浆机中，添水搅打成豆浆。❸烧沸后滤出豆浆，装杯即可。

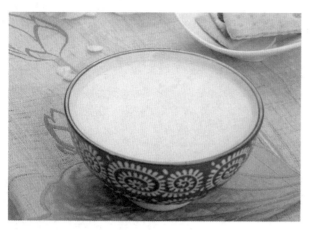

杏仁豆浆

材料 黄豆100克，杏仁30克，白糖适量

 黄豆　 杏仁

做法 ① 黄豆泡软，洗净；杏仁略泡，洗净。② 将黄豆、杏仁添水搅打成豆浆。烧沸后滤出豆浆，加入白糖拌匀即可。

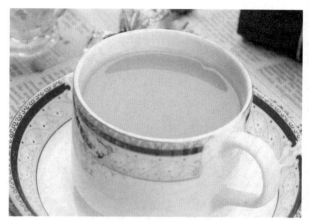

五谷豆浆

材料 黄豆、黑豆、青豆、干豌豆、花生仁、冰糖各适量

 青豆　 花生仁

做法 ① 黄豆、黑豆、豌豆分别泡发，洗净；花生仁洗净；青豆洗净。② 将所有原材料放入豆浆机中，添水搅打成豆浆。烧沸后滤出豆浆，加入冰糖拌匀即可。

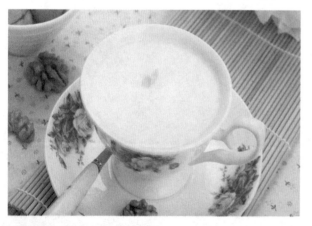

核桃豆浆

材料 黄豆100克，核桃仁30克，白糖适量

 核桃仁　 黄豆

做法 ① 黄豆泡软，洗净；核桃仁洗净。② 将黄豆、核桃仁放入豆浆机中，添水搅打成豆浆，烧沸后滤出豆浆，加入白糖拌匀即可。

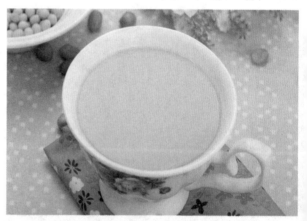

黑芝麻花生豆浆

材料 黄豆50克，花生仁25克，黑芝麻5克，冰糖适量

 黄豆　 花生仁　 黑芝麻

做法 ① 黄豆泡软，洗净；黑芝麻略冲洗，晾干水后碾碎；花生仁洗净。② 将黄豆、黑芝麻、花生仁放入豆浆机中，添水搅打成豆浆，烧沸后滤出豆浆，加入冰糖拌匀即可。

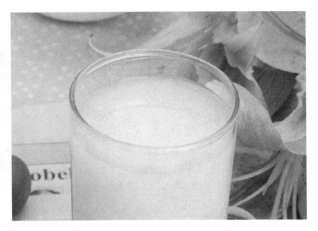

山楂大米豆浆

材料 黄豆60克，山楂25克，大米20克，白糖10克

 青豆 ◄   山楂 ◄   大米 ◄

做法 ① 黄豆泡软，洗净；大米淘洗干净；山楂洗净，去蒂，除核，切碎。② 将上述材料放入豆浆机中，添水搅打成豆浆，烧沸后滤出豆浆，加入白糖调匀即可。

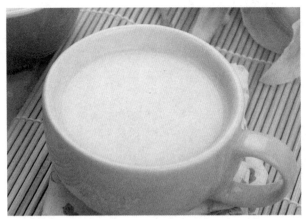

荞麦薏米豆浆

材料 黄豆60克，薏米25克，荞麦15克

 黄豆 ◄   薏米 ◄   荞麦 ◄

做法 ① 黄豆泡软，洗净；薏米、荞麦淘洗干净，各浸泡2个小时。② 将黄豆、薏米、荞麦放入豆浆机中，添水搅打成豆浆，烧沸后滤出豆浆即可。

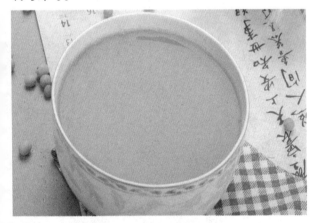

紫薯南瓜豆浆

材料 黄豆35克，紫薯15克，南瓜、白糖适量

 黄豆 ◄   紫薯 ◄ 南瓜 ◄

做法 ① 黄豆泡软，洗净；紫薯、南瓜去皮洗净，切丁状。② 将黄豆、紫薯、南瓜放入豆浆机中，添水搅打成豆浆，烧沸后滤出豆浆，调入白糖即可。

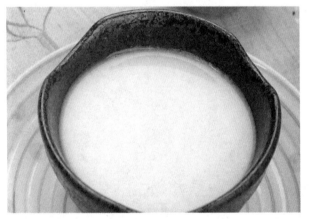

大米莲藕豆浆

材料 黄豆、大米、莲藕各30克，绿豆20克

 黄豆 ◄   大米 ◄ 莲藕 ◄ 绿豆 ◄

做法 ① 黄豆、绿豆泡软，洗净；大米洗净，浸泡半小时；莲藕去皮，洗净，切碎。② 将上述材料放入豆浆机中，添水搅打成豆浆。

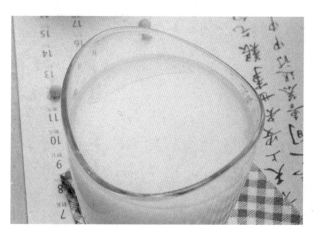

果柠豆浆

材料 黄豆70克，苹果1个，柠檬1/2个

 黄豆   苹果 柠檬

做法 ① 将黄豆泡软，洗净；苹果去核、皮，切小块；柠檬挤汁。② 将苹果、黄豆放入豆浆机中，添水搅打成豆浆，烧沸后滤出豆浆，调入柠檬汁即可。

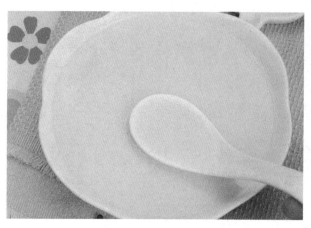

绿豆红薯豆浆

材料 黄豆45克，绿豆20克，红薯30克

 黄豆   绿豆 红薯

做法 ① 黄豆、绿豆洗净，泡软；红薯去皮，洗净，切碎。② 将所有原材料放入豆浆机中，添水搅打成豆浆，烧沸后滤出即可。

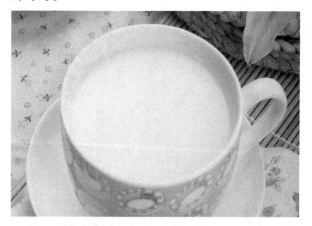

牛奶开心果豆浆

材料 黄豆40克，开心果15克，牛奶适量

 黄豆   开心果   牛奶

做法 ① 黄豆泡发，洗净；开心果碾碎。② 将所有原材料放入豆浆机中，添水搅打成豆浆，烧沸后滤出豆浆，加入牛奶调匀即可。

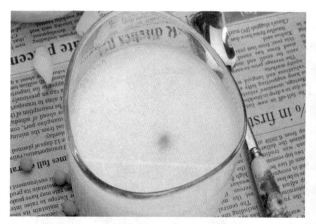

燕麦糙米豆浆

材料 黄豆45克，燕麦片20克，糙米15克

 黄豆 燕麦片 糙米

做法 ① 黄豆、糙米洗净，泡软。② 将黄豆、糙米放入豆浆机中，添水搅打成豆浆，烧沸后滤出豆浆，冲入燕麦片即可。

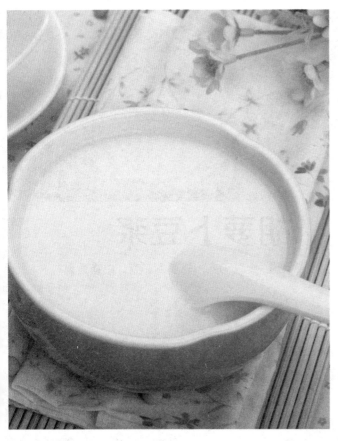

栗子燕麦豆浆

材料 黄豆50克，栗子25克，燕麦片15克，白糖适量

 黄豆

 栗子

 燕麦片

做法

① 黄豆加水泡至发软，捞出洗净；栗子去壳，洗净切小块。② 将黄豆、栗子放入全自动豆浆机中，加水搅打成浆，煮沸。③ 过滤后趁热冲入燕麦片，调入白糖即可。

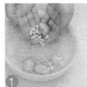 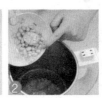

五豆红枣浆

材料 黄豆35克，黑豆、青豆、豌豆、花生仁共35克，红枣适量

 黄豆

 黑豆

 青豆

 豌豆

 花生仁

 红枣

做法

① 将五豆预先用水泡软，捞出洗净；红枣洗净去核，切成小块。② 将所有材料放入豆浆机中，添水，待豆浆搅打煮熟制作完毕。③ 过滤装杯即可。

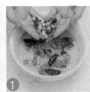 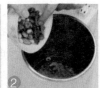

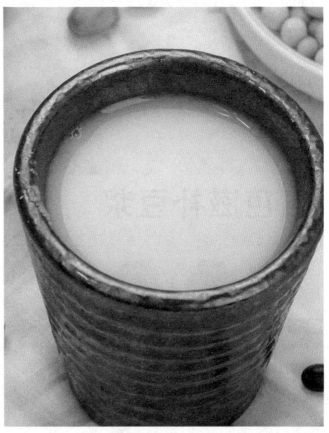

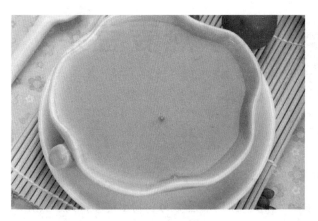

山楂红豆浆

材料 黄豆45克，红豆、山楂各20克

 黄豆
 红豆
 山楂

做法 ❶ 黄豆、红豆洗净，泡软；山楂去核，洗净，切碎。❷ 将所有原材料放入豆浆机中，添水搅打成豆浆，烧沸后滤出豆浆即可。

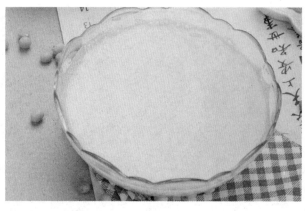

胡萝卜豆浆

材料 黄豆50克，胡萝卜30克，白糖适量

 黄豆
 胡萝卜

做法 ❶ 黄豆泡软，洗净；胡萝卜去皮洗净，切碎。❷ 将胡萝卜、黄豆放入豆浆机中，添水搅打成豆浆，烧沸后滤出豆浆，加入白糖拌匀即可。

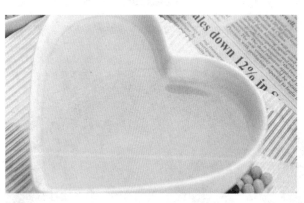

五色滋补豆浆

材料 黄豆35克，绿豆、黑豆、薏米、红豆各20克

 黄豆
 绿豆
 红豆

做法 ❶ 黄豆、绿豆、黑豆、红豆泡软，洗净；薏米洗净，浸泡。❷ 将所有原材料放入豆浆机中，添水搅打成豆浆，烧沸后滤出豆浆即可。

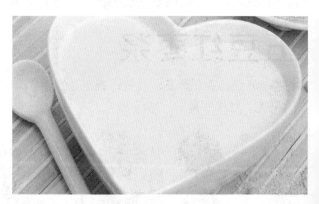

八宝豆浆

材料 黄豆50克，红豆40克，核桃仁1个，芝麻5克，莲子3粒，花生、薏米、百合、冰糖各适量

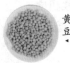 黄豆
 红豆
花生

做法 ❶ 黄豆、红豆、莲子、薏米、百合、花生仁泡软，洗净；核桃仁洗净。❷ 将所有原材料放入豆浆机中，添水搅打成豆浆，煮沸后滤出，加入冰糖拌匀即可。

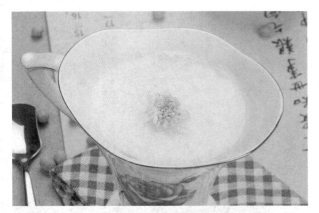

菊花雪梨黄豆浆

材料 黄豆50克，菊花10克，雪梨20克

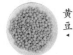 黄豆 菊花 雪梨

做法 ①黄豆泡软，洗净；菊花浸泡；雪梨洗净，去皮去核切块。②将所有原材料放入豆浆机中，添水搅打成豆浆，烧沸后滤出豆浆即可。

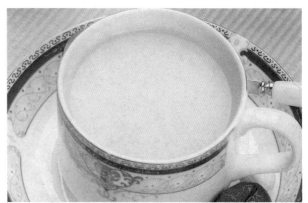

莲枣红豆浆

材料 红豆40克，莲子20克，红枣10克，白糖适量

 红豆 莲子 红枣

做法 ①红豆泡软洗净；莲子泡软，洗净去心；红枣加温水泡发，洗净，去核切小块。②将上述材料放入豆浆机中，加水搅打成豆浆。③过滤，加入适量白糖调匀即可。

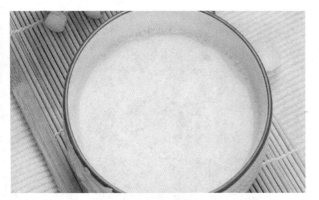

花生百合莲子浆

材料 花生仁50克，百合、莲子、银耳各10克，冰糖适量

 花生仁 莲子 银耳

做法 ①银耳泡软，去杂质，分成小朵；莲子泡软去心洗净；百合洗净备用；花生仁洗净。②将上述材料一起放入豆浆机中，添水搅打成豆浆，并煮沸。过滤后加冰糖调味即可。

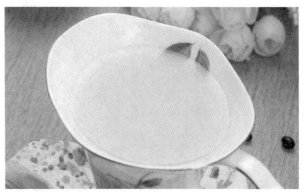

黑豆糯米豆浆

材料 黑豆50克，糯米20克，白糖适量

 黑豆 糯米

做法 ①黑豆入水浸泡8小时，捞出洗净；糯米洗净泡软。②将黑豆、糯米放入全自动豆浆机中，添水搅打成豆浆。③过滤，加入适量白糖调匀即可。

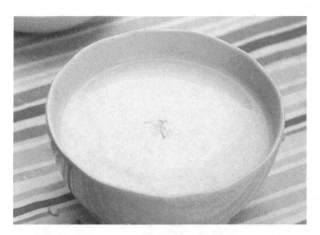

燕麦小米豆浆

材料 黄豆、燕麦、小米各30克，白糖3克

 黄豆 燕麦 小米

做法 ❶黄豆、小米用清水泡软，捞出洗净；燕麦洗净。❷将上述材料放入豆浆机中，加适量水搅打成豆浆，并煮熟。❸滤出豆浆，加入白糖拌匀。

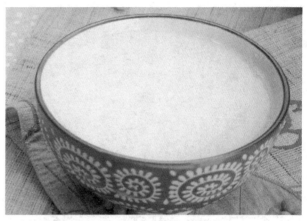

荞麦豆浆

材料 黄豆50克，荞麦40克

 黄豆 荞麦

做法 ❶黄豆泡软，捞出洗净；荞麦淘洗干净，用清水浸泡2小时。❷将黄豆、荞麦放入豆浆机中，加水至上下水位线之间。❸搅打成豆浆，烧沸后滤出即可。

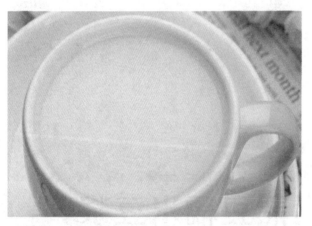

南瓜豆浆

材料 黄豆、南瓜各50克

 黄豆 南瓜

做法 ❶黄豆洗净泡软；南瓜洗净，去皮去瓤，切丁。❷将上述材料放入豆浆机中，添水搅打成豆浆。❸烧沸后滤出豆浆，装杯即可。

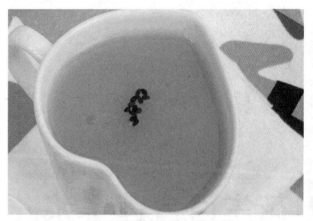

牛奶芝麻豆浆

材料 黄豆70克，黑芝麻15克，牛奶适量

 黄豆 黑芝麻 牛奶

做法 ❶黄豆洗净，用清水泡至发软；黑芝麻洗净备用。❷将黄豆、黑芝麻放入豆浆机中，加入牛奶，搅打成豆浆，并煮沸。❸滤出豆浆，即可饮用。

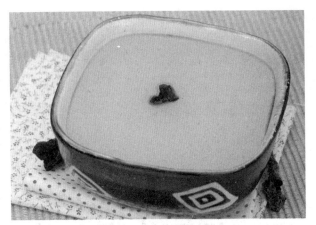

木耳黑米豆浆

材料 黄豆、黑米各40克，黑木耳15克

 黄豆 黑米 黑木耳

做法 ❶黄豆、黑米分别洗净，用清水浸泡2小时；黑木耳泡发洗净。❷将上述材料放入豆浆机中，加水至上下水位线之间，搅打成豆浆，烧沸后滤出即可。

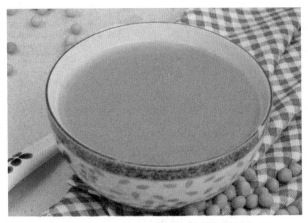

红薯芝麻豆浆

材料 黄豆、红薯各40克，黑芝麻15克

 黄豆 红薯 黑芝麻

做法 ❶黄豆洗净，用清水泡至发软；红薯洗净，去皮切丁；黑芝麻洗净。❷将上述材料放入豆浆机中，加适量水搅打成豆浆，烧沸后滤出即可。

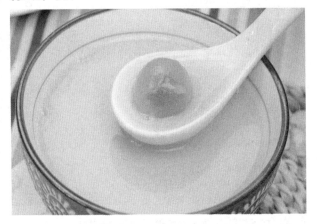

红豆桂圆豆浆

材料 红豆70克，桂圆3颗，冰糖少许

 红豆 桂圆

做法 ❶红豆用清水浸泡至软，捞出洗净；桂圆去壳去核，洗净。❷将红豆、桂圆放入豆浆机中，加水搅打成豆浆，并煮沸。❸滤出豆浆，加冰糖拌匀即可。

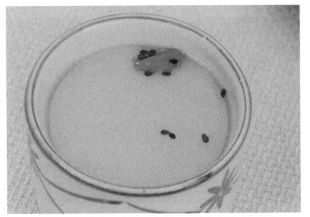

枸杞黑芝麻豆浆

材料 黄豆60克，黑芝麻30克，枸杞10克

 黄豆 黑芝麻 枸杞

做法 ❶黄豆、枸杞用水泡软，捞出洗净；黑芝麻洗净碾碎待用。❷将黄豆、黑芝麻放入豆浆机中，加水搅打成豆浆，并煮熟。❸滤出豆浆，撒上枸杞即可。

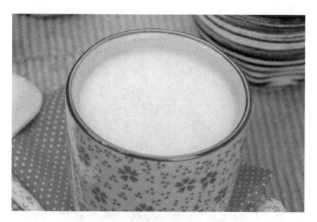

米香豆浆

材料 黄豆50克，糯米30克

 黄豆  糯米

做法 ①黄豆用清水泡软，捞出洗净；糯米淘洗干净，用清水浸泡2小时。②将黄豆、糯米放入全自动豆浆机中，加水至上下水位线之间。③搅打成豆浆，烧沸后滤出，即可饮用。

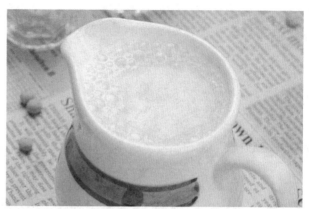

玉米银耳枸杞豆浆

材料 玉米、黄豆各30克，银耳10克，枸杞、冰糖各适量

 玉米 银耳 枸杞 黄豆

做法 ①黄豆加水泡软，洗净；银耳泡发，去杂质，洗净撕小朵；玉米、枸杞分别洗净。②将上述材料倒入豆浆机中，加水打成浆，烧沸后滤出豆浆，加冰糖拌匀即可。

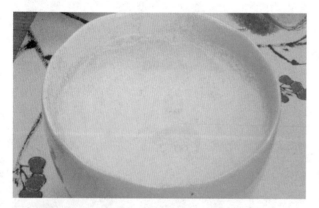

腰果小米豆浆

材料 黄豆、小米各35克，腰果20克，白糖适量

 黄豆 小米   腰果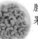

做法 ①黄豆预先浸泡至软；小米淘洗干净；腰果略泡。②黄豆、小米、腰果添水搅打成豆浆，加入冰糖即可。

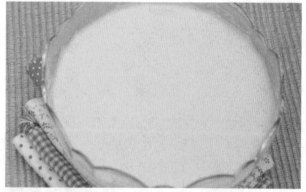

红薯山药豆浆

材料 黄豆、红薯、山药、大米、小米、燕麦片各适量

 黄豆 红薯 山药  燕麦片

做法 ①黄豆、大米、小米预先浸泡至软，捞出洗净；红薯、山药分别洗净，去皮，切丁。②将所有原材料放入豆浆机中，添水搅打成豆浆。

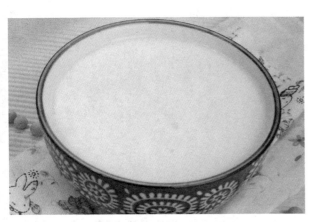

核桃燕麦豆浆

材料 黄豆40克，核桃仁、燕麦各10克，冰糖适量

 黄豆　 核桃　 燕麦

做法 ❶黄豆预先浸泡至软，捞出洗净；核桃仁碾碎；燕麦淘洗干净，用清水浸泡2小时。❷将上述原材料添水搅打煮熟成豆浆。加冰糖拌匀。

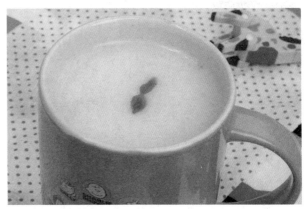

滋养杞米豆浆

材料 黄豆50克，小米30克，枸杞10克

 黄豆　 小米　 枸杞

做法 ❶黄豆预先浸泡至软，捞出洗净；小米加水浸泡3小时，捞出洗净；枸杞用温水洗净。❷将所有原材料放入豆浆机中，添水搅打成豆浆，烧沸后滤出豆浆，装杯即可。

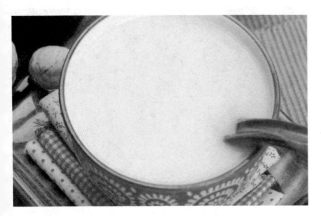

养生干果豆浆

材料 黄豆40克，腰果25克，莲子、板栗、薏米、冰糖各适量

 黄豆　 腰果　 莲子　 薏米

做法 ❶黄豆、薏米分别浸泡至软，捞出洗净；腰果洗净，板栗去皮洗净，莲子去心，均泡软。❷将黄豆、腰果、莲子、板栗、薏米放入豆浆机中，添水搅打成豆浆，煮沸后加入冰糖拌匀即可。

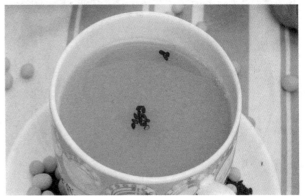

健脑豆浆

材料 黄豆55克，核桃仁10克，熟黑芝麻5克，冰糖适量

 黄豆　 核桃仁　 黑芝麻

做法 ❶黄豆预先浸泡至软，捞出洗净；核桃仁碾碎；黑芝麻碾成末。❷将黄豆、核桃仁、黑芝麻放入豆浆机中，添水搅打煮沸成豆浆。加入冰糖拌匀即可。

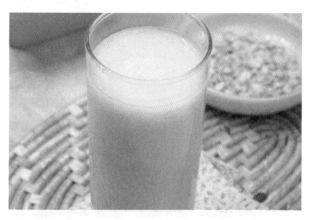

玉米燕麦片汁

材料 鲜嫩玉米粒100克，燕麦片50克

 玉米  燕麦片

做法 ①鲜玉米粒洗净。②将所有原材料放入豆浆机中，添水搅打煮沸成汁。滤出，装杯即可。

小贴士 过滤后，玉米燕麦片汁会更加香滑可口。

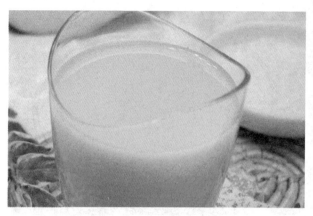

大米南瓜花生仁汁

材料 南瓜50克，大米100克，花生仁15克

 南瓜 大米 花生仁

做法 ①大米洗净，泡软；南瓜去皮，洗净，切小块；花生仁洗净。②将所有原材料放入豆浆机中，添水搅打成汁。烧沸后滤出，装杯，搅拌均匀即可。

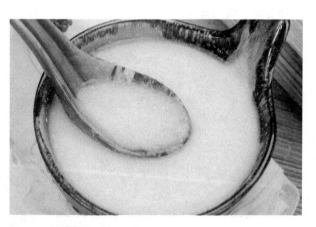

红薯米糊

材料 红薯40克，大米50克，燕麦30克，生姜适量

 红薯 大米 燕麦

做法 ①红薯清洗干净，切成小粒；大米、燕麦分别淘洗干净，浸泡软；生姜去皮洗净，切片。②将上述材料放入豆浆机中，加适量水，按豆浆机提示制作好米糊，装杯即可。

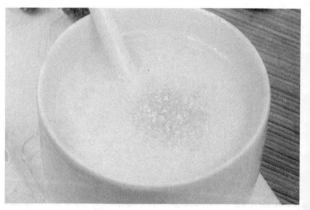

花生芝麻糊

材料 熟花生仁200克，熟黑芝麻100克，牛奶30毫升，淀粉、白糖各适量

 花生仁 黑芝麻 牛奶

做法 ①熟黑芝麻用搅碎机打碎，放入锅中，加入开水、白糖、牛奶调匀，加盖，以大火煮8分钟。②加入淀粉调匀，加盖，以大火煮2分钟，撒上熟花生仁即可。

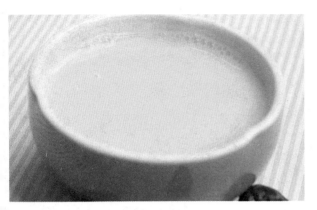

南瓜米糊

材料 大米、糯米各30克，南瓜20克，红枣10克

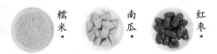
糯米　南瓜　红枣

做法 ❶大米、糯米分别淘洗干净，用清水浸泡2小时；南瓜洗净，去皮去籽，切成小块；红枣用温水洗净，去核，切碎。❷将全部材料倒入豆浆机中，搅打成浆并煮沸，滤出即可。

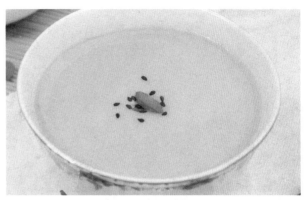

枸杞芝麻糊

材料 熟黑芝麻300克，大米100克，枸杞10克，白糖适量

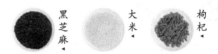
黑芝麻　大米　枸杞

做法 ❶将熟黑芝麻磨成细末；大米洗净，晾干后放入锅中炒香，然后磨成大米粉；枸杞洗净。❷锅内加水烧沸，加入大米粉和黑芝麻粉搅匀，待再次烧开后加入白糖，搅匀盛出，撒上少许枸杞即可。

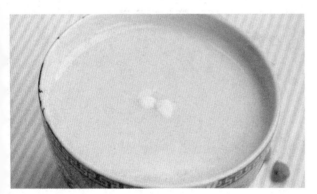

薏米芝麻双仁米糊

材料 大米100克，薏米80克，黑芝麻、核桃仁、杏仁、蜂蜜各适量

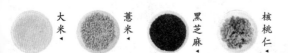
大米　薏米　黑芝麻　核桃仁

做法 ❶大米、薏米分别淘洗干净，浸泡2小时；黑芝麻、核桃仁、杏仁分别用小火炒香。❷将上述原材料一同放入豆浆机，加入适量白开水，使用豆浆机的"米糊"功能，制成米糊并煮熟。加入蜂蜜调味即可。

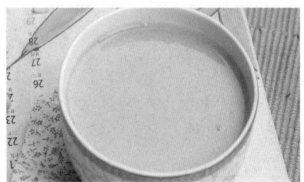

红豆莲子糊

材料 红豆100克，去心莲子50克，白糖、水淀粉各适量

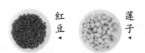
红豆　莲子

做法 ❶红豆洗净，用高压锅压熟；莲子洗净，泡软。❷将红豆、莲子一同放入豆浆机，加适量煮红豆的汤、白糖一起打碎成泥。❸将煮红豆的汤煮开，用水淀粉勾芡，加入红豆莲子泥搅匀煮熟即可。

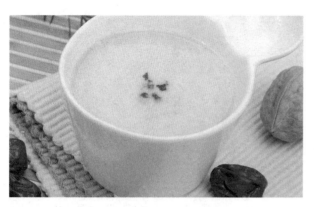

红枣核桃米糊

材料 大米75克，红枣、核桃仁各30克，白糖适量

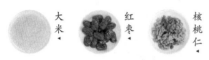

大米　红枣　核桃仁

做法 ❶大米淘洗干净，浸泡2小时；红枣用温水泡发，去核，切成小块；核桃仁洗净。❷将上述材料放入豆浆机中，添水搅打成米糊，煮熟。❸装杯，调入白糖即可。

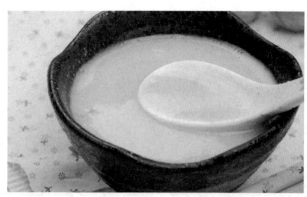

核桃藕粉糊

材料 核桃仁100克，藕粉30克，白糖、花生油各适量

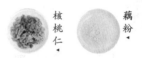

核桃仁　藕粉

做法 ❶核桃仁洗净，用花生油炸酥，研磨成泥。❷藕粉用开水调成糊，放入核桃泥调匀。❸煮沸适量清水，放入调好的核桃藕粉糊，调匀，放入白糖，不断搅拌，煮熟即可。

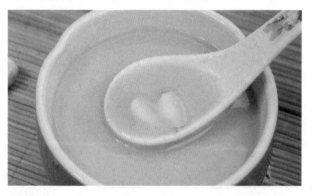

莲子百合红豆糊

材料 红豆90克，百合15克，陈皮、莲子各10克，冰糖适量

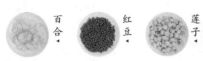

百合　红豆　莲子

做法 ❶红豆、莲子、陈皮、百合分别洗净，浸泡，莲子去心；冰糖研碎。❷将红豆、莲子、陈皮、百合放入豆浆机中，按"米糊"键，待糊成，盛出加入冰糖搅拌均匀即可。

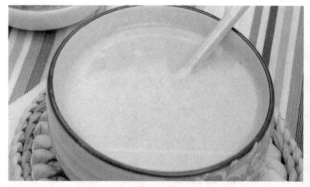

红豆山楂米糊

材料 大米100克，红豆50克，山楂25克，红糖适量

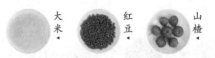

大米　红豆　山楂

做法 ❶红豆洗净，泡软；大米洗净，浸泡；山楂洗净，去蒂、核，切小块。❷将上述材料放入豆浆机中，按"米糊"键，待糊成，盛出加入红糖搅拌均匀即可。

花样拌菜

◆早餐要摄入一定的蔬菜，如果早上时间有限，来不及炒菜的话，拌菜也是一个不错的选择。一般而言，拌菜分为生拌和熟拌，但无论是哪种方式一定要注意消毒。生拌鲜蔬菜、果品时，首先要清水洗净，然后在沸水中快速冲洗消毒；熟拌的蔬果等原料，也须在净水中反复清洗，然后再在沸水里焯透或煮熟。

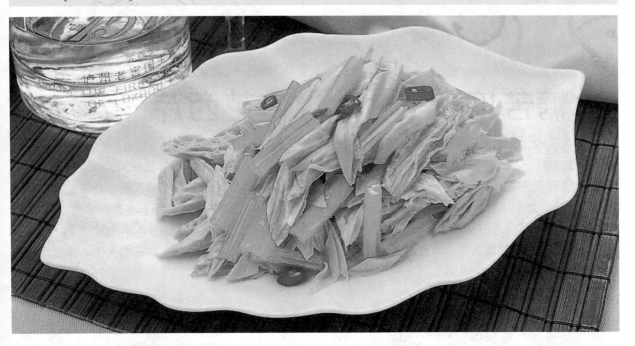

芹菜拌腐竹

材料 芹菜、腐竹各200克，红椒20克

调料 香油10克，盐3克，味精2克

做法 ①芹菜洗净，切段；红椒洗净切圈，与芹菜一同放入开水锅内焯一下，捞出，沥干水分。②腐竹以水泡发，切段。③将芹菜、腐竹、红椒圈调入盐、味精、香油一起拌匀即成。

凉拌西瓜皮

材料 西瓜皮500克，蒜2克

调料 盐8克，味精5克，麻油15克，花椒2克

做法 ①将西瓜皮洗净，削去外皮，片去瓜瓤，再切成6厘米长的细条。②将西瓜皮放入碗内，加入少许盐、凉开水，腌制约10分钟，挤干水分，放入盘内；花椒洗净；蒜剥去外皮，放砧板上，用木杖捣成泥，放入瓜条盘内待用。③炒锅上火，放入麻油，烧至七成热，放入花椒，炸出香味，用漏勺去除花椒，将热油淋在西瓜条上，撒上味精，拌匀即可食用。

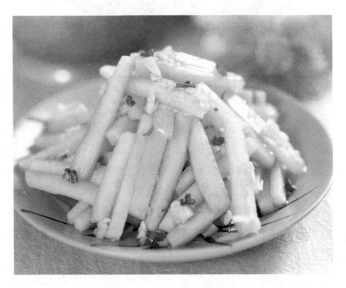

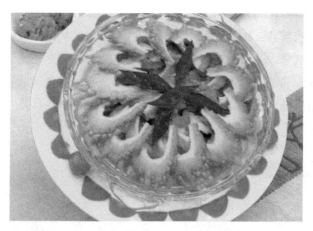

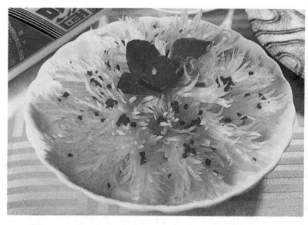

冰糖苦瓜

材料 苦瓜500克，冰糖80克，甜椒15克

调料 盐3克

做法 ❶苦瓜洗净，剖开去瓤，切块，放入开水中稍烫，捞出，沥干水分，加盐搅拌均匀，装盘；甜椒洗净，切菱形片，放入开水中稍烫，捞出撒在苦瓜上。❷冰糖加适量水入锅，熬至融化，放凉，淋在苦瓜上即可。

菊花西芹

材料 西芹100克

调料 味精2克，盐3克，生抽8克，红辣椒10克

做法 ❶西芹摘去叶子和老筋，洗净，切成菊花状，放入开水中烫熟，沥干水分，装盘。❷红辣椒去籽，洗净，切成丁，放入水中焯一下。❸将味精、盐、生抽一起调匀，淋在西芹上，撒上红辣椒即可。

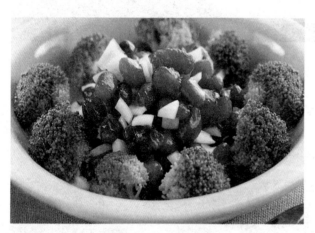

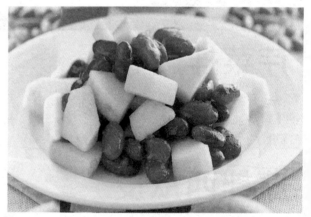

红豆拌西蓝花

材料 大红豆40克，西蓝花25克，洋葱10克

调料 橄榄油3克，柠檬汁少许

做法 ❶洋葱剥皮，洗净，切丁，泡水备用。❷西蓝花洗净切小朵，放入滚水氽烫至熟，捞起，泡冰水备用。❸橄榄油、柠檬汁调成酱汁备用。❹洋葱沥干放入锅，加入西蓝花、大红豆、酱汁混合拌匀即可。

凉拌苹果花豆

材料 苹果100克，花豆120克

调料 红砂糖15克，柠檬汁3克

做法 ❶花豆泡水40分钟，放入滚水煮熟，捞起、沥干备用。❷苹果削皮、洗净、切丁，放入500毫升水，倒入柠檬汁备用。❸苹果丁捞起放入容器内，加入花豆、红砂糖，拌匀即可装盘食用。

橙香瓜条

材料 冬瓜300克，橙汁100克，红樱桃30克

调料 糖30克，淀粉25克

做法

① 冬瓜洗净，去皮，切条，入沸水中煮熟，捞出，沥干水分；红樱桃洗净备用。

② 橙汁加热，加糖，最后以水淀粉勾芡成汁，淋在冬瓜上，红樱桃放其中，腌渍入味即可。

小贴士 如果条件许可，最好选鲜橙用榨汁机榨汁，更具营养。

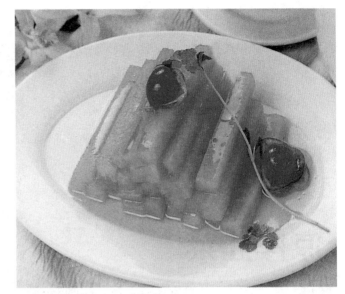

红酒蜜梨

材料 梨400克

调料 红葡萄酒、蜂蜜、白糖各适量

做法

① 梨去皮，去心，洗净，切成5厘米厚的片。

② 锅置火上，倒入红葡萄酒、蜂蜜、白糖烧开，下梨同煮至梨上色，取出装盘即可。

③ 待晾凉，放入冰箱冷藏片刻，即可食用。

小贴士 大便不畅者可选用洋槐花蜂蜜，有通便润肠、增强肠蠕动的作用。

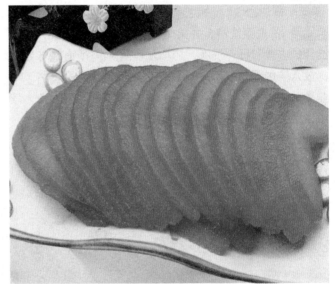

荷花绘素

材料 西红柿3个，洋葱1个，竹笙10条，玉米笋10条，韭菜花10条，松仁10克

调料 味精3克，盐2克，糖3克，鸡精2克，油25克，淀粉5克

做法

① 将西红柿和洋葱洗净，切好；韭菜花、玉米笋洗净各切成10厘米长；竹笙用温水泡开。

② 将西红柿、洋葱焯熟后摆入碟内成荷花状，再将玉米笋、韭菜、竹笙炒熟后摆放在碟中间，松仁炸香摆在竹笙上。③ 锅上火倒入清水煮沸，加入所有调味料，勾成芡汁淋入碟中即可。

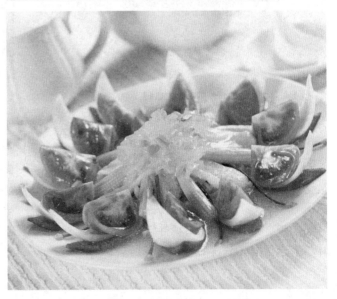

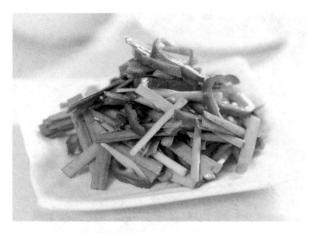

凉拌韭菜

材料　韭菜250克，红辣椒1个

调料　酱油2大匙，白糖5克，香油半小匙

做法　❶韭菜洗净，去头尾，切5厘米左右长段；红辣椒去蒂和籽，洗净，切小片备用。❷所有调味料放入碗中调匀备用。❸锅中倒入适量水煮开，将韭菜放入烫1分钟，用凉开水冲凉后沥干，盛入盘中，撒上红辣椒及配好的调料即可。

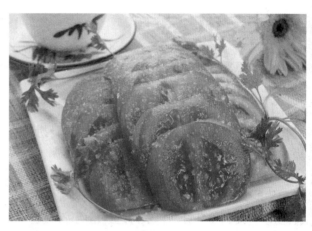

火山降雪

材料　西红柿250克

调料　白糖50克

做法　❶西红柿洗净切片。❷摆入盘中，堆成山形。❸撒上白糖即可。

小贴士　切西红柿时，要先弄清西红柿表面纹路，然后依着纹路切下去，能使汁液不会流失。

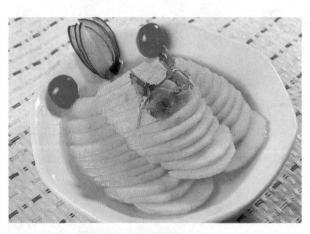

鲜橙醉雪梨

材料　雪梨400克，橙子500克

调料　白糖20克

做法　❶雪梨去皮，从中间切开，去核，切片，放入开水中焯一下，用水冲凉，控干水分，入碗。❷橙子去皮，挤汁，加入白糖拌匀。❸将橙汁加入碗中，浸泡雪梨40分钟即可。

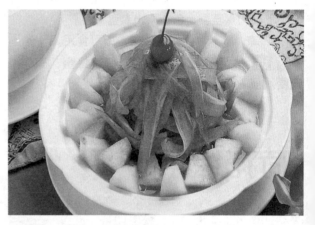

黄瓜梨爽

材料　黄瓜200克，梨300克

调料　白糖适量

做法　❶黄瓜去皮，洗净，切薄条；梨去皮，洗净，切块。❷将白糖倒入装有清水的碗中，至完全融化，淋在黄瓜、梨上即可。

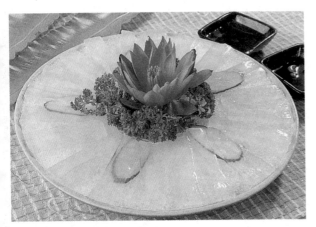

双味芦荟

材料 芦荟200克

调料 蜂蜜、盐、芥末、酱油、味精各适量

做法 ❶芦荟洗净，去皮切块，放入加蜂蜜的水中焯一下，捞出。❷将蜂蜜加温水调匀，做成甜味碟；将盐、酱油、味精调匀，装入味碟，挤上芥末，做成辣味碟；甜味碟与辣味碟同时上桌，按个人喜好蘸食。

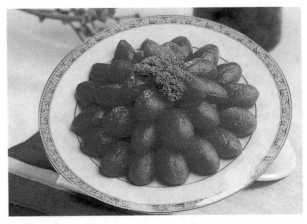

蜜制圣女果

材料 圣女果500克

调料 蜂蜜、白糖各适量

做法 ❶圣女果洗净，去皮，放入开水锅中焯水后捞出，沥干水分。❷将圣女果放入蜂蜜中拌匀后取出摆盘。❸撒上白糖即可。

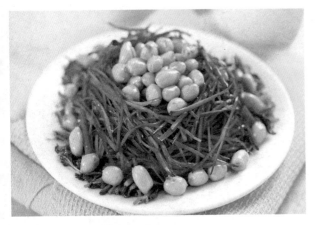

香菜拌香干

材料 香菜50克，花生米10克，香干2块

调料 盐5克，味精3克，香油少许

做法 ❶香菜洗净焯水，切成段。❷花生米下油锅，炸酥。❸香干切成丝，将香菜拌入，然后加入盐、味精、香油拌匀，最后放上花生米，装盘即可。

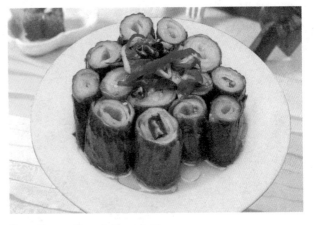

脆皮黄瓜

材料 黄瓜400克，红辣椒适量

调料 盐3克，味精1克，醋5克，香油8克，姜、干辣椒、芝麻各适量

做法 ❶黄瓜去蒂洗净，削皮，将皮卷成圆筒状排于盘中；姜、红椒、干辣椒洗净，切好。❷将盐、味精、醋、香油混合调成味汁，浇在黄瓜皮上面，再撒上红辣椒丝、姜丝、干辣椒段、芝麻即可。

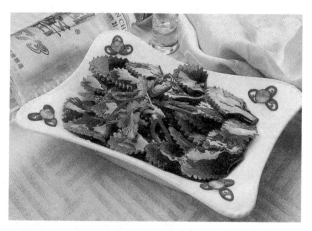

风味海白菜

材料 鲜海白菜500克

调料 精盐5克，味精2克，麻油50克

做法 ❶ 将海白菜去杂质洗净，放入沸水锅中焯透，沥干水分切片，放入盘内。❷ 加入精盐、味精、麻油，拌匀即成。

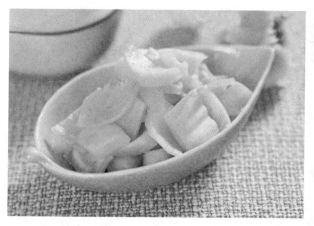

泡酸芥菜

材料 带叶鲜芥菜2000克

调料 盐50克

做法 ❶ 将芥菜头切下，去根须后洗净，切块。❷ 将切好的芥菜分批放入干净的坛内，每放一层都要按实，上面可撒入少许盐封口，用竹片压紧，坛内倒入凉开水淹没菜料。❸ 盖好坛盖，放置较温暖处，一般泡制12天左右自然发酵后即成。

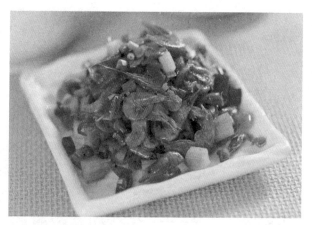

拌虾米

材料 虾米300克，葱10克，红椒20克，姜10克

调料 盐5克，鸡精2克

做法 ❶ 将红椒洗净，去蒂去籽，切成小片焯水备用；姜去皮切成片；葱洗净切成圈。❷ 锅加热，下入虾米焙香后，取出装入碗内。❸ 在虾米碗内加入红椒片、姜片、葱花及所有调味料，一起拌匀即可。

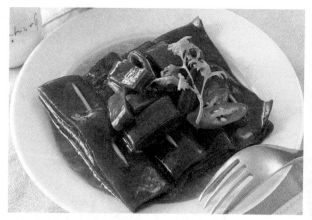

卤海带

材料 海带300克，葱15克

调料 香油8克，八角4粒，糖40克，酱油10克

做法 ❶ 海带洗净，放入滚水中焯烫，捞出沥干，用牙签串起来；葱洗净，切段。❷ 锅中放入八角、糖、酱油、水，加入海带及葱，大火煮开，转小火卤至海带熟烂，捞出，排入盘中，淋上适量卤汁及香油即可端出。

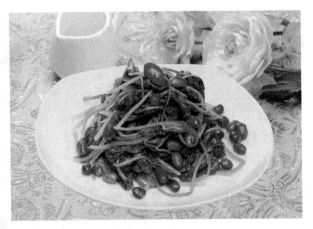

花生拌菠菜

材料 菠菜300克，花生米50克

调料 盐、味精各3克，香油适量

做法 ❶菠菜去根洗净，放入开水锅中焯水后捞出沥干；花生米洗净。❷油锅烧热，下花生米炸熟。❸将菠菜、花生米同拌，调入盐、味精拌匀，淋上香油即可。

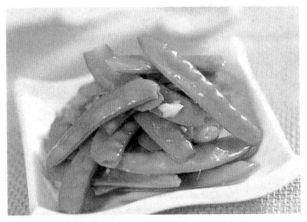

蒜蓉拌荷兰豆

材料 荷兰豆300克，蒜50克

调料 盐5克，味精3克

做法 ❶将荷兰豆择去头尾筋后，洗净；蒜去皮，剁成蓉。❷锅上火，加水烧沸，将荷兰豆下入焯熟后，捞出。❸荷兰豆内加入蒜蓉和所有调味料一起拌匀即可。

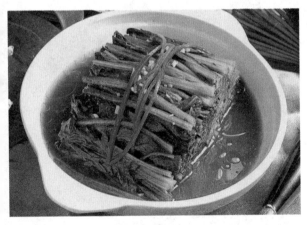

姜汁时蔬

材料 菠菜180克，姜60克

调料 盐、味精各4克，香油、生抽各10克

做法 ❶菠菜择净，洗净，切成小段，放入开水中烫熟，沥干水分，装盘。❷姜去皮，洗净，一半切碎，一半捣汁，一起倒在菠菜上。❸将盐、味精、香油、生抽调匀，淋在菠菜上即可。

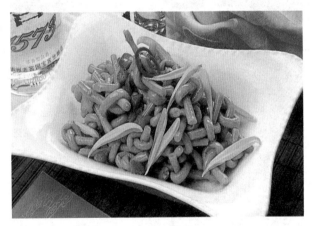

风味豇豆节

材料 鲜豇豆250克，泡辣椒20克，菊花瓣5克

调料 精盐5克，味精3克，麻油20克

做法 ❶鲜豇豆洗净，择去头尾，切成小段，入沸水锅中焯熟后，捞出装盘；泡辣椒取出，切碎；菊花瓣洗净，用沸水稍烫。❷泡辣椒、菊花瓣倒入豇豆中，加所有调味料一起拌匀即可。

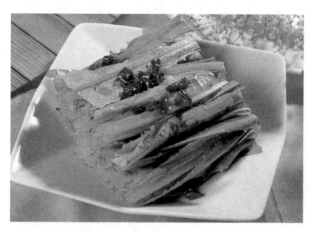

生拌油麦菜

材料 油麦菜300克

调料 干红椒20克，盐、味精各3克，香油10克

做法 ① 干红椒洗净，切段，放入油锅稍炸后取出；油麦菜洗净，放入沸水中焯水后捞出，沥干水分，切成长短一致的长段。② 将油麦菜调入盐、味精拌匀。③ 撒上干红椒，淋入香油即可。

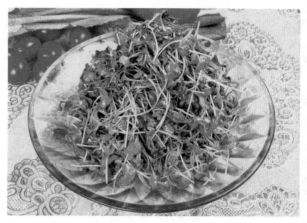

炝拌萝卜苗

材料 萝卜苗500克，干椒50克

调料 盐4克、酱油、香油各适量

做法 ① 干椒洗净，切丝；萝卜苗洗净，去根备用。将备好的原材料放入开水中稍烫，捞出，沥干水分，放入容器。② 将盐、酱油、香油烧开，倒在萝卜苗上，搅拌均匀，即可。

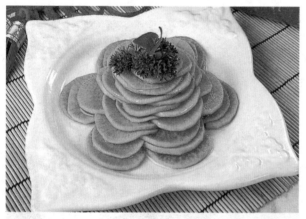

香脆萝卜

材料 白萝卜500克

调料 盐、醋、白糖、味精、干红椒、酱油、香油各适量

做法 ① 白萝卜洗净，去皮，切成大小均匀的圆片。② 煮锅置火上，加入清水，放入盐、醋、白糖、味精、干红椒、酱油煮滚，然后关火晾凉，制成酱汤待用。③ 将萝卜片放入酱汤中，酱约24小时，捞出摆盘，淋上香油即可。

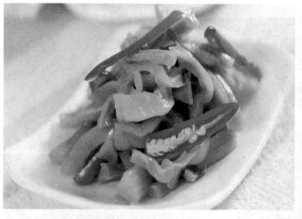

红椒贡菜

材料 贡菜300克，红椒10克

调料 盐5克，味精3克

做法 ① 将贡菜切成段；红椒洗净，切成片。② 锅上火，加水烧沸，将贡菜放入稍焯后捞出，装入碗内。③ 碗内加入红椒片和所有调味料一起拌匀即可。

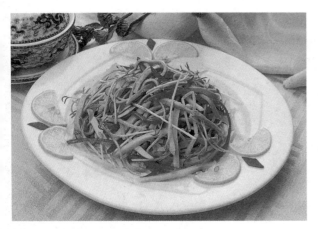

五彩素拌菜

材料 绿豆芽、豌豆苗、香干、土豆、甜椒各100克
调料 盐3克，生抽8克，芝麻油适量
做法 ❶绿豆芽洗净备用；豌豆苗洗净备用；香干洗净，切丝；土豆去皮洗净，切丝；甜椒去蒂洗净，切丝；将所有原材料放入水中焯熟。❷将备好的材料放入容器内，加盐、生抽、芝麻油拌匀，装盘即可。

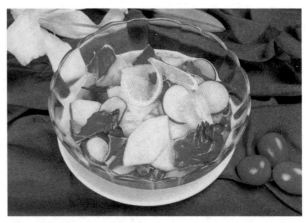

蔬果拌菜

材料 紫甘蓝、柠檬、橙子、樱桃萝卜、梨各适量
调料 野山椒10克，盐3克，味精2克，醋5克
做法 ❶紫甘蓝洗净撕片；柠檬、橙子、梨、樱桃萝卜均洗净切片。❷将紫甘蓝、樱桃萝卜焯熟后同其他原材料一起装盘。❸加入盐、醋、味精、野山椒拌匀即可食用。

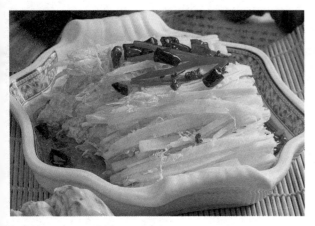

爽口脆白

材料 大白菜180克
调料 干红椒、红椒、香油、盐、味精、生抽各适量
做法 ❶大白菜洗净，切成细丝，放入开水中烫熟，装盘；红椒去籽，洗净，切丝。❷炒锅放油，烧热，加入干红椒、红椒、香油、盐、味精、生抽炒香，制成味汁。❸将味汁淋在白菜上即可。

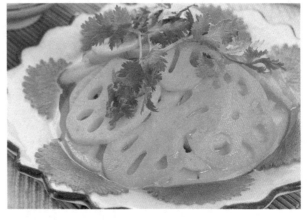

果汁藕片

材料 莲藕200克，果汁20克
调料 白糖4克
做法 ❶莲藕去皮，洗净，切圆形薄片。❷锅中注水，待水开后放入藕片焯熟，捞出沥水。❸摆盘，调入果汁腌20分钟至入味，撒上白糖即可。

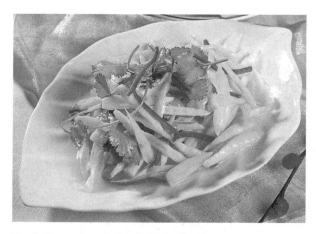

美味竹笋尖

材料 竹笋尖200克

调料 盐3克，味精1克，醋6克，生抽10克，香油12克，红椒适量，香菜少许

做法 ❶ 竹笋洗净，切成斜段；红椒洗净，切丝；香菜洗净。❷ 锅内注水烧沸，放入竹笋条、红椒丝焯熟后，捞起沥干并装入盘中。❸ 加入盐、味精、醋、生抽、香油拌匀后，撒上香菜即可。

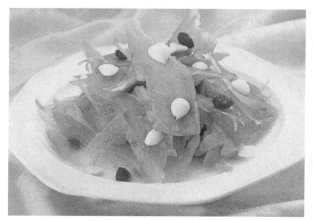

杏仁拌苦瓜

材料 杏仁50克，苦瓜250克，枸杞5克

调料 香油10克，盐3克，鸡精5克

做法 ❶ 苦瓜洗净，剖开，去掉瓜瓤，切成薄片，放入沸水中焯至断生，捞出，沥干水分，放入碗中。❷ 杏仁用温水泡一下，撕去外皮，掰成两瓣，放入开水中烫熟；枸杞洗净、泡发。❸ 将香油、盐、鸡精与苦瓜搅拌均匀，撒上杏仁、枸杞即可。

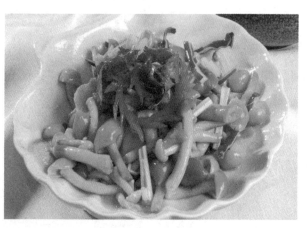

巧拌滑子菇

材料 滑子菇400克，包菜50克，甜椒30克

调料 盐4克，味精2克，香油、香菜叶各适量

做法 ❶ 滑子菇、香菜叶洗净；包菜洗净切丝；甜椒洗净切花。❷ 滑子菇、包菜、甜椒入沸水中焯熟，沥干水分后装盘。❸ 盘里加盐、味精、香油搅拌均匀，撒上香菜叶即可。

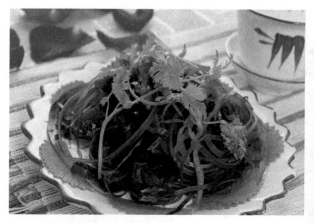

拌海带丝

材料 海带200克，葱10克，蒜5克，尖椒10克

调料 盐、味精各2克，香油5克

做法 ❶ 海带洗净，切丝；葱择洗净，切丝；蒜去皮，剁蓉；尖椒切细丝。❷ 锅中注适量水，待水开，放入海带丝稍焯，捞出沥水。❸ 摆盘，加入葱丝、蒜蓉、尖椒丝拌匀，再调入盐、味精，淋上香油即可。

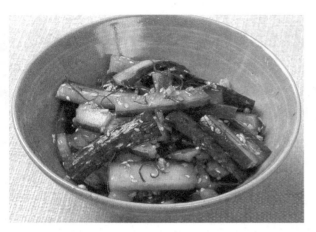

酱黄瓜

材料 嫩黄瓜400克

调料 粗盐5克，酱油15克，糖10克，大葱、蒜瓣各10克，芝麻油、红辣椒丝、芝麻仁各适量

做法 ① 在黄瓜上撒盐，腌渍10天。② 待黄瓜腌渍好后，切成块，并用水冲洗去其咸味。③ 将3杯酱油和3匙糖入锅煮沸，冷却。④ 将第3步中的水淋在黄瓜上，浸渍一夜。⑤ 将第4步中的水倒出，并将剩下的调味料拌在黄瓜上。

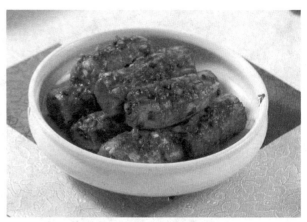

小黄瓜泡菜

材料 黄瓜600克，韭菜50克，虾酱150克

调料 粗盐、葱末、蒜泥、姜末、辣椒粉各适量

做法 ① 黄瓜腌在盐水里2小时左右，用筛子过滤晾30分钟左右。② 韭菜洗净切成条状；剁碎虾酱里的小虾仁，并在汤汁中放入调料。③ 在韭菜里放入虾酱与调料后搅拌做馅。④ 将泡菜馅塞进小黄瓜切口中，将其整齐地堆叠着放入缸里，并倒入水与盐做的汤汁。

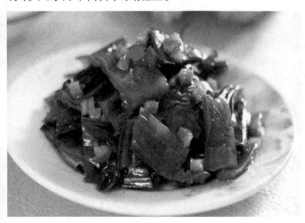

拌海白菜

材料 海白菜300克，剁辣椒20克

调料 盐5克，味精3克

做法 ① 将海白菜放入沸水中煮熟后，捞出。② 锅中加油烧热，下入剁辣椒炒香后盛出。③ 将炒好的剁辣椒和所有调味料一起加入海白菜中拌匀即可。

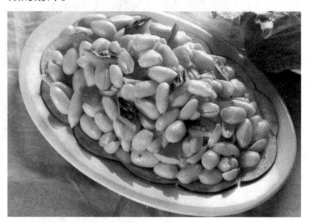

杏仁花生

材料 花生150克，杏仁露50克，胡萝卜10克，黄瓜10克

调料 香油5克，盐3克

做法 ① 花生去皮，在杏仁露中泡一天，取出盛碟。② 胡萝卜、黄瓜切丁。③ 将盐、香油倒入花生中，搅匀，放上胡萝卜丁、黄瓜丁即可。

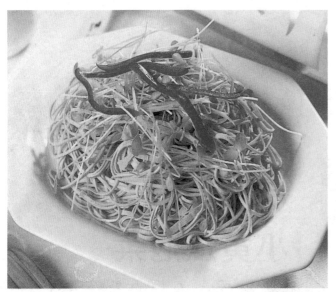

红椒丝拌豆腐皮

材料 豆腐皮150克，香椿苗、红椒丝各30克

调料 盐、味精各3克，香油适量

做法

① 豆腐皮洗净，切丝；香椿苗洗净。

② 将豆腐皮丝、香椿苗、红椒丝分别入开水锅中焯烫后取出沥干。

③ 将备好的材料同拌，调入盐、味精、香油拌匀即可。

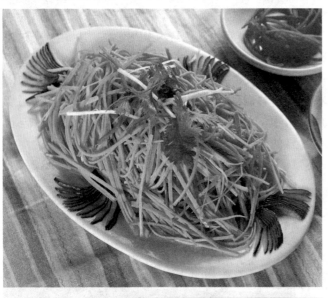

五香豆腐丝

材料 豆腐丝150克，葱10克，香菜少许

调料 盐、味精、香油、醋、生抽各5克

做法

① 豆腐丝洗净盛碟；葱洗净切丝，与豆腐丝拌匀。

② 盐、味精、香油、醋、生抽调匀，再与豆腐丝搅拌。

③ 撒上香菜即可。

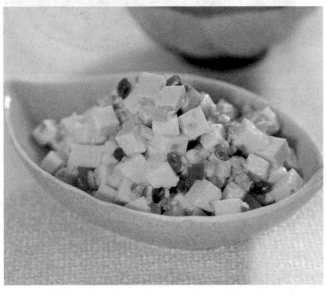

鸡蓉拌豆腐

材料 熟鸡脯肉150克，豆腐100克，小香葱10克

调料 香油10克，盐、味精、白糖各少许

做法

① 将豆腐切成小粒放入沸水中烫一下，捞出沥水。

② 将熟鸡脯肉剁碎成细末状，小香葱去掉根和老叶，洗净，切成葱花。

③ 将剁碎的鸡肉撒在豆腐上，撒上葱花，加入调味料拌匀即可。

◆沙拉是用各种凉透了的熟料或是可以直接食用的生料加工成较小的形状后，再加入调味品或浇上各种冷少司或冷调味汁拌制而成的。新鲜的生菜、水煮的蔬菜、鱼类、肉类、水果，都可以成为沙拉的主料。沙拉源于西方，因其制作方法简单、原材料广泛日益被中国家庭所接受，成为早餐餐桌上的常客。

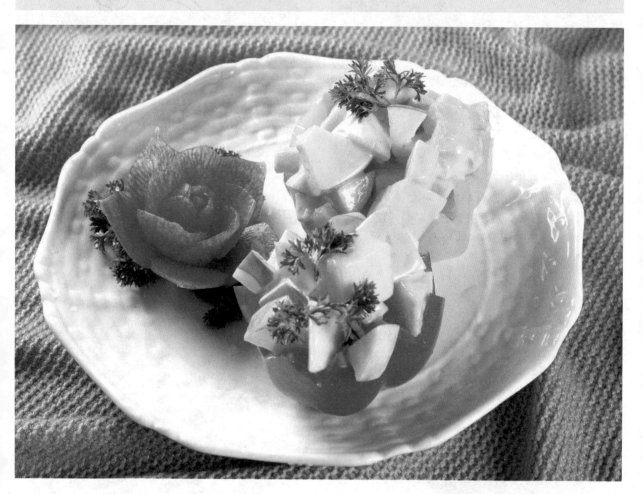

果丁酿彩椒

材料 彩椒20克，苹果80克，橙子、芒果各70克，奇异果50克

调料 沙拉酱50克，茄汁50克

做法

❶彩椒横腰切开，去籽雕花备用，所有水果切细丁。

❷取一个碗，倒入茄汁和沙拉酱拌匀备用。

❸将切好的果丁装入盘中，调入备好的沙拉酱拌匀，装入彩椒里，摆盘即可。

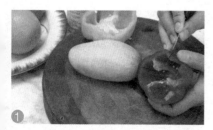

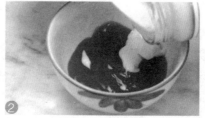

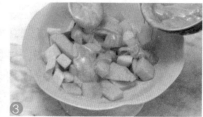

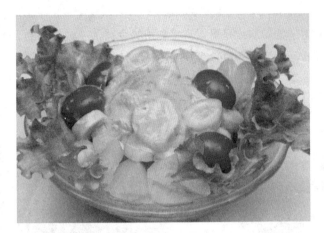

果蔬沙拉

材料 圣女果、菠萝、黄瓜、梨子、生菜各适量

调料 沙拉酱适量

做法 ①生菜洗净，放在碗底；梨子、黄瓜洗净，去皮，切成小圆段；菠萝去皮，洗净，切成块；圣女果洗净，对切备用。②将所有的原材料放入碗中，淋上沙拉酱即可。

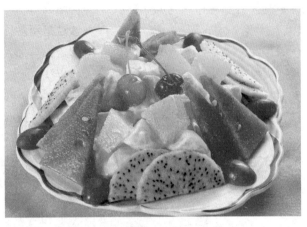

鲜果沙拉

材料 哈密瓜50克，苹果50克，雪梨50克，火龙果25克，橙子25克，西瓜25克，西红柿4只

调料 沙拉酱适量

做法 ①将所有原材料洗净，改刀装盘。②将沙拉酱、白醋拌匀，备用。③将拌匀的沙拉酱盖在原材料上即可。

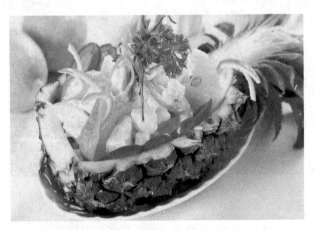

水果沙拉

材料 菠萝400克，芒果120克，苹果150克，柠檬、橙子各50克

调料 沙拉酱100克

做法 ①先将菠萝开个口，取肉；将橙子、芒果切成丁。②将苹果先去皮，再切成丁；柠檬切片。③将沙拉酱和原材料搅拌均匀，倒在菠萝肚内即可。

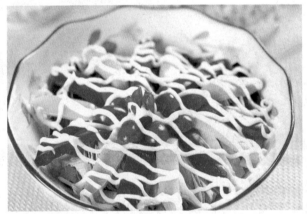

鲜蔬沙拉

材料 温室彩椒20克，小黄瓜100克，圆生菜20克，温室西红柿、鸡蛋各80克

调料 沙拉酱150克，白醋10克

做法 ①将所有原材料洗净，改刀装盘。②将沙拉酱、白醋拌匀，备用。③将拌匀的调味料盖在原材料上即可。

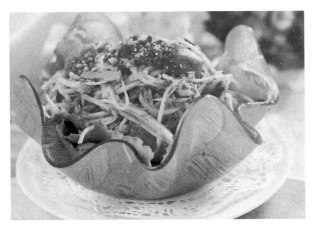

青木瓜沙拉

材料 泰国青木瓜200克，西红柿80克

调料 花生碎10克，指天椒5克，蒜头适量

做法 ①将木瓜去皮，切开去籽，切成丝。②将指天椒、蒜头剁碎，西红柿切角。③将木瓜丝、指天椒、蒜蓉、西红柿角一起拌匀上碟，上面放花生碎即可。

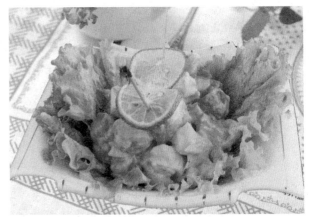

木瓜蔬菜沙拉

材料 木瓜150克，西红柿100克，胡萝卜、西芹各80克，生菜50克

调料 沙拉酱适量

做法 ①生菜洗净，放盘底；木瓜去皮，切丁；西红柿洗净，切瓣；胡萝卜、西芹洗净，切块备用。②胡萝卜、西芹入开水稍烫，捞出，沥干水分，放入容器，加入木瓜、西红柿、沙拉酱搅拌均匀，放在盘中的生菜叶上即可。

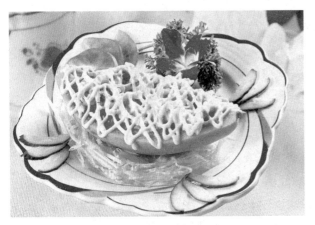

夏威夷木瓜沙拉

材料 夏威夷木瓜300克，蟹柳适量

调料 千岛酱适量

做法 ①夏威夷木瓜去籽，洗净，用刀刻成十字花。②将蟹柳撕成条形，摆放在木瓜上面。③调入千岛酱拌匀即可。

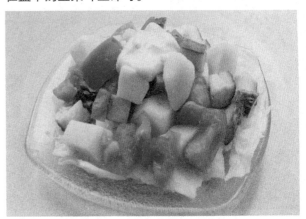

地瓜包菜沙拉

材料 地瓜200克，包菜30克，黄瓜、西红柿各150克

调料 沙拉酱适量

做法 ①包菜洗净；黄瓜洗净，切小段；西红柿洗净，切小块；地瓜洗净，去皮，切块。②将包菜放入沸水中稍烫后，盛入盘中。③将备好的原材料放入盘中，食用时蘸取沙拉酱即可。

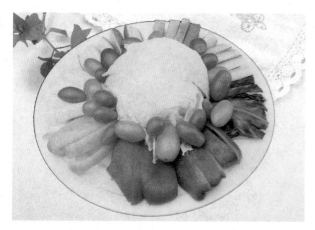

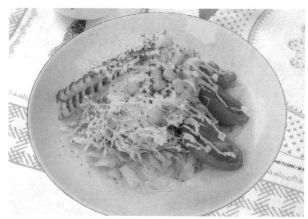

芦笋蔬菜沙拉

材料 黄瓜，包菜，心里美萝卜，紫甘蓝，白芦笋，青、黄、红甜椒，红、黄圣女果各适量

调料 沙拉酱适量

做法 ❶ 将所有的原材料洗净；青、黄、红甜椒、紫甘蓝切块；心里美萝卜、黄瓜、白芦笋切段备用。❷ 包菜、心里美萝卜、白芦笋、甜椒入开水稍烫，捞出，沥干水分。❸ 将所有的原材料放入盘中，食用时蘸取沙拉酱即可。

土豆玉米沙拉

材料 土豆300克，黄瓜、西红柿各80克，罐头玉米50克，生菜30克

调料 盐、沙拉酱各适量

做法 ❶ 生菜洗净，放在盘底；黄瓜洗净，切段；土豆洗净，去皮，切小块备用。❷ 土豆入清水锅，加盐煮好，捞出，压成泥。❸ 所有的食材装盘，加入罐头玉米，将黄瓜段上的皮削下撒在上面，食用时蘸取沙拉酱即可。

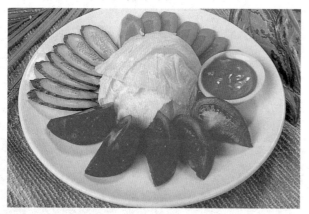

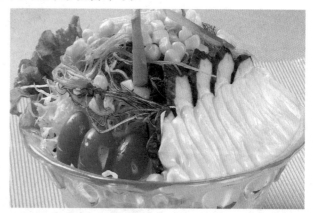

什锦生菜沙拉

材料 黄瓜、胡萝卜各50克，西红柿80克，包菜150克

调料 沙拉酱适量

做法 ❶ 黄瓜洗净，切薄片；胡萝卜洗净，切薄片，入沸水稍烫，捞出，沥干水分。❷ 西红柿洗净，切瓣；包菜洗净，入开水稍烫，捞出，沥干水分。❸ 备好的原材料放入盘中，蘸取沙拉酱即可食用。

蔬菜沙拉

材料 紫甘蓝、罐头玉米、黄瓜、青椒、生菜、胡萝卜、圣女果、包菜各适量

调料 沙拉酱适量

做法 ❶ 生菜洗净，放在碗底；胡萝卜、紫甘蓝、包菜洗净，切丝；青椒洗净，切条；黄瓜洗净，切片；圣女果洗净备用。❷ 紫甘蓝、胡萝卜、包菜、青椒放入开水中稍烫，捞出，沥干水分，与黄瓜、圣女果、罐头玉米放入碗中，淋上沙拉酱即可。

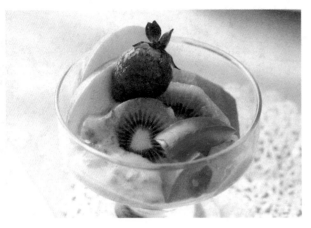

苹果草莓沙拉

材料 苹果、奇异果、草莓、圣女果、葡萄干、木瓜各适量

调料 酸奶100克

做法 ① 苹果洗净，去皮、去核，切块；奇异果洗净，去皮，切块；圣女果、大部分草莓洗净，切块；木瓜洗净，去皮、去籽，切块。② 将另一小部分草莓切小丁，与酸奶拌匀。③ 将所有材料放入盘中，加入拌好的酸奶和葡萄干拌匀即可。

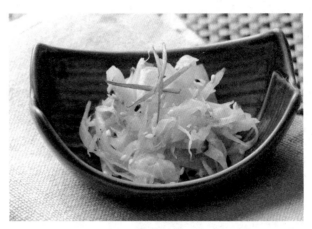

白萝卜芝麻沙拉

材料 白萝卜300克，黑芝麻、白芝麻各10克，甜青椒适量

调料 酸奶140克

做法 ① 白萝卜洗净，去皮，切丝；甜青椒洗净，切丝。② 水烧沸，放入白萝卜烫至变色后捞出，晾凉，装盘。③ 放入酸奶拌匀，撒上黑芝麻和白芝麻，放上甜青椒点缀即可。

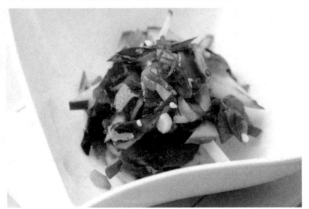

海带沙拉

材料 海带100克，黄瓜50克，甜青椒、甜红椒各20克，熟白芝麻适量

调料 酸奶150克

做法 ① 海带洗净，用水浸泡；黄瓜洗净，切块；甜青椒、甜红椒洗净，切丁。② 锅中注水，烧热，水开后放入海带煮熟后捞出，切片。③ 将海带、黄瓜、甜青椒、甜红椒放入盘中，加入酸奶拌匀，撒上熟白芝麻即可。

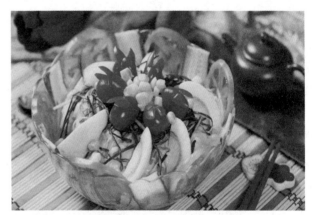

鸡蛋蔬菜沙拉

材料 包菜、胡萝卜、紫甘蓝、圣女果、罐头玉米、黄瓜、西红柿、鸡蛋各适量

调料 沙拉酱适量

做法 ① 包菜洗净，切块，放入开水稍烫，捞出，放上沙拉酱搅拌均匀。② 鸡蛋煮熟，去壳，切瓣；紫甘蓝、胡萝卜洗净切丝，入开水稍烫，捞出；黄瓜洗净，切片；西红柿洗净，切圆片。③ 圣女果洗净，上述所有材料放入碗中，加入罐头玉米即可。

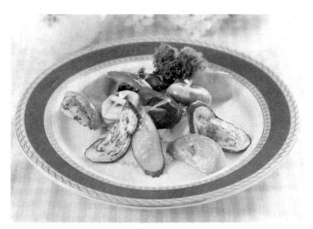

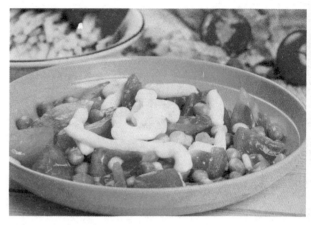

扒什锦蔬菜沙拉

材料 茄子50克，洋葱40克，甜椒20克，鲜菇、芦笋各适量

调料 橄榄油15克，盐3克，胡椒3克，香草适量

做法 ❶茄子、洋葱、甜椒、鲜菇、芦笋洗净，切成条状，放入盐、胡椒、橄榄油、香料拌匀。❷将扒炉火力开至中火，所有蔬菜放在扒炉中扒至熟。❸将扒好的蔬菜依次摆入盘中并加以装饰即可。

玉米沙拉

材料 嫩玉米粒300克，西红柿、豌豆各100克

调料 沙拉酱适量

做法 ❶将玉米粒洗净，加适量清水煮熟。❷西红柿洗净，放入沸水中稍烫，捞出剥去皮，去籽，切丁；豌豆洗净，加适量清水煮熟。❸将玉米粒、西红柿丁、豌豆盛入碗中，拌入沙拉酱即可。

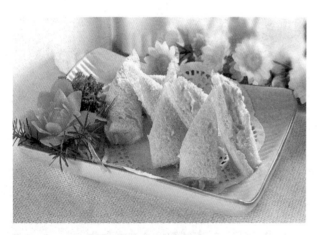

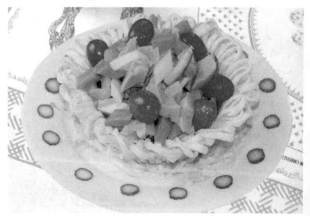

沙拉面包卷

材料 面包6片，生菜100克

调料 白沙拉酱适量，牛油50克

做法 ❶面包片去硬边切薄片，生菜切成细丝。❷将生菜丝用白沙拉酱和好拌匀。❸面包片平放，放在和好的生菜沙拉包上，用牛油涂上，封好口，以斜角切开，装碟即可食用。

美果鲜贝

材料 圣女果、黄瓜、胡萝卜、芹菜、鲜贝各适量

调料 盐、生姜、沙拉酱各适量

做法 ❶芹菜、胡萝卜、黄瓜洗净，斜切段；鲜贝洗净，取肉切块；圣女果洗净。❷将芹菜、胡萝卜放入开水中稍烫，捞出；鲜贝在清水锅中，加盐、生姜煮好，捞出。❸将备好的原材料放在装饰好的盘子中，食用时蘸取沙拉酱即可。

营养蔬果沙拉

材料 莴苣120克，橘子、小黄瓜各50克，百香果20克，紫甘蓝、红甜椒各适量

调料 酸奶100克

做法 ❶莴苣洗净，撕成片；小黄瓜洗净，切片；紫甘蓝和红甜椒洗净，切丝；橘子去皮。❷百香果洗净对剖，挖出果肉，将酸奶加入百香果调匀，制成百香果酸奶酱。❸将莴苣、橘子、小黄瓜、紫甘蓝、红甜椒、百香果酸奶酱放入盘中拌匀即可。

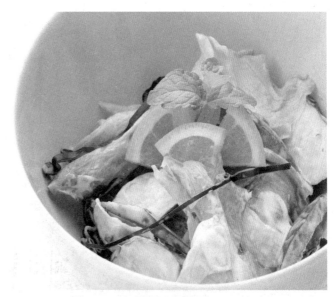

土豆蔬果沙拉

材料 土豆100克，柳橙、奇异果、苹果各80克，洋火腿20克，冷冻什锦蔬菜50克

调料 沙拉酱适量

做法 ❶土豆、苹果均去皮，切丁；柳橙、奇异果去皮，切成半圆形薄片；火腿切成三角形。❷锅中加适量水烧开，分别放入土豆和冷冻什锦蔬菜氽烫至熟，捞起，放入碗中。❸待凉加沙拉酱搅拌均匀，盛在盘中，盘边加入柳橙、奇异果和洋火腿片点缀，即可端出。

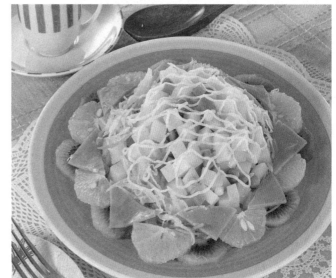

海带蟹肉沙拉

材料 新鲜海带150克，蟹肉棒115克，黄瓜适量

调料 醋、红辣椒粉、蒜瓣、盐、糖、芝麻盐各适量

做法 ❶将新鲜海带洗净，在沸水中氽3分钟，然后用凉水冲洗，切小片。❷黄瓜纵向切半，然后切成半圆形的片，撒上盐腌渍片刻后，挤出水分。❸将蟹肉棒撕成细丝。❹将海带、黄瓜、蟹肉棒丝拌在一起，并撒上红辣椒粉、大蒜、芝麻盐、糖、醋等调味料，拌匀。

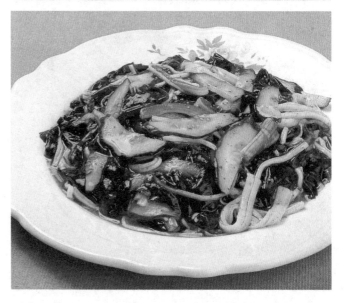

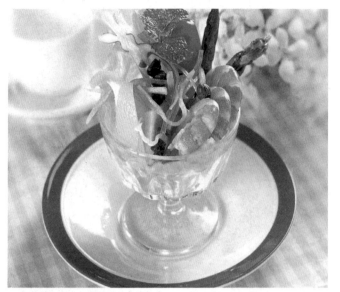

鲜虾芦笋沙拉

材料 鲜九节虾80克，芦笋30克，西红柿、青瓜各适量，生菜30克，黑水榄15克

调料 橄榄油15克，盐4克，胡椒粉 2克，白葡萄酒5克

做法 ①西红柿洗净切块，青瓜取肉，虾去壳取肉，生菜洗净切丝。②锅中水烧开，分别放入虾和芦笋烫熟，捞出用盐、橄榄油、胡椒粉、白菌、白葡萄酒腌制5分钟。③将生菜、西红柿、青瓜、黑水榄摆入杯中，放入虾和芦笋。

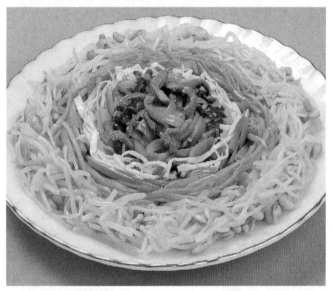

五色豆芽沙拉

材料 芥菜、鸡蛋各80克，胡萝卜、牛肉各50克，豆芽230克，干香菇15克，洋葱30克

调料 芝麻油、大葱各10克，黑胡椒、盐各适量

做法 ①豆芽洗净，拌上芝麻油；胡萝卜、芥菜均切成细丝，用盐翻炒；鸡蛋打匀，煎成片，然后再切成细丝。②牛肉、干香菇和洋葱切细丝，调味，入锅翻炒。③将香菇牛肉摆在盘子的正中间，周围摆放一圈圈的鸡蛋、芥菜、胡萝卜、豆芽。

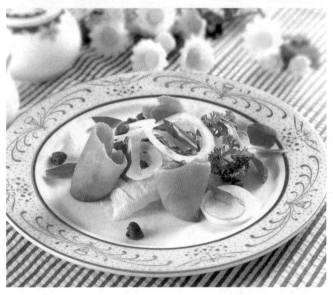

烟三文鱼沙拉

材料 烟三文鱼150克，柠檬50克，洋葱、生菜各60克，水瓜柳10克，蛋片25克

调料 油醋汁适量

做法 ①沙拉生菜洗净后，切成块状；将已烤过的蛋片对切成两瓣，排盘，烟三文鱼摆在大盘中。②洋葱洗净，切成圆圈片，排在鱼片上，撒上水瓜柳。③柠檬洗净切成半圆片，和生菜一起放在三文鱼旁，另将三文鱼卷成筒形一起放在生菜中，食用时蘸取油醋汁即可。

第 3 部分

午餐

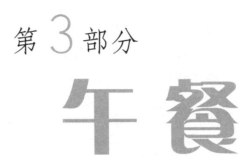

午餐是一天中最重要的一餐，也是食物和能量的主要补充来源，所以，午餐应该适当多吃些以弥补上午的损耗和满足下午继续活动的需要。一般来说，午餐食物分量的分配：1/6 是肉或鱼或蛋类，2/6 是蔬菜，3/6 是饭或面或粉。

午餐不能凑合

"民以食为天"，对于朝九晚五的上班族来说，恐怕每天最头疼的就是午餐了。在路边餐馆享受午餐的人们，在凭着自己的喜好来决定吃什么的时候，是否留意过，这样吃对身体会不会造成不良影响，会不会影响到繁忙的工作进程。经过归纳分析，现代都市上班族解决午餐有如下几种方式：

意在商谈的商务午餐

我们时常在一些酒楼或是西餐厅里能看到用手提电脑在演示的白领，尽管午餐的时间很短，但精明的白领们仍会抓住商机，力图通过饭桌上融洽的气氛来说服客户接受他们的产品，客户当然盛情难却，生意也一拍即合。

这样的午餐目的性很强，商务性也很强，通常在有一定资金支配权的公司高层身上发生。当然，带着任务的午餐也就不仅是吃饭那么简单了，饭菜的营养也容易被忽视。

和同事实行 AA 制

现代人一般都面临生存压力，尤其是对于那些已经把钱和房子的大小联系起来的人来说，每顿饭都在想吃掉了多少面积的房子，价格较高的午餐是奢侈品。所以，一些小餐馆成了很多人吃午

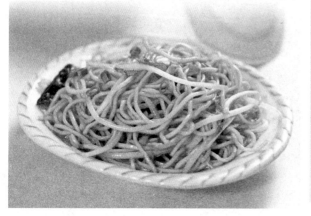

餐的去处。有时候，一条小巷子里就会有几家小饭馆或面食店，一到中午，每家都是门庭若市。这些饭馆大多价格比较低廉，适合几个人一起吃，每人只要掏几块钱就可以解决午餐的问题了。

跟同事一起吃饭还可以增进感情，平常"不准大声喧哗"的公司气氛很紧张，中午出来聚餐成了放松精神、调节情绪的最佳方式。

可是，这些小餐馆一般只偏重几道拿手菜，所以吃久了会出现营养失衡的状况。

坐在办公室里叫外卖

外卖省时、省事的特点，赢得了许多没有时间吃饭或者对吃饭不讲究、懒于活动的白领的喜爱。只要打一个订餐电话，餐馆就会把盒饭送到各个写字楼，甚至送到每一个房间。

外卖一般都是固定搭配，一荤两素，基本上没有汤。这样下去，营养上就会由于单一而导致不平衡。另外，外卖的卫生问题也不是很乐观。有的外卖就是自家作坊，没有相关的食品卫生证明，也没有铺面，无法保障食品安全。

单位提供的工作午餐

工作餐相对比较便宜，虽然荤素搭配，但为了节约成本，多数不会提供最新鲜的时令蔬菜。加上工作午餐通常是大锅饭，不仅口味欠佳，盐

分和油脂往往也超标，绿叶蔬菜不足。

长此以往，不但导致营养失衡，还会引起免疫力下降，容易发生过敏、皮肤感染、高血压、糖尿病、高脂血等疾病。

菜中都含有不同量的硝酸盐，烹饪过度或放的时间过长，不仅蔬菜会发黄、变味，硝酸盐还会被细菌还原成有毒的亚硝酸盐，使人出现程度不同的中毒症状。

速"战"速决吃快餐

有些人一到美食街即用最快的速度锁定目标，付了钱后即点菜，香菇鸡肉、黑椒牛肉、豉汁排骨等套餐。他们吃饭的速度奇快无比，就算自己不赶时间也怕旁边等位的人着急。

吃完了饭还会到门口的水果摊上买根去皮切好的哈密瓜，边吃边走，整顿饭不过才花半小时的时间。尽管剩下的时间已不多，但他们还是想省出时间来打个盹儿，以储备些精力应付下午的工作。

这种吃午餐的方式不仅加重了胃的负担，还容易引发胃炎和胃溃疡。而且，由于食物咀嚼不细，必然导致食物消化吸收不全，从而造成各种营养素的损失。

自备便当带到公司

早上上班的时候，有些人提着一个精巧的餐盒匆匆赶路，他们就是"便当"一族！把前一天晚上做好的饭菜拿到办公室冰箱里搁着，中午用公司配备的微波炉加热。

带便当卫生、方便、省钱，不回家也可以吃到可口贴心的"私家菜"。通常选择这种方式的人群，女孩子尤为常见。便当很丰盛，每天都有不同的两荤一素，加上一份滋补的老火靓汤以及水果。选择便当的另一个重要的原因是家里的饭菜和餐具都很干净，不用担心卫生问题。

为了保证充分的能量，自带饭的炒蔬菜在下锅时，炒到六七成熟即可，以防微波炉热饭进一步破坏其营养成分。荤菜尽量选择含脂肪少的牛肉、鸡肉等。适合于自带饭的食品有水果、米饭、牛肉、豆制品、各种非绿叶蔬菜、酸奶等。各种绿叶蔬

用水果代替午餐

有的女士为了保持身材，或者减肥，中午以水果代替。这种做法其实是有损健康的。虽然水果香甜可口、营养丰富，含有丰富的碳水化合物、水分、纤维素以及少量的蛋白质、脂肪、维生素和矿物质，但粗纤维素含量及特殊营养成分不如根茎绿叶类蔬菜，并缺少维生素 B_{12}，所含的氨基酸也不全面，铁、钙含量都较少。如果长期拿一个苹果或香蕉当午饭，营养就会不均衡，易患贫血等疾病。

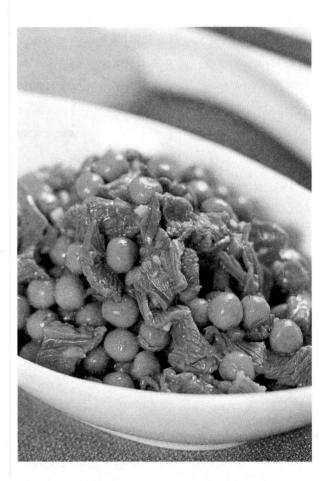

午餐的"八不主义"

　　一顿午餐的好坏，直接牵涉到一个人的身体健康和工作效率，千万马虎不得。午餐不仅要为身体补热量，还要为大脑补能量。如果想总是神采奕奕，工作效率一流，就需要为自己准备一份理想午餐。若把人体一日内需要的热能和营养素合理地分配到一日三餐中去，那么，午餐就占据了全天营养供给的40%，只有这样才能满足人体的生理状况和工作需要，所以午餐的合理搭配至关重要。以下是午餐的"八不主义"，让我们听听专家是怎么说的。

不要只吃营养少的面食

　　中午如果仅仅吃一碗牛肉面，其中蛋白质、脂肪、碳水化合物等三大营养素的摄入量是不够的，尤其是一些矿物质、维生素等营养素更是缺乏。再说，由于面食会很快被身体吸收利用，饱得快也饿得快，很容易产生饥饿感，对于下午下班晚，或者下午工作强度大的人来说，一碗面所能提供的热量是绝对不够的。

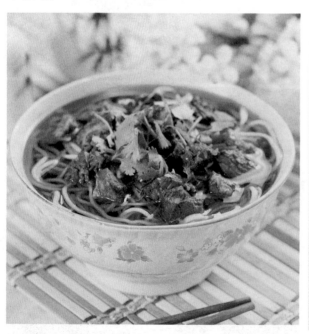

不要饮酒以防误事

　　专家提醒"酒仙"一族，中午千万不要喝酒，否则肯定会影响下午的工作效率，而且还将严重影响工作质量。因为酒的主要成分是酒精，它对人的大脑有强烈的麻痹作用。如果一次饮用较多的酒，会使人的意识在很长一段时间内处于混乱状态，从而无法控制自己的情绪和行为。

辣椒过量不利身体

　　现在最火的菜系要属川菜和湘菜了，麻辣鲜香怎么吃怎么对味，即使被辣得涕泪横流，也有那么一群人舍命为美食！麻辣自然脱不了辣椒，对于辣椒，专家们说，辣椒有其双面性，有好也有坏，好的一面就是辣椒中含有充足的维生素C，含有丰富的纤维，热量较低，而且辣椒中还含有人体容易吸收的胡萝卜素，对经常面对电脑屏幕的白领的视力有好处。适量辣椒能开胃，有利于消化吸收。但不能吃过量。太辣的食品对于经常胃溃疡的人就不合适，对口腔和食管也会造成刺激。吃得太多，容易令食道发热，破坏味蕾细胞，导致味觉丧失。

吃饭不要快

上班族中午休息时间很短，一般只有一个小时。为了充分利用这一小时，一些上班族在吃午餐时速战速决，为的是留出休憩的时间。

吃饭求速度不利于身体对食物营养的消化吸收，又加重了胃肠道的"加工"负担。另外还会减缓胃肠道对食物营养的消化吸收过程，从而影响到下午脑力或体力工作能力的正常发挥。

午餐不要太饱

注意午餐的饮食是对的，但不应吃得太饱，吃了太多的食物，会使脑部的血液转到消化道去，令人昏头昏脑，影响下午的工作。

只吃蔬菜不利减肥

不知道从何时起，无论男人女人都开始注意减肥，但又没有专门的营养师提供的节食方法，尤其白领女性午餐不吃主食，认为不摄入碳水化合物就可以起到减肥的作用。长期食量过少，胃得不到充分的

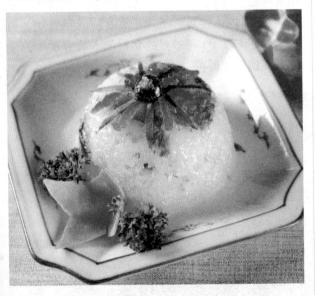

运动，造成胃功能退化，这种现象在男性中尤为严重。因为男性每天的能量消耗要比女性更多，男性胃病犯病率比女性高就是这种原因。

对于这些瘦身男女来讲，工作餐建议吃八分饱，既可以保证能量摄取，又不会因为用餐后身体中的血液过多地集中到肠胃而延长大脑处于缺血、缺氧状态的时间，从而保证下午的工作效率。

专家特别指出，运动量过少才是导致肥胖的主要原因，如果能保证一周3次、每次半小时以上的运动，就会起到良好的减肥效果。如游泳这种全身性运动，利用水的阻力达到燃烧身体脂肪的效果，才是减肥的有效途径。

不要总吃快餐盒饭

上班族饮食最大的问题还是来自营养方面的。目前的快餐食品以煎炸食品为多，品种少，营养不全面。盒饭虽然品种较多，但是烹制方法不科学，而且许多摊主为了节约成本，不会提供最新鲜的荤素菜。

饮食不规律有损身体

上班族的午餐问题还表现在饮食不规律上。上班族工作比较忙，午餐时间不固定，没事的时候早一点儿吃，有事的时候拖到下午甚至不吃。殊不知，这是导致胃病的主要原因。

在适当时间里就餐最重要，一般在每天中午的11点和13点之间就餐属正常范围就餐时间。如果能在每天中午的同一时间吃午餐自然更好，这样便于胃肠道的正常功能发挥与调节。

营养专家指出，健康的午餐可以助人长寿15年。可见，如果长时间坚持上述健康的饮食方式，不仅患疾病的几率会降低，而且还有可能会比预期寿命长15年。

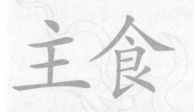

◆主食主要提供碳水化合物，是能量的主要来源，而午餐又是一天中能量的主要补充，所以午餐的主食不容忽视。一般来讲，午餐的主食可在米饭、馒头、大饼、玉米面发糕等中任意选择。但是由于米饭或馒头等淀粉类的食物，可使血糖迅速升高，人体将释放大量胰岛素，很容易让人产生疲倦感，所以主食不可吃太多更不可只吃主食。

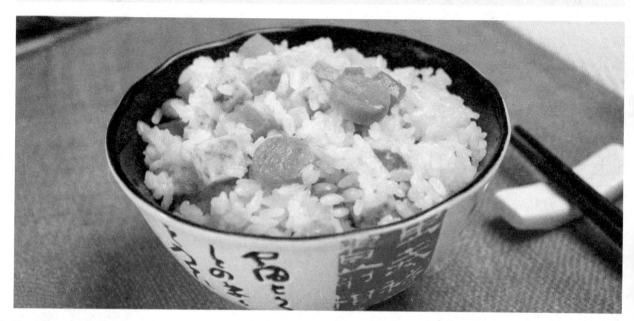

五彩饭

材料 糯米90克，火腿肠、胡萝卜、芋头、毛豆仁各少许

调料 盐3克，味精1克

做法 ❶ 将糯米放入清水中泡发，洗净。将火腿肠洗净后切片；芋头去皮后切小方块；胡萝卜洗净后切丁。❷ 锅内油烧热，下入所有食材入锅翻炒，再加入调味料调味。❸ 将炒好的食材倒入装有糯米的碗中，放入蒸锅蒸熟即可。

香肠蒸饭

材料 大米50克，香肠150克

调料 香油适量

做法

❶ 取碗，将大米洗净后用清水泡发，洗净。

❷ 香肠洗净后切段。

❸ 锅内水烧开，将大米入锅蒸熟。

❹ 将香肠放在米饭上焖十分钟即可。

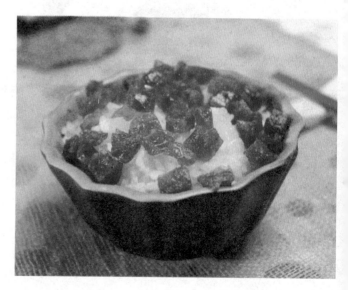

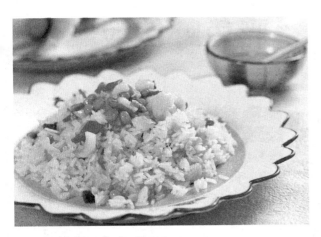

西湖炒饭

材料 米饭1碗，虾仁50克，笋丁20克，甜豆20克，火腿5片，鸡蛋2个

调料 盐5克，味精2克，葱花适量

做法 ①甜豆、虾仁均洗净；鸡蛋打散。②炒锅置火上，下虾仁、笋丁、甜豆、火腿、鸡蛋液炒透。③加米饭炒熟，放入调味料翻匀即可。

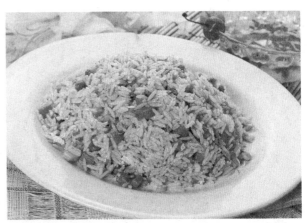

西式炒饭

材料 米饭1碗，胡萝卜、青豆、火腿、叉烧各25克

调料 茄汁25克，糖25克，味精20克，盐10克

做法 ①米洗净加水煮熟成米饭；胡萝卜洗净切粒；火腿洗净切粒；叉烧切粒，焯水。②油倒入锅中，将胡萝卜、青豆、火腿、叉烧过油炒，加入茄汁、糖、味精、盐调味。③下入熟米饭一起炒匀即可。

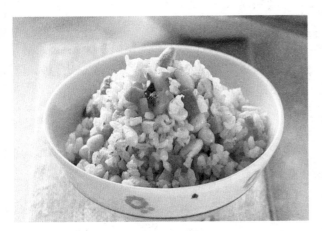

松子玉米饭

材料 胚芽米、玉米、毛豆、胡萝卜、松子各适量

调料 盐适量

做法 ①将胚芽米煮熟，用筷子挑松并吹凉备用；毛豆烫一下备用；其他材料洗净切好。②将玉米、胡萝卜和少许水煮至水干，再放入松子等拌炒，再把冷饭倒入，加入盐拌炒即可。

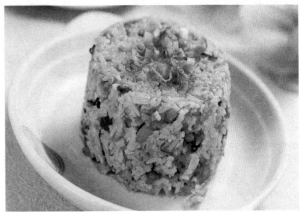

金瓜饭

材料 香米、金瓜、猪肉、胡萝卜、香菇各适量

调料 酱油、盐、糖各适量

做法 ①香米洗净浸泡；金瓜、胡萝卜去皮洗净切丁；香菇泡发切丝；猪肉洗净切丁备用。②炒锅下油烧热，放猪肉、香菇爆香，放入萝卜丁、米炒干炒透；放金瓜、开水适量，调盐、糖、酱油，煮干焖透拌匀即可。

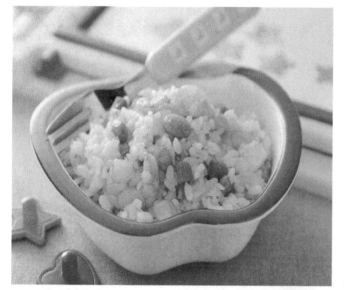

彩色虾仁饭

材料 枸杞、白米、虾仁、冷冻三色蔬菜各适量，蛋1个

调料 葱末6克，盐、米酒、柴鱼粉各适量

做法

① 将枸杞洗净，加水煮滚，过滤后取汤汁；米洗净，和汤汁入锅煮熟。

② 虾仁洗净加调味料略腌。蛋打散成蛋液。油烧热，倒入蛋液炒熟盛出。再热油锅，将虾仁入锅炒熟盛出，以余油爆香葱末，放入白饭炒，再加盐和柴鱼粉、虾仁、三色蔬菜、蛋炒匀。

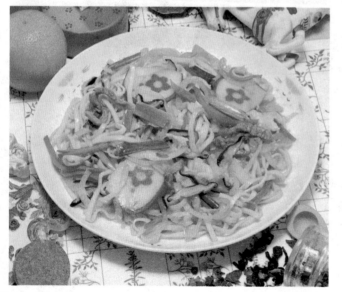

玫瑰八宝饭

材料 糯米50克，玫瑰豆沙100克，西湖蜜饯50克

调料 白糖50克

做法

① 将糯米洗净备用。

② 锅中放入水，将糯米煮熟后取出，放凉，拌入白糖；玫瑰豆沙、西湖蜜饯盛入碗内。

③ 将饭放入碗内，放入蒸笼内蒸2~3分钟，取出即可食用。

什锦炒面

材料 面条、肉丝、葱、洋葱、大白菜、香菇、胡萝卜、鱼板各适量

调料 高汤、酱油、淀粉、鸡精、盐、胡椒粉各少许

做法

① 面先煮熟，捞出备用；其他原料洗净，香菇泡软切丝，洋葱切丝，大白菜、葱切小段，鱼板切片。

② 肉丝以酱油、淀粉腌约5分钟。

③ 起油锅，先炒香菇丝、葱段、胡萝卜丝、洋葱丝、大白菜，加高汤稍煮，加肉丝、鱼板、鸡精、盐、胡椒粉，再加入面条拌炒即可。

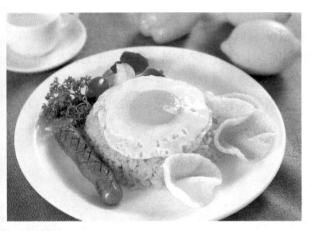

印尼炒饭

材料 火腿、虾仁、鸡蛋、火腿肠、米饭各适量

调料 鸡精2克，胡椒粉3克，黄姜粉5克

做法 ❶火腿切丝。❷锅上火，油烧热，放入火腿丝炒香，加入饭，调入黄姜粉和其他调味料一起炒干装碟。❸将煎好的鸡蛋、虾仁、火腿肠依次摆在碟上即可食用。

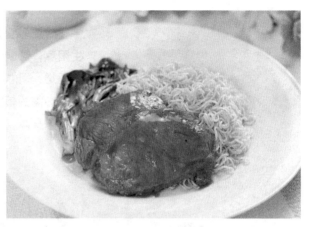

牛扒炒鸡蛋面

材料 牛扒250克，菜心100克，鸡蛋面100克

调料 盐、生抽、蚝油、白糖、淀粉各适量

做法 ❶油烧热，放入牛扒煎至金黄色；菜心洗净。❷水烧开，放入鸡蛋面，搅散煮熟，装盘。❸油烧热，放入菜心和煮好的面，调入盐炒匀，再调入蚝油炒匀，盛入盘中，放上牛扒；锅中烧少许水至沸，调入生抽、白糖、淀粉勾芡，淋在牛扒上即可。

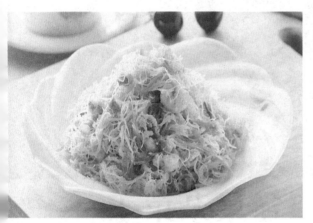

南瓜炒米粉

材料 南瓜、米粉各250克，鲜虾仁、猪肉各200克

调料 葱1根，盐5克

做法 ❶南瓜削皮、切开，去籽洗净，刨成丝；猪肉洗净，切成肉丝；虾仁治净；葱去根须、洗净，切葱花；米粉浸软，略煮。❷油加热，虾仁炒白，盛起，下肉丝炒香，加入南瓜炒匀，加盐调味，加水煮熟，加米粉拌炒至收汁，再下虾仁、葱花炒匀。

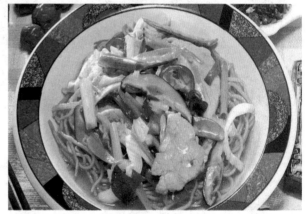

广东炒面

材料 面、五花肉、香菇、木耳、胡萝卜各适量

调料 高汤、酱油、淀粉、盐、鸡精各适量

做法 ❶五花肉洗净切片，拌入酱油、淀粉腌10分钟；香菇、木耳、胡萝卜洗净切片。❷面用油炸熟，捞起盛盘；起油锅，先炒香菇、肉片、木耳、胡萝卜，加入高汤、盐、鸡精煮沸，再加淀粉勾芡，淋在面条上即可。

蔬菜

◆午餐时要多食蔬菜以保证人体摄入各种维生素。很多人都会在下午产生困意，影响工作和学习，午餐时不妨选择洋葱。因为洋葱含有的硫化丙烯，可帮助身体吸收维生素 B_1，而维生素 B_1 是碳水化合物代谢时所必需的辅酶，能增强碳水化合物的氧化功能，将能量注入疲劳的头脑与身体。

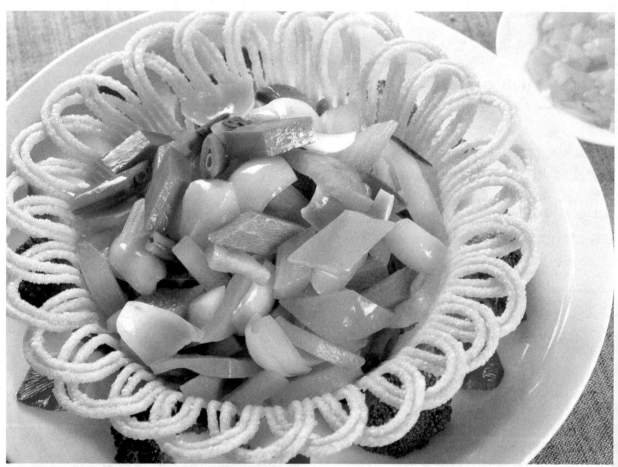

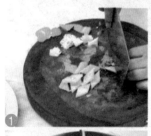
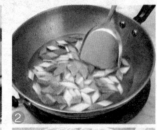
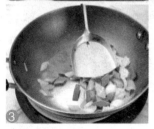
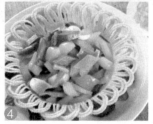

雀巢杂菜丁

材料 彩椒1个，胡萝卜、荷兰豆、西芹、百合各50克

调料 白糖3克，盐3克，鸡精2克

做法

① 彩椒、胡萝卜洗净切菱形片；西芹洗净切片；百合洗净去根部；荷兰豆去筋切菱形段。

② 净锅上火，放水煮沸，加少量白糖，放进备好的原材料，焯后捞出沥干水分。

③ 烧热油，倒入焯好的原材料，调入盐、鸡精炒匀，翻炒至熟，盛出装盘即可。

回锅莲藕

材料 莲藕300克，花生20克

调料 红辣椒5克，葱末、盐各3克

做法

① 莲藕去皮洗净，切丁；花生洗净沥干；红辣椒洗净切碎。

② 将藕丁下入沸水中焯水至熟，捞出沥干。

③ 锅中倒油烧热，下入藕丁和花生炒熟，加盐和红辣椒炒入味，最后撒上葱末即可出锅。

小贴士 选购时要挑外形饱满、藕节较粗短的莲藕，这样的莲藕成熟度足，口感佳。

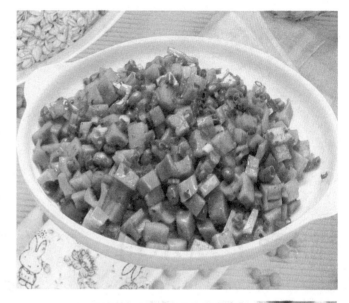

松仁玉米

材料 松仁30克，甜玉米粒10克，青、红椒各50克

调料 盐3克，味精2克，白糖10克，淀粉适量

做法

① 青、红椒去洗净切粒；松仁炸熟。

② 将玉米粒洗净，放入沸水中煮熟，取出。

③ 油烧热，炒香青、红椒粒，加入玉米，调入调味料炒匀入味，用淀粉勾芡后，装盘，撒上松仁即可。

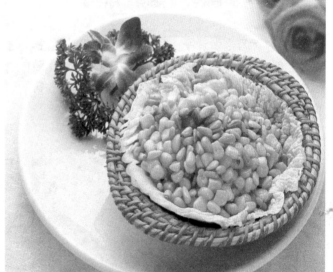

农家烧冬瓜

材料 冬瓜500克

调料 姜片、大葱段各10克，红油20克，盐、水淀粉各5克

做法

① 冬瓜去皮切块，焯水后，放冷水中冷却。

② 油锅烧热，爆香姜、葱，倒入清汤烧开，放入冬瓜，调入盐，烧至冬瓜入味，装盘，锅内余汁用水淀粉勾薄芡，再加红油推匀，淋在冬瓜上即可。

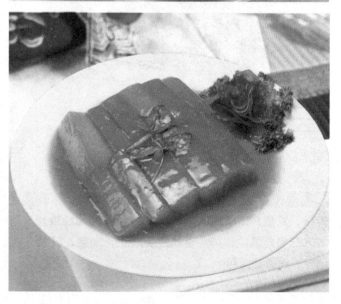

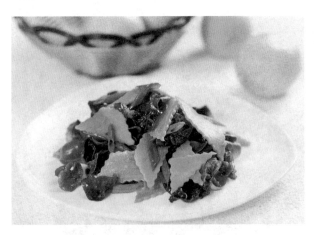

胡萝卜烩木耳

材料 胡萝卜150克，木耳50克

调料 盐3克，白糖3克，生抽5克，鸡精3克，料酒5克，姜片5克

做法 ① 木耳泡发洗净；胡萝卜洗净切片。② 锅置火上倒油，待烧至七成热时，放入姜片煸炒，随后放木耳稍炒一下，再放胡萝卜片。③ 依次放料酒、盐、生抽、白糖、鸡精，炒匀即可。

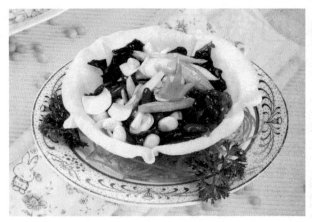

白果炒五鲜

材料 白果、木耳各100克，红豆、西芹、百合各20克

调料 盐3克，味精1克，清汤适量

做法 ① 西芹洗净，切段；木耳、百合洗净，撕成小片；将洗过的红豆、白果分别焯水后捞出。② 锅内放油，放入木耳、白果、红豆、西芹段，加少许清汤煸炒。③ 最后加入百合翻炒至熟，调入盐、味精即可。

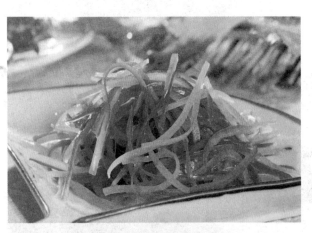

三椒炒芦荟

材料 芦荟300克，青椒、红椒、黄椒共80克

调料 盐、味精、香油各适量

做法 ① 芦荟去皮，洗净切丝，用开水焯一下；青椒、红椒、黄椒洗净，切丝。② 炒锅加油烧热，放入三椒丝煸炒，加芦荟丝炒至断生，加盐、味精调味，淋香油即可。

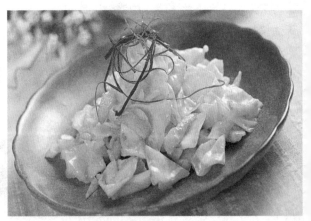

蒜炒包菜

材料 包菜300克，蒜15克

调料 盐5克

做法 ① 包菜洗净，切成4厘米见方的块；蒜去皮洗净拍碎。② 锅中注油烧热，放入蒜爆香，加入包菜一同炒至软。③ 加入少许水，调入盐翻炒至熟即可。

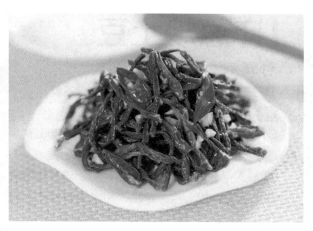

辣味干豆角

材料 干豆角500克，干椒20克

调料 盐4克，味精1克，蒜5克

做法 ① 将干豆角泡软后，洗净，切成小段；干椒洗净，剪成段；蒜去皮，洗净，剁成蓉。② 锅中加油烧热，下入干豆角、干椒、蒜蓉炒香。③ 加入盐、味精一起拌匀即可。

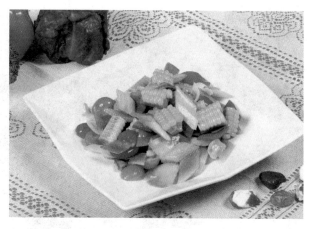

玉米炒芹菜

材料 玉米200克，扁豆、芹菜、圣女果各100克

调料 红椒、百合各50克，盐、鸡精、酱油各适量

做法 ① 所有原材料治净。② 锅入水烧开，分别将玉米、扁豆焯水后，捞出沥干备用。③ 锅下油烧热，放入玉米、扁豆、芹菜炒至五成熟时，放入圣女果、红椒、百合一起炒，加盐、鸡精、酱油调味，炒熟装盘即可。

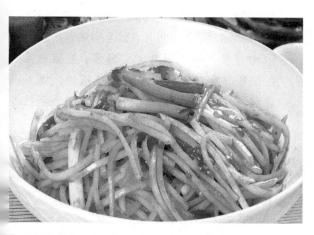

剁椒炒土豆丝

材料 土豆200克，青葱、剁椒各适量

调料 盐3克，味精、醋各少许

做法 ① 土豆去皮，洗净切丝；青葱洗净，切段。② 油烧热，放入土豆丝，翻炒，加盐、味精、醋调味，继续炒匀。③ 将剁椒加入土豆丝中拌炒匀，撒上青葱段即可。

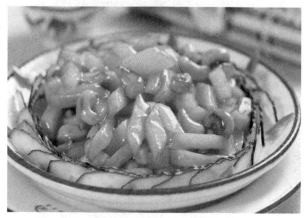

女士小炒

材料 土豆200克，红薯200克，胡萝卜1个，腰果50克

调料 橙汁300毫升，白糖10克，白醋20克

做法 ① 土豆、红薯、胡萝卜洗净削皮切菱形块。② 锅上火，倒入油烧热，放入备好的原材料，炸至金黄，捞出。③ 净锅上火，倒入橙汁，加入白糖、白醋，待糖溶，倒入炸好的原材料炒匀即可。

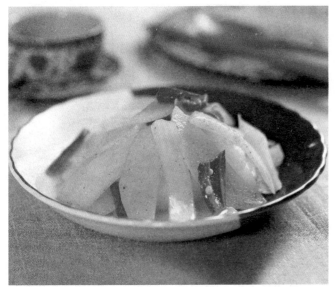

洋葱炒土豆

材料 洋葱1个，土豆3个

调料 盐、味精、水淀粉、咖喱粉适量

做法

1. 土豆去皮，洗净切成片；洋葱洗净切成条。

2. 热油，放入咖喱粉、洋葱条入锅煸炒。

3. 放入土豆片，加水，使咖喱粉、洋葱均匀沾在土豆上，放入盐、味精，用水淀粉勾芡，翻炒几下即成。

小贴士 可选外皮薄且光滑、麻点很少，颜色较浅的土豆，此种口感较脆宜炒制。

素回锅肉

材料 冬瓜250克，红辣椒、蒜苗、生姜各适量

调料 盐5克，味精5克，白糖2克，豆瓣酱5克，老抽5克，湿淀粉适量

做法

1. 冬瓜去皮、去籽，切长片，用淀粉拌匀；红辣椒洗净切片；蒜苗洗净切段；生姜去皮，切片。

2. 烧热油，下入冬瓜片，炸至金黄色捞起。

3. 油烧热，放入姜片、豆瓣酱、红辣椒片、蒜苗段，翻炒；加入炸好的冬瓜片，调入调味料，用中火炒透，用湿淀粉勾芡，倒入碟内即成。

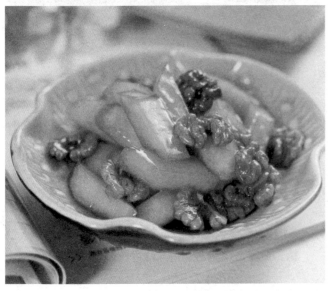

琥珀冬瓜

材料 冬瓜200克，核桃仁100克

调料 白糖、冰糖、糖色各适量

做法

1. 冬瓜洗净，削皮去瓤，切成菱形片；核桃仁切片备用。

2. 油烧热，放入清水、白糖、冰糖、糖色烧沸，再放入冬瓜片，用旺火烧约10分钟，用小火慢慢收稠糖汁。

3. 冬瓜缩小时，放入核桃仁片，装盘即可。

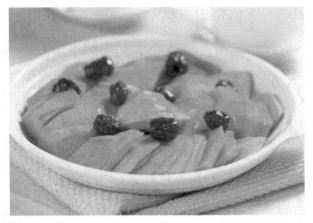

红枣蒸南瓜

材料 老南瓜500克，红枣10粒

调料 白糖10克

做法 ❶将南瓜削去硬皮，去瓤后切成厚薄均匀的片；红枣泡发洗净备用。❷将南瓜片装入盘中，加入白糖拌匀，摆上红枣。❸蒸锅上火，放入备好的南瓜，蒸约30分钟，至南瓜熟烂即可出锅。

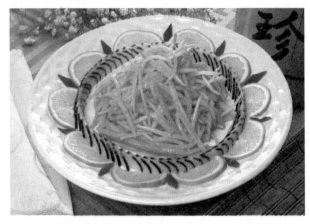

木瓜炒银芽

材料 木瓜250克，豆芽200克

调料 盐3克，香油10克，味精5克

做法 ❶将木瓜去皮，掏净子，洗净，切成小长条备用；豆芽洗净，掐去头尾备用。❷炒锅内放底油烧热，加入木瓜和豆芽，并放入盐和味精，一起翻炒至熟淋上香油，即可装盘。

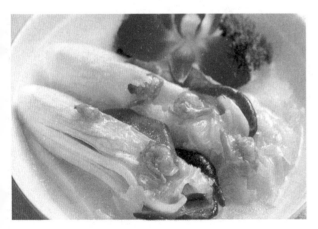

蒸白菜

材料 白菜500克，香菇2朵，虾米、火腿适量

调料 盐5克，葱段、姜片、料酒、胡椒各少许

做法 ❶香菇、虾米泡软洗净；白菜洗净；火腿切片；香菇去蒂切成薄片。❷将香菇与火腿夹在白菜叶间，放入蒸盘，将虾米放在上面，加盐、胡椒调匀，淋上料酒与色拉油。❸放入蒸锅，加入葱段和姜片蒸熟即可。

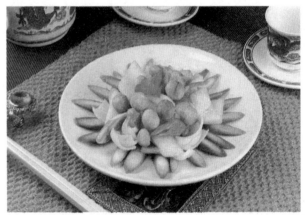

芦笋百合炒瓜果

材料 无花果、百合各100克，芦笋、冬瓜各200克

调料 香油、盐、味精各适量

做法 ❶芦笋洗净切斜段，下入开水锅内焯熟，捞出控水备用。❷鲜百合洗净掰片，冬瓜洗净切片，无花果洗净。❸油锅烧热，放芦笋、冬瓜煸炒，下入百合、无花果炒片刻，下盐、味精，淋香油装盘即可。

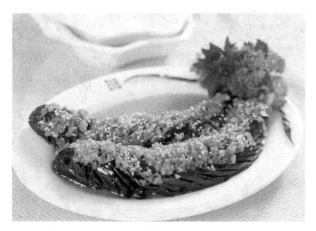

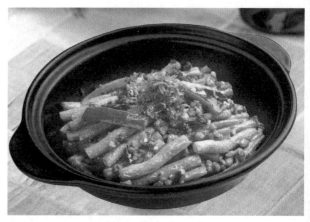

田园香茄

材料 茄子2条，青椒80克

调料 盐3克，鸡精2克，红油15克

做法 ①茄子洗净，打上十字花刀；青椒洗净切成末。②锅中放油，烧至七成热，把茄子放入油锅中炸熟，取出沥油。③炸香青椒粒，下入茄子、调味料，煮至入味即可。

钵子四季豆

材料 四季豆500克，猪肉50克

调料 盐3克，料酒、红椒、干辣椒各10克

做法 ①四季豆洗净，切段；猪肉洗净，切成丁；红椒洗净，切片；干辣椒洗净，切段。②油锅烧热，放猪肉丁炒熟，下四季豆煸炒至断生，加入干辣椒、红椒、盐、料酒翻炒至熟，出锅装盘即可。

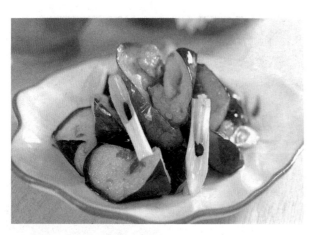

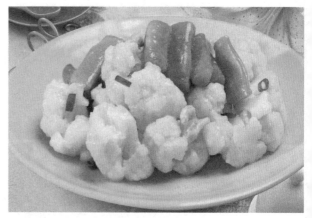

蒜香茄子

材料 茄子300克，蒜少许

调料 葱1根，姜1小块，白糖、豆瓣酱各20克，酱油、料酒各10克，盐5克

做法 ①茄子切块，放水中浸泡10分钟，捞出沥水；葱洗净斜切成丝；姜洗净切片；蒜洗净切片。②锅烧油，倒入蒜片炒香，再下茄块炸成金黄色，下入豆瓣酱和其他调味料，炒匀即可。

咖喱花菜

材料 四季豆、花菜各200克，瘦肉250克

调料 盐4克，蒜末15克，淀粉20克，咖喱粉20克

做法 ①将四季豆洗净切段，花菜洗净切块，入沸水焯烫片刻，捞起沥干水；瘦肉洗净切片，放入碗中加盐、淀粉腌渍入味。②起油锅，放入蒜末爆香，再放入四季豆、花菜、瘦肉翻炒片刻，调入盐、咖喱粉炒匀。

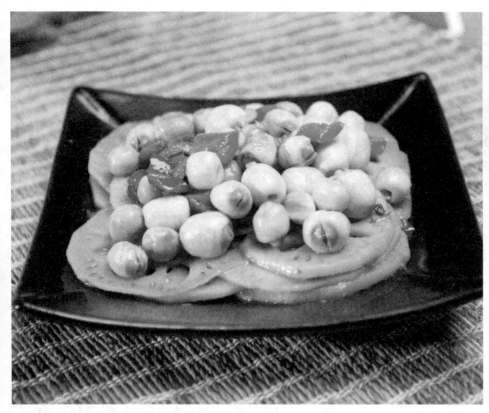
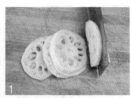
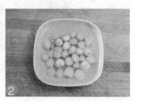
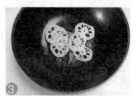
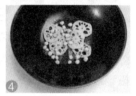

藕片炒莲子

材料 莲藕400克，莲子200克

调料 盐3克，红椒25克，青椒25克

做法

① 将莲藕洗净切片；莲子去心洗净；青、红椒洗净切块。

② 将莲子放入水中，浸泡后捞出沥干。

③ 净锅上火，倒油烧热，放入青椒、红椒、莲藕翻炒。

④ 再放入莲子，调入盐炒熟即可。

钵子娃娃菜

材料 娃娃菜300克，五花肉、红椒各适量

调料 盐3克，姜、蒜各5克，鸡精2克，香油适量

做法

① 娃娃菜洗净，切条状；五花肉洗净，切片；红椒洗净，切圈；姜、蒜洗净，切末。

② 锅中烧开水，加入娃娃菜焯熟，捞出沥干水分放于钵子中。

③ 起油锅，下姜、蒜、五花肉和红椒炒熟，加盐、鸡精略炒倒在娃娃菜上，淋上香油。

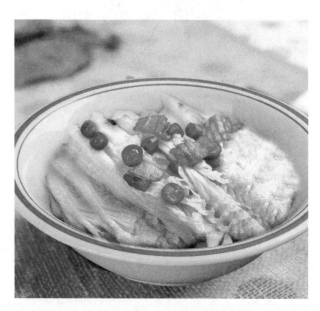

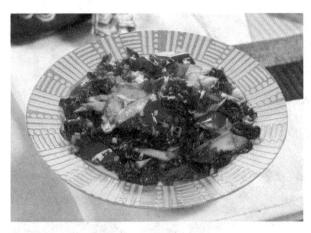

大葱爆木耳

材料 大葱100克，黑木耳300克，红辣椒适量

调料 盐3克，味精1克，老抽15克，醋10克，葱少许

做法 ①大葱洗净，分别切成片和末；黑木耳洗净泡发；红辣椒洗净，切片。②油烧热，放入大葱片炒香后放入黑木耳翻炒，再放入盐、老抽、醋、红辣椒翻炒。③收汁时，加味精调味，撒上葱末即可。

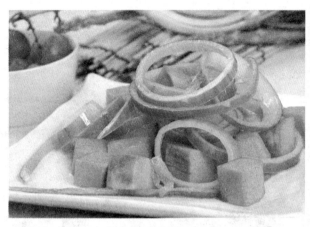

南瓜炒洋葱

材料 洋葱、南瓜各100克

调料 盐、醋各6克，白糖5克，姜丝、蒜末各适量，胡椒粉少许

做法 ①南瓜去皮，洗净切块；洋葱剥去老皮，洗净切圈。②锅置火上，加油烧热，先炒香姜丝、蒜末，再放入洋葱和南瓜翻炒，放少许水焖煮一会儿。③调入盐、醋、白糖、胡椒粉，翻炒均匀即可出锅。

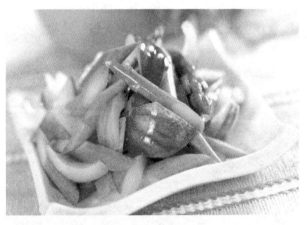

洋葱炒芦笋

材料 洋葱150克，芦笋200克

调料 盐3克，味精少许

做法 ①芦笋洗净，切成斜段；洋葱洗净切成片。②锅中加水烧开，下入芦笋段稍焯后捞出沥水。③锅中加油烧热，下入洋葱爆炒香后，再下入芦笋稍炒，下入调味料炒匀即可。

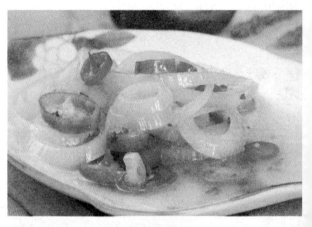

双椒洋葱圈

材料 洋葱、青辣椒、红辣椒各1个

调料 醋、盐、胡椒粉、白糖、水淀粉各适量

做法 ①洋葱洗净切圈；青、红辣椒洗净，切圈。②油烧热先放入青、红辣椒圈煸炒，再放入洋葱圈煸炒。③加入盐、醋、胡椒粉、白糖调味，用水淀粉勾一层薄芡即可出锅。

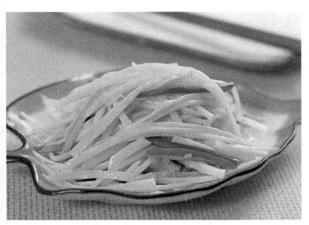

鱼香笋丝

材料 冬笋500克，蒜苗50克，干红辣椒2个

调料 料酒、酱油、蒜泥、白糖各适量，淀粉3克

做法 ①冬笋洗净后去掉笋尖，切丝；蒜苗切成与笋丝同样长短的条。②油烧热，投入笋丝，慢焐至熟，然后将蒜苗滑入，迅速捞出。③留油，放入蒜泥和辣椒末煸香，倒料酒、白糖和笋丝翻炒数下，勾芡，装盘即成。

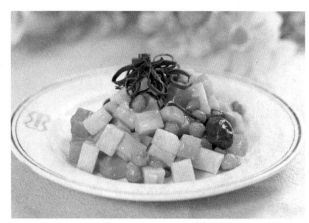

红枣炒竹笋

材料 竹笋、水发木耳、红枣、青豆、胡萝卜各适量

调料 番茄酱100克，红薯粉5克，白糖5克，盐3克，味精2克

做法 ①水发木耳切丝；红枣洗净去核；青豆洗净；竹笋洗净切小块。②将笋、胡萝卜、芹菜汆水，捞出；锅置火上，油烧热，下笋略炒后，捞出。③烧热油，入水发木耳、竹笋、胡萝卜和红枣锅内拌炒熟，下入白糖、盐、味精和番茄酱，用红薯粉加水拌匀后放入锅内翻炒即可盛盘。

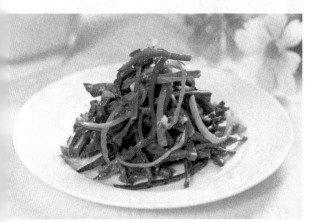

辣椒笋衣

材料 干笋衣100克，青椒、红椒各50克

调料 盐、味精、白糖、蒜泥、熟猪油各适量

做法 ①干笋衣浸泡洗净切丝；青、红椒洗净切丝。②油烧热，将蒜泥炒出香味，投入笋丝，翻炒后加盐、白糖及适量水焖烧一下。③再加入青、红椒丝翻炒，加入味精和熟猪油炒匀，起锅装盘即成。

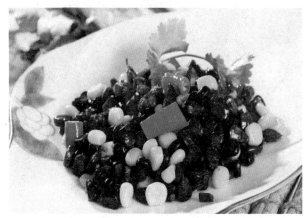

尖椒炒彩玉

材料 彩色玉米粒400克，红尖椒100克

调料 盐2克，味精1克，水淀粉、香油各适量

做法 ①彩色玉米粒在开水中焯一下；红尖椒洗净切段。②炒锅加油烧热，加入红尖椒段煸香，放入玉米粒、盐、味精炒匀，再用水淀粉勾芡，拌匀，淋上香油即可。

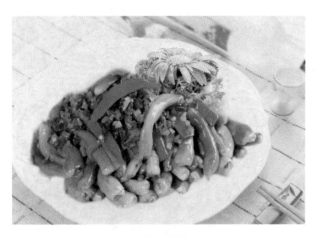

咸菜炒尖椒

材料 尖椒200克，红椒50克，咸菜80克

调料 盐3克，鸡精2克

做法 ①尖椒、红椒均去蒂洗净，切条；咸菜洗净，切碎。②热锅下油，放入尖椒、红椒、咸菜一同翻炒片刻，加盐、鸡精调味。③炒至断生后，起锅盛盘即可。

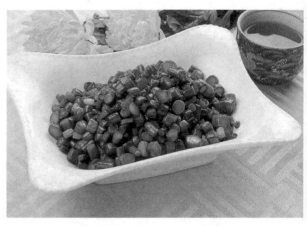

红椒小炒菜薹

材料 菜薹250克，红椒100克

调料 生抽10克，盐5克，味精5克，香油10克

做法 ①菜薹洗净，切成粒待用；红辣椒洗净，切成椒圈待用。②锅加油烧热，然后放进红椒圈爆炒，下菜薹、生抽一起滑炒，炒至熟，下盐、味精，炒匀，淋上香油装盘即可。

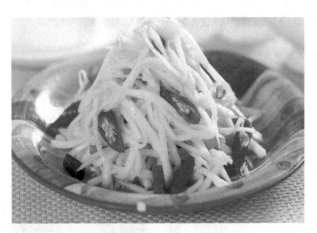

辣味茭白

材料 茭白250克，辣椒50克

调料 盐5克，味精1克，葱花5克，蒜蓉5克

做法 ①茭白洗净后切成细丝；辣椒洗净切成条。②锅中加水烧开，下入茭白丝稍焯后捞出。③起锅烧油，下入蒜蓉、葱花、辣椒爆香后加入茭白丝一起拌炒，待熟后调入盐、味精即可。

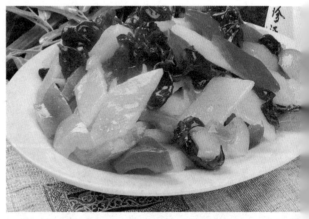

彩椒木耳山药

材料 红椒、青椒、黄椒50克，山药100克，水发木耳50克

调料 盐3克

做法 ①将红椒、青椒、黄椒洗净，去籽切块；山药洗净，去皮切片；水发木耳洗净，撕成小朵。②锅中倒油烧热，放入所有原材料，翻炒。③最后调入盐，炒熟即可。

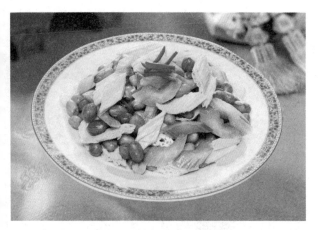

腐竹花生芹菜

材料 腐竹300克，花生250克，西芹200克
调料 盐3克，味精1克
做法

① 腐竹泡发，洗净后，再切成斜段；西芹洗净，切成段；花生泡发，洗净。

② 锅倒油烧热，倒入腐竹、芹菜梗翻炒匀后，再加入泡好的花生。

③ 待炒至熟后加入盐、味精炒匀即可。

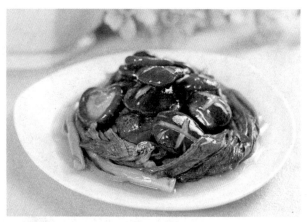

香菇蚝油菜心

材料 香菇200克，菜心150克
调料 鸡精3克，酱油5克，蚝油50克
做法

① 香菇洗净，去蒂；菜心择去黄叶洗净。

② 将菜心放入沸水中汆烫至熟。

③ 锅置火上，加入蚝油，下入菜心、香菇和所有调味料，一起炒入味即可。

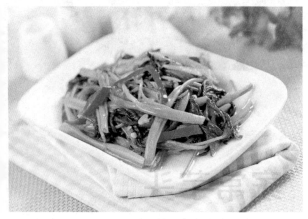

清炒空心菜

材料 空心菜400克，红椒1个
调料 姜末、蒜末、盐、鸡精各适量
做法

① 空心菜洗净，切段；红椒洗净切丝。

② 大火将油烧热，放入姜末、蒜末炝锅。

③ 将空心菜、红椒倒入锅中快速翻炒50秒，加入盐、鸡精炒匀即可。

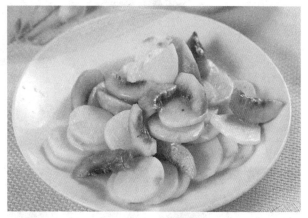

鲜桃炒山药

材料 五指鲜桃2个，鲜淮山药500克
调料 盐5克，糖10克，鲜奶25克，淀粉少许
做法

① 将鲜桃、鲜淮山药分别洗净切片。

② 锅中注适量水烧开，放入切好的原材料焯烫，捞出，入油锅中翻炒。

③ 加入调味料炒匀，勾芡出锅即可。

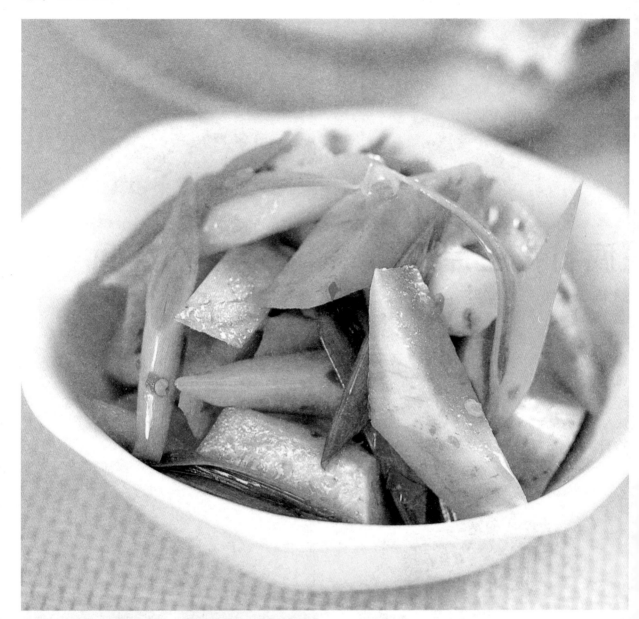

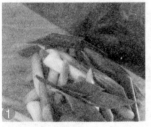
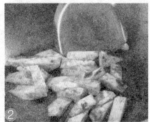
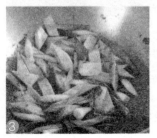
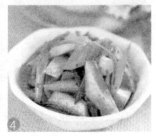

家常芋头

材料 芋头1个，蒜苗150克

调料 盐、豆瓣辣酱、酱油、味精、水淀粉、高汤各适量

做法

1 芋头洗净去皮切成块；蒜苗洗净斜切成段。

2 锅上火加油烧热，倒入芋头，炒片刻后，加盐、豆瓣辣酱、酱油。

3 炒匀后加高汤，煮5分钟后倒入蒜苗炒匀，用水淀粉收汤并加入味精。

4 出锅。

肉类

◆我们虽主张以素食为主，但"荤"不可忽视。肉类包括家禽肉、牛羊肉、动物内脏等，含有优质的蛋白质和脂肪。介于晚餐不能吃得太油腻，所以不妨在午餐时多食一些肉菜，增加饱腹感，为下午的工作储存能量。不过，在做肉菜时不妨和蔬菜进行搭配，减少油脂的摄入量。

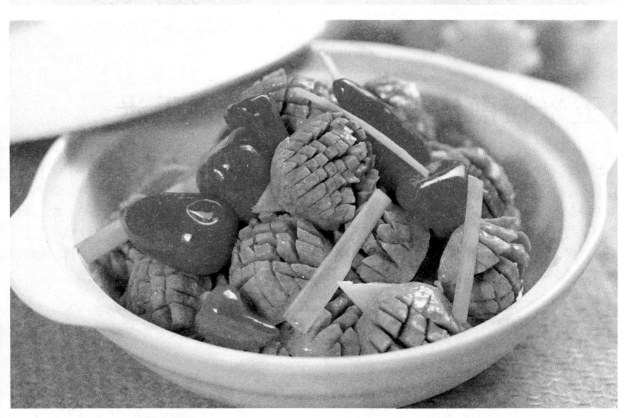

▌泡椒牛肉花

材料 牛肉丸子300克，泡椒100克，泡姜50克

调料 味精2克，白糖5克，料酒、盐各3克，上汤500克，香油10克

做法

❶牛肉丸子对剖，切十字花刀，放入沸水锅中煮至八成熟；泡姜切片。

❷锅上火，注油烧热，下泡椒、泡姜炒出香味，加上汤烧沸。

❸下牛肉花、盐、味精、白糖、料酒，中火收汁入味，最后淋入香油，起锅即可。

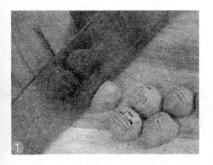 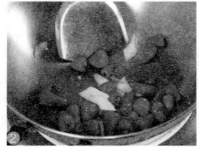 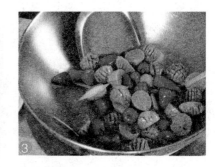

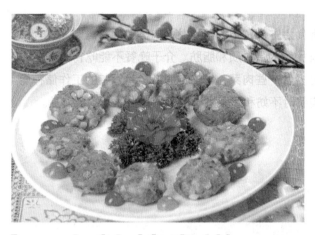

玉米粒煎肉饼

材料 猪肉500克，玉米粒200克，青豆100克

调料 盐3克，鸡精2克，水淀粉适量

做法 ①猪肉洗净，剁成蓉；玉米粒洗净备用；青豆洗净备用。②将猪肉与水淀粉、玉米、青豆混合均匀，加盐、鸡精，搅匀后做成饼状。③锅下油烧热，将肉饼放入锅中，用中火煎炸至熟，捞出控油摆盘即可。

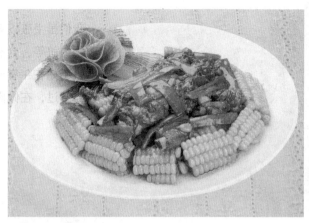

排骨烧玉米

材料 排骨300克，玉米100克，青椒、红椒各适量

调料 盐3克，味精2克，酱油15克，糖10克

做法 ①排骨洗净，剁成块；玉米洗净，切块；青椒、红椒洗净，切片。②锅中注油烧热，放入排骨炒至发白，再放入玉米、红椒、青椒炒匀。③注入适量清水煮至汁干时，放入酱油、糖、盐、味精调味，起锅装盘即可。

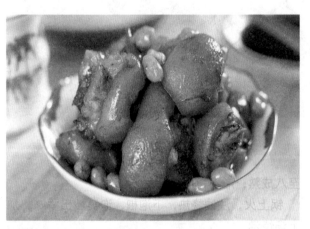

花生蒸猪蹄

材料 猪蹄500克，花生米100克，红椒片10克

调料 盐、酱油各5克

做法 ①猪蹄褪毛后砍成段，汆水备用；花生洗净。②将猪蹄放入油锅中炸至金黄色后捞出，盛入碗内，加入花生米，用酱油、盐、红椒拌匀。③再上笼蒸1个小时至猪蹄肉烂即可。

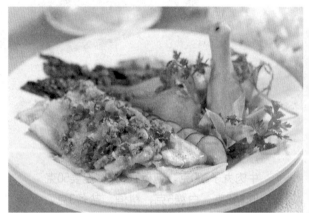

菜心白肉

材料 五花肉80克，菜心50克

调料 酱油、红油各10克，盐3克

做法 ①五花肉洗净切片，用盐、酱油腌渍片刻；菜心洗净，焯水后摆盘。②将五花肉放入蒸锅蒸10分钟，取出装盘。③将红油淋入盘中即可。

小贴士 这里的菜心可根据个人喜好，加入白菜、油菜、油麦菜等青菜。

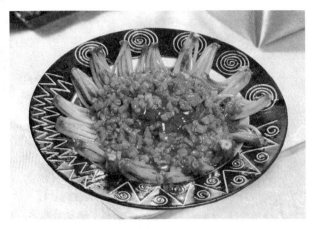

酱肉菠菜

材料 猪肉250克，菠菜200克

调料 盐3克，蒜5克，鸡精、醋、水淀粉各适量

做法 ❶猪肉洗净，切丁；菠菜去掉根须后洗净备用；蒜去皮洗净，切末。❷菠菜入锅焯熟，捞出沥干，摆盘。❸锅下油烧热，放入蒜末爆香，放入猪肉略炒，加盐、鸡精、醋调味，待熟，用水淀粉勾芡，盛在菠菜上即可。

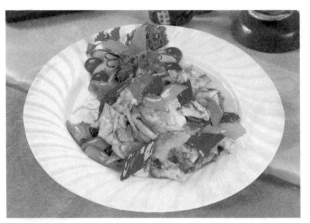

随缘小炒

材料 猪肉250克，鸡蛋2个、青椒、红椒各80克

调料 盐3克，鸡精2克

做法 ❶猪肉洗净切片；青椒、红椒洗净，切片；鸡蛋打散备用。❷起油锅，放入搅匀的鸡蛋，煎成鸡蛋饼后起锅，切成小块。另起油锅，入青椒、红椒炒香，放入猪肉炒至八成熟，再放入鸡蛋炒匀，加盐、鸡精调味即可。

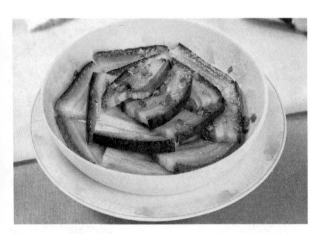

口蘑五花肉

材料 口蘑、五花肉各150克，红椒8克

调料 盐、味精各3克，香油、酱油、红油各10克，姜、蒜各5克，香菜3克

做法 ❶口蘑洗净，切片；五花肉洗净，切片；红椒洗净，切圈；香菜洗净；姜、蒜去皮洗净，切片。❷油锅烧热，放入红椒、姜片、蒜片爆香，放五花肉炒3分钟。❸放入口蘑炒香，放盐、味精、香油、酱油、红油调味，盛盘，撒上香菜即可。

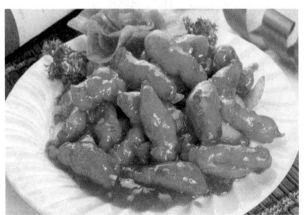

糖醋里脊肉

材料 里脊肉90克，淀粉、面粉、泡打粉各适量

调料 盐、番茄酱、白醋、红醋、白糖各5克

做法 ❶里脊肉洗净切条，均匀地裹上由淀粉、面粉、泡打粉调成的粉糊。❷锅中油烧热，放入肉条炸至金黄色，捞出沥油后摆盘。❸将所有调味料放入锅中，煮开调匀成味汁，淋在盘中即成。

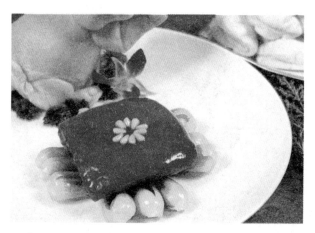

焖酥肉

材料 五花肉250，松仁10克，上海青150克

调料 盐3克，酱油适量，绍酒适量，白糖10克，醋适量

做法 ❶ 五花肉洗净；上海青洗净备用。❷ 锅入水烧开，放入上海青焯熟，捞出沥干摆盘。❸ 起油锅，放入白糖烧化，再加盐、酱油、醋、绍酒调成味汁，放入五花肉裹匀上色，加适量清水，焖煮至熟，盛在上海青上，用松仁点缀即可。

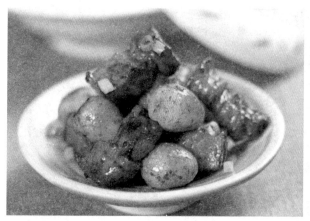

虎皮蛋烧肉

材料 五花肉400克，鹌鹑蛋20个

调料 盐、酱油、白糖、胡椒粉、水淀粉各适量

做法 ❶ 五花肉洗净，入锅煮熟后切成块；鹌鹑蛋煮熟，去壳，用酱油拌匀。❷ 油烧热时下入鹌鹑蛋，炸至金黄色捞出。❸ 锅留油，下五花肉块、盐、酱油、白糖、胡椒粉，炒至五花肉皮糯，下入鹌鹑蛋烧，以水淀粉勾芡即成。

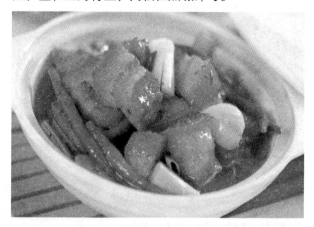

家常红烧肉

材料 五花肉300克，蒜苗50克，大蒜30克

调料 盐、老抽、干辣椒段、姜片、蒜段、味精各适量

做法 ❶ 五花肉洗净，切方块；蒜苗洗净切段。❷ 将五花肉块放入锅中煸炒出油，加入老抽、干辣椒段、姜片、大蒜和适量清水煮开。❸ 盛入砂锅中炖2小时收汁，放入蒜苗，加盐、味精调味即可。

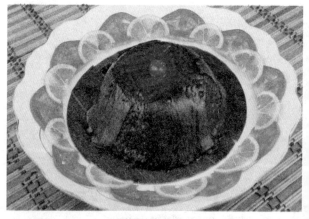

苏式粽香肉

材料 五花肉、血糯米各500克

调料 粽叶10克，盐、白糖、味精、酱油各适量

做法 ❶ 五花肉洗净，剁碎备用；粽叶洗净。❷ 血糯米洗净，与剁碎的五花肉混合，加入盐、糖、味精、酱油，搅拌均匀。❸ 粽叶放入碗底，在粽叶上放适量糯米五花肉碎，包好，放入笼屉蒸熟即可。

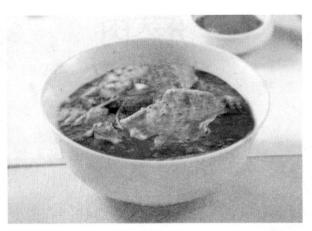

水煮肉片

材料 猪里脊肉150克，白菜50克，鸡蛋2个

调料 豆瓣酱、干辣椒段、酱油、盐、淀粉、料酒、高汤、花椒粉各适量

做法 ❶白菜洗净切片，焯水后摆在碗底；猪里脊肉洗净切片，加淀粉、鸡蛋、盐、酱油调匀上浆。❷起油锅，爆炒豆瓣酱、干辣椒段，放入酱油、料酒、高汤，调匀。❸放入肉片煮几分钟，盛出放在白菜上，撒上花椒粉即可

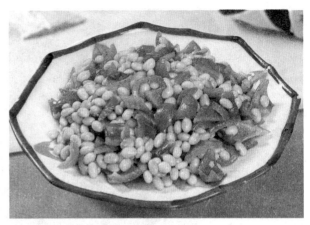

豆香肉皮

材料 猪肉皮350克，黄豆100克

调料 青椒块、红椒块各20克，生抽、盐、味精各3克

做法 ❶黄豆泡发洗净；猪肉皮洗净切块，汆水。❷将黄豆、肉皮放入砂锅煮熟。❸锅倒油烧热，下青、红椒炒香，倒入黄豆、肉皮炒匀。❹调入生抽、盐、味精炒匀即可。

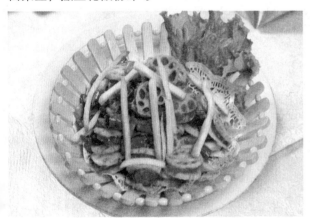

香辣炸藕盒

材料 猪肉、藕片、土豆丝各150克，生菜叶少许

调料 盐3克，干红辣椒段、水淀粉各适量

做法 ❶猪肉洗净剁蓉，与水淀粉搅成肉泥；生菜叶洗净摆盘。❷将肉泥夹在藕片中间，放入油锅干煸至熟，捞出控油。另起油锅，放入干红辣椒爆香，放土豆炸至酥脆，再放入藕夹，加盐、鸡精调味，待熟装盘即可。

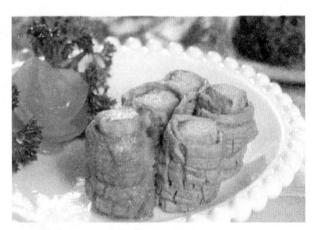

肉片豆腐卷

材料 豆腐300克，猪肉200克

调料 生抽、淀粉、白糖各适量

做法 ❶豆腐、猪肉洗净，切薄片，用肉片将豆腐卷起来。❷将生抽、淀粉、白糖调成味汁，浇在豆腐卷上。❸炒锅里放适量油烧热，把腌好的豆腐卷摆进去，小火慢慢煎至豆腐卷的两面都变成金黄色，盛出即可。

粉蒸肉

材料 五花肉500克，莲藕200克，生大米粉25克，大米50克

调料 白糖3克，胡椒粉1克，黄酒10毫升，桂皮3克，八角2克，丁香2克，姜末2克，盐3克，酱油5毫升，味精2克

做法

① 五花肉洗净切长条，加盐、酱油、姜末、黄酒、味精、白糖一起拌匀，腌渍5分钟。

② 大米淘净，下锅中炒成黄色，加桂皮、丁香、八角再炒3分钟，压成小粒备用。

③ 藕洗净切条，加盐、生大米粉拌匀，猪肉条用熟米粉拌匀，与藕条入笼蒸1小时取出，撒上胡椒粉即成。

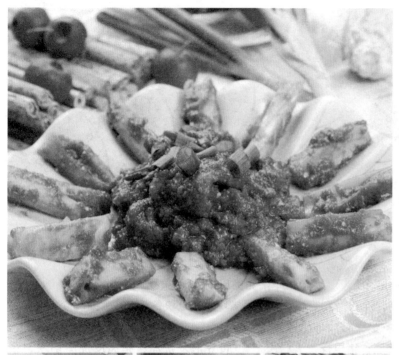

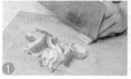
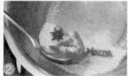
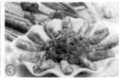

珍珠圆子

材料 五花肉400克，糯米50克，马蹄50克

调料 盐5克，味精2克，绍酒10克，姜1块，葱15克，鸡蛋2个

做法

① 糯米洗净，用温水泡2小时，沥干水分；五花肉洗净剁成蓉；马蹄去皮洗净，切末；葱、姜洗净切末。

② 肉蓉加上所有调味料一起搅上劲，再挤成直径约3厘米的肉圆，依次蘸上糯米。

③ 将糯米圆子放入笼中，蒸约10分钟取出装盘即可。

小贴士 马蹄也就是荸荠，以个大、洁净、新鲜、色洋紫红、顶芽较短者为上品。

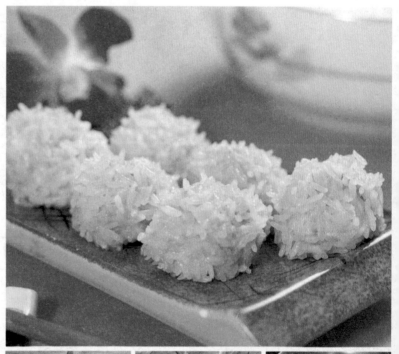

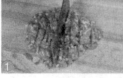
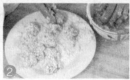
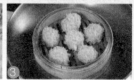

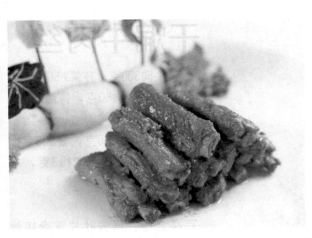

周庄酥排

材料 排骨600克

调料 排骨酱、蚕豆酱各5克，味精3克，白糖10克，胡椒粉、桂皮各少许

做法 ①排骨洗净，斩成5厘米长段。②排骨入锅氽水，捞起后用清水将血水洗净，将调味料加入，拌匀。③上蒸锅蒸大约30分钟即可。

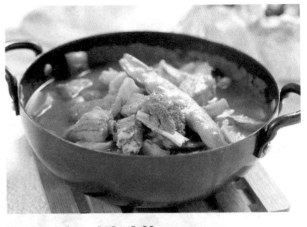

豆角炖排骨

材料 豆角400克，排骨800克

调料 盐5克，鸡精2克

做法 ①将排骨洗净切块，放入沸水中煮去血污，捞起备用。②豆角择去头尾及老筋后，投入热油锅中略炸，备用。③锅上火，加入适量清水，放入排骨、豆角，用大火炖约1小时，调入盐、鸡精，续炖入味即可。

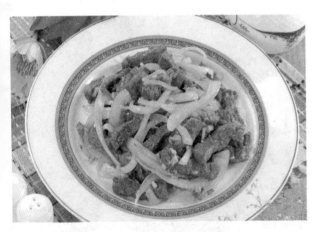

洋葱炒牛里脊

材料 牛里脊肉450克，洋葱50克，红辣椒10克

调料 盐、大蒜、酱油、料酒、淀粉、蚝油各适量

做法 ①牛里脊肉洗净切丝，加酱油、料酒、淀粉、盐腌渍，入油锅炸至六分熟；洋葱洗净切丝；大蒜去皮，红辣椒洗净，均切末。②另起油锅，爆香大蒜，放入洋葱炒香，加入红辣椒、牛肉及其他调味料炒入味。

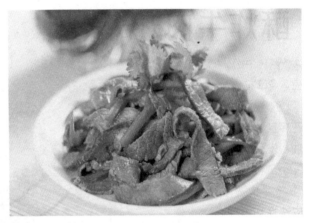

椒丝拌牛柳

材料 牛柳200克，青、红椒各1个，葱15克

调料 松肉粉20克，油100克，盐、白兰地各5克，味精1克，香油6克

做法 ①牛柳洗净切成长条块；青红椒洗净切丝；葱洗净切花。②牛柳用松肉粉、盐、白兰地、葱花拌匀腌制15分钟。③锅中放油烧热，放入牛柳煎至表面金黄，取出切细条，拌入青红椒丝，调入香油、盐、味精拌匀即可。

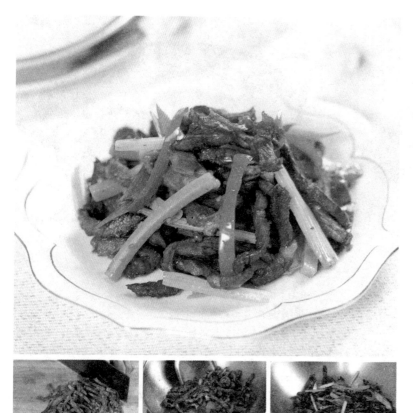

干煸牛肉丝

材料 牛肉300克，芹菜150克，红辣椒2个，胡萝卜50克，蒜苗1棵，姜1块

调料 辣豆瓣酱10克，酱油5克，香油6克，糖4克，花椒粉3克，水适量

做法

① 芹菜洗净，摘去叶片洗净切长段；蒜苗洗净切长段；红辣椒去蒂籽洗净切丝；胡萝卜去皮洗净切丝；姜去皮切末；牛肉洗净逆纹切片，再切细丝。

② 锅中倒入适量油烧热，放入牛肉丝，小火煸成焦褐色，盛出。

③ 油锅烧热，爆香辣豆瓣酱，放入全部材料及调味料，煸炒至水分收干出锅即可。

酥炸牛肉丸

材料 牛肉500克，鸡蛋1个，姜10克，葱1棵

调料 盐3克，辣椒油、陈皮各5克，花椒盐、味精各2克，胡椒粉1克，香油、发粉糊各10克，淀粉15克

做法

① 将牛肉洗净剁成馅；葱、姜、陈皮洗净切末。

② 鸡蛋、盐、胡椒粉、味精、香油、葱末、姜末、陈皮末、淀粉加少许水，与肉馅一起搅匀，捏成直径5厘米的丸子，再将丸子入锅蒸熟，取出晾凉，粘上一层发粉糊。

③ 锅中油烧热，将粘上发粉糊的丸子炸至深黄色后捞出，再将牛肉丸纵横切但不要切断，最后同辣椒油、花椒盐拌匀即可食用。

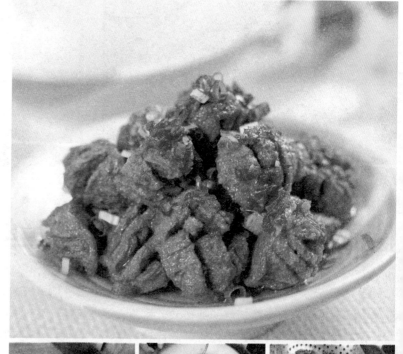

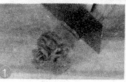

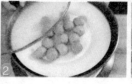

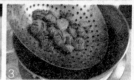

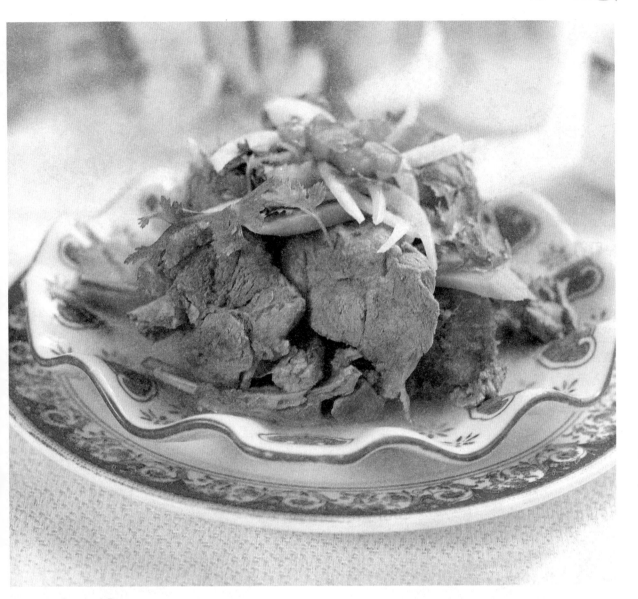

手抓肉

材料 羊肉500克，洋葱15克，胡萝卜20克，香菜10克

调料 盐5克，花椒5克

做法

❶ 羊肉洗净切块；洋葱洗净切片；胡萝卜洗净切块；

香菜洗净切末。

❷ 锅中水烧开，放入羊肉块焯烫捞出，锅中换干净水烧开，放入盐、洋葱、花椒、胡萝卜、羊肉煮熟。

❸ 加入香菜末出锅即可。

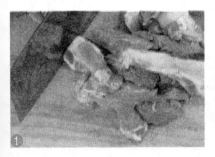

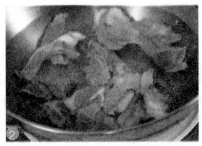

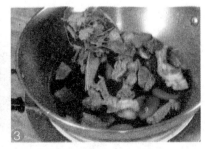

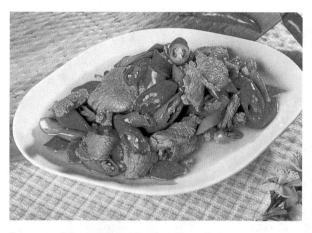

双椒爆羊肉

材料 羊肉400克，青、红椒各50克

调料 盐4克，水淀粉25克，香油、料酒各10克

做法 ❶羊肉洗净切片，加盐、水淀粉搅匀，上浆；青、红椒洗净斜切成圈备用。❷油锅烧热，放入羊肉滑散，加入料酒，放入青、红椒炒均匀。❸炒至羊肉八成熟时，以水淀粉勾芡，炒匀，淋上香油即可。

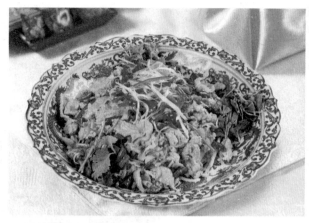

油泼羊肉

材料 羊肉400克，红椒丝、干红椒段各适量

调料 盐、酱油、料酒、胡椒、香菜、葱丝各适量

做法 ❶羊肉洗净切片，汆水后装盘；香菜洗净切段；用盐、酱油、料酒、胡椒调成味汁。❷将葱丝、香菜、红椒丝、干红椒段放在羊肉上，淋上味汁，再将七成热的油泼在上面即可。

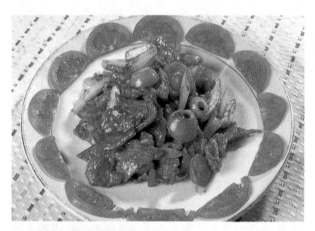

洋葱爆羊肉

材料 羊肉400克，洋葱、蛋清、西红柿各1个

调料 盐、酱油、料酒、水淀粉、葱白各适量

做法 ❶羊肉洗净切片，加盐、蛋清、水淀粉搅匀；洋葱洗净切圈；葱白洗净切段；西红柿洗净切片；用盐、酱油、料酒、水淀粉调成汁。❷油锅烧热，放入羊肉、洋葱搅散，接着倒入碗内味汁翻炒，加入葱白拌匀装盘，西红柿片码盘装饰即可。

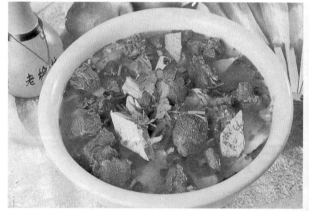

羊肉烩菜

材料 羊肉500克，豆腐、胡萝卜块、粉丝各100克

调料 盐5克，酱油8克，葱花、芹菜段各10克

做法 ❶羊肉洗净切块，汆水；豆腐洗净，切块；粉丝用温水泡发。❷油锅烧热，下羊肉，加盐、酱油炒匀。❸另起锅入汤，加豆腐、胡萝卜块、羊肉炖煮，加盐、粉丝，撒上葱花、芹菜即可。

羊肉萝卜煲

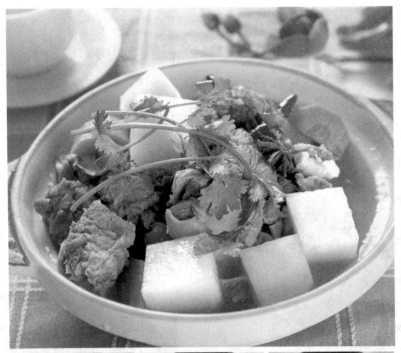

材料 羊肉400克，胡萝卜半个，姜1块，白萝卜200克，葱2根。

调料 香油8克，胡椒粉5克，生抽10克，桂皮5克，盐8克，料酒10克，八角5克，香叶5克。

做法

① 将羊肉洗净切块状；白萝卜、胡萝卜洗净，切成滚刀块；葱、姜洗净，葱切段，姜切片。

② 锅中水煮沸后下入羊肉汆烫，滤除血水。

③ 锅中油烧热后，下入姜片爆香，再放入白萝卜、胡萝卜和所有调味料炖煮，熟后撒入葱段，淋上香油即可。

小贴士 汆烫羊肉时要动作快且将血沫滤干净，否则羊肉会腥。

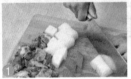
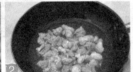
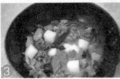

酱羊肉

材料 羊肉1000克，白萝卜块500克，小红枣25克

调料 干黄酱250克，盐75克，大料面20克，料酒50克，桂皮、丁香、砂仁各5克

做法

① 将羊肉洗净，放入冷水中浸约4个小时，取出过水，再将羊肉放入锅中，加水没过羊肉，下入白萝卜，旺火烧开，断血即可捞出，洗净血污。

② 将捞出的羊肉切成大块，交叉放在锅内，锅置火上，放水没过羊肉，再下入黄酱、盐，旺火烧开，撇净浮沫，下入大料面、桂皮、丁香、砂仁、料酒、小红枣等调配料，改用小火焖煮3个小时左右。

③ 煮至羊肉酥烂时出锅，晾凉，切片，装入盘中即可。

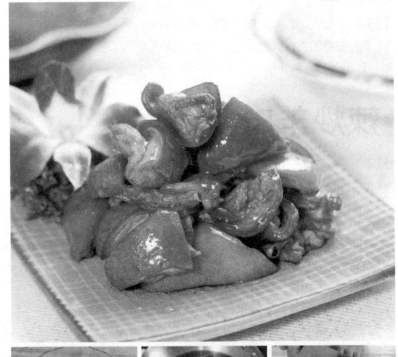

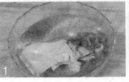
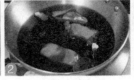
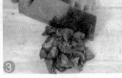

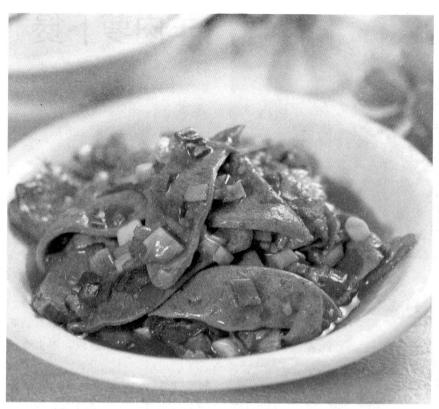

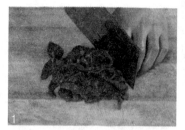

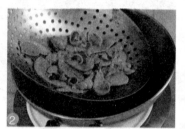

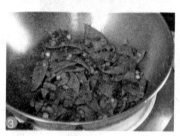

鱼香羊肝

材料 羊肝200克，姜3克，蒜、葱花各5克

调料 白糖30克，陈醋50克，盐5克，酱油少许，泡椒、淀粉各15克，味精3克，料酒10克

做法

① 羊肝洗净切片，加盐、料酒、酱油腌制入味。

② 油锅烧热，放入羊肝滑散后捞出。

③ 爆香姜、蒜、泡椒，加入羊肝、白糖、味精，放入陈醋，勾芡起锅，撒上葱花即可。

辣炒羊肉

材料 羊肉400克，西蓝花300克，西红柿1个

调料 盐4克，辣椒粉5克，酱油8克，料酒10克，葱白12克，水淀粉10克，鸡蛋清1个

做法

① 羊肉洗净切片，加盐、酱油、鸡蛋清、水淀粉上浆；西蓝花洗净，掰成小朵，在加盐的开水里烫熟；葱白洗净切段；西红柿洗净切成5瓣。② 油锅烧热，加羊肉滑散，下辣椒粉、料酒翻炒，加葱白炒匀，盛入盘中，用西蓝花围边，西红柿瓣造型放最外围即可。

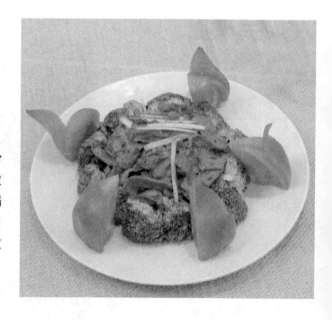

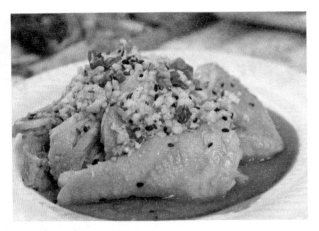

口水鸡

材料 鸡500克，油酥花生、熟黑芝麻、葱各适量
调料 辣椒油、麻油适量，花生酱、盐各少许
做法
1 葱切葱花；黑芝麻炒香，花生米砸碎。
2 鸡治净，去脚和翅尖，烫熟后斩条装盘。
3 用麻油把花生酱滑散，加盐、辣椒油、冷鸡汤、和黑芝麻、油酥花生拌匀，调成味汁，淋在鸡肉上，撒上葱花。

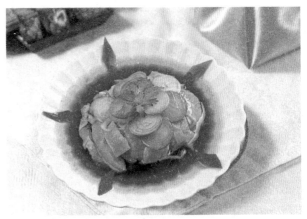

洋葱麻香鸡

材料 鸡肉500克，红洋葱圈120克，香菜段2克
调料 盐4克，香油、花椒油、醋、辣椒片各10克
做法
1 鸡治净，入沸水锅中煮熟后，捞出切成小块，摆盘。
2 油锅烧热，下洋葱、辣椒片炒香，加盐、香油、花椒油、醋调成味汁。
3 将味汁淋在鸡肉上，放上香菜即可。

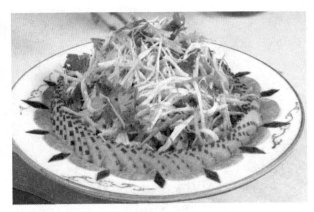

飘香手撕鸡

材料 鸡450克，黄瓜80克
调料 辣椒、料酒、生抽各10克，盐3克
做法
1 鸡治净，氽熟后捞出，撕成细条备用；黄瓜洗净，切片；辣椒洗净切块。
2 油锅烧热，下辣椒爆香，倒入鸡肉翻炒片刻，注水烧开。
3 加入料酒、生抽和盐，收汁，用黄瓜做盘饰即可。

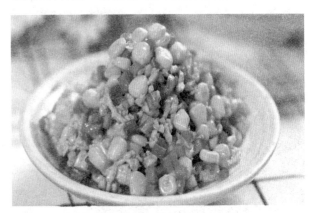

玉米炒鸡米

材料 鸡脯肉、玉米各150克，青、红椒各50克
调料 姜5克，盐5克，料酒5毫升，鸡精3克
做法
1 鸡脯肉洗净切粒；青、红椒洗净去蒂去籽，切丁；姜去皮洗净切末。
2 鸡脯肉加盐、料酒、姜腌入味，于锅中滑炒后捞起；另起油锅炒香玉米、青椒、红椒，再入鸡米炒入味，调入盐、鸡精即可。

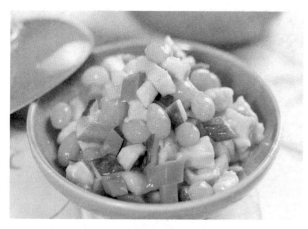

银杏炒鸡丁

材料 银杏、鸡脯肉各200克，黄瓜、胡萝卜各1根
调料 盐5克，酱油6毫升，葱、姜各10克
做法 ❶葱洗净切段；鸡脯肉洗净切丁，加盐腌20分钟；姜洗净切片；黄瓜、胡萝卜洗净切丁。❷锅中油烧热，放入葱、姜爆香，加入鸡丁拌炒出香味，鸡肉变白。加入银杏、黄瓜和胡萝卜炒匀，调入少许水，稍焖至鸡肉熟透。

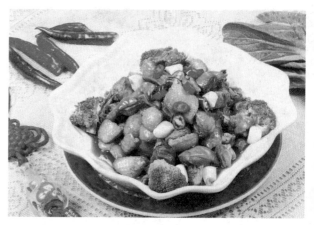

红焖家鸡

材料 鸡600克，西蓝花100克，青、红椒圈各30克
调料 盐5克，酱油8克，料酒、豆瓣酱、蒜各20克
做法 ❶鸡治净，切块；西蓝花洗净，掰成朵；蒜去皮，洗净切半备用。❷油锅烧热，放入豆瓣酱炒香，再加入鸡块、盐，炒匀，加料酒、水焖熟，再加入青红椒、蒜翻炒。西蓝花放入开水，烫熟，捞出，与鸡块摆盘即可。

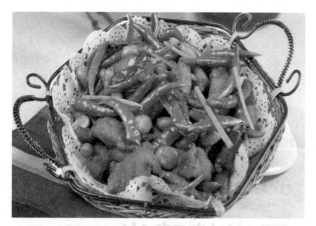

川椒炸仔鸡

材料 鸡肉300克，干红辣椒30克，花生仁50克
调料 葱10克，盐3克，酱油、水淀粉、五香粉各适量
做法 ❶鸡肉治净切块，加盐、酱油腌渍，与水淀粉、五香粉混合均匀，下油锅炸熟；干红辣椒、花生仁均洗净；葱洗净切段。❷另起油锅，放入花生仁炸至酥脆后，放入干红辣椒、炸好的鸡块炒匀，撒上葱段。

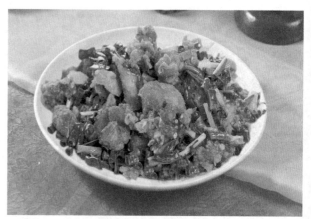

红麻童子鸡

材料 童子鸡1只，干辣椒100克，葱10克，姜5克
调料 盐5克，味精3克，花椒4克，生粉20克
做法 ❶童子鸡治净斩件；葱洗净切段；姜洗净切片。❷将鸡件调入盐、味精腌入味，均匀裹上生粉，放入油锅中炸至外焦里嫩脆香。❸锅内留油，炒香葱、姜、干辣椒、花椒，放入鸡块，调入盐、味精炒匀即可。

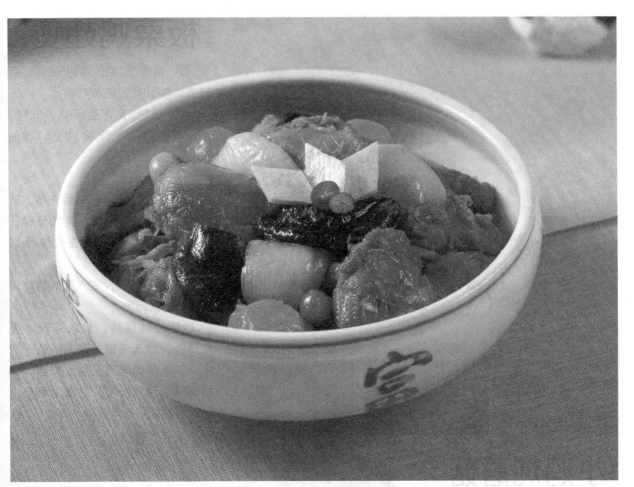

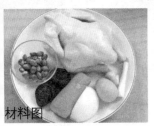

材料图

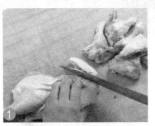

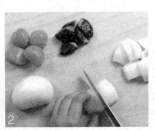

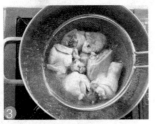

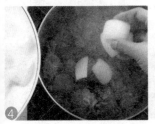

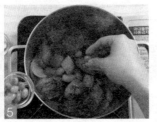

▌红烧鸡块

材料 鸡700克，胡萝卜70克，香菇10克，银杏16克，鸡蛋60克

调料 酱油45克，糖18克，葱末14克，蒜泥8克，生姜汁5.5克，芝麻盐3克，芝麻油13克，洋葱80克，食用油13克

做法

① 鸡去内脏切块。② 胡萝卜洗净切块；香菇泡发洗净，切4等份；洋葱洗净切丝；油加热，放入银杏炒2分钟，去皮；把鸡蛋煎成黄白蛋皮后，切菱形块；将酱油、糖、葱末、蒜泥、生姜汁、芝麻盐、芝麻油混合均匀，做成调味酱料。③ 水烧开放入鸡块汆烫。④ 锅里放入鸡块，放入二分之一的调味酱料与水，大火煮3分钟左右，沸腾时转中火慢煮，放入剩余调味料续煮，再放胡萝卜、香菇、洋葱续煮5分钟左右。⑤ 汤汁几乎要收干时，放入银杏，边淋上肉汤边熬煮3分钟左右，装碗后，上面撒上黄白蛋皮作为装饰。

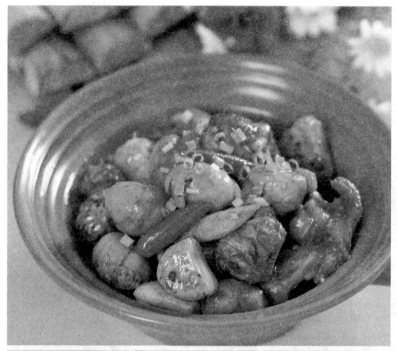

板栗鸡翅煲

材料 板栗250克，鸡翅500克，蒜15克，姜10克，葱20克

调料 白糖8克，盐10克，味精3克，料酒10克，淀粉10克，香油15克

做法

①板栗去壳，洗净；鸡翅洗净，斩件，加入调味料拌匀，腌10分钟；蒜去皮洗净剁蓉；姜去皮洗净切片；葱洗净切花。

②锅中注油烧热，放入腌好的鸡翅稍炸，捞出沥油。

③砂锅注油烧热，放入蒜蓉、姜片爆香，加入鸡翅，调入料酒、清水，加入栗肉同煲至熟，加盐、味精调味，用淀粉勾芡，撒上葱花，淋入香油即可。

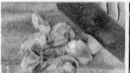
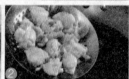
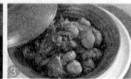

小鸡炖蘑菇

材料 小仔鸡、蘑菇各适量

调料 葱、姜、干红辣椒、大料、酱油、料酒、盐、糖、油各适量

做法

①将小仔鸡洗净，剁成小块；将蘑菇用温水泡30分钟，洗净待用。

②锅烧热，放入适量油，待油热后，放入鸡块翻炒。

③至鸡肉变色后，放入葱、姜、大料、干红辣椒、盐、酱油、糖、料酒，将颜色炒匀，再加入适量水炖10分钟左右，倒入蘑菇，中火炖30分钟即可。

小贴士 干红辣椒的量可根据个人口味决定，嗜辣者可多放些，不能吃辣的人放一点儿提味即可。

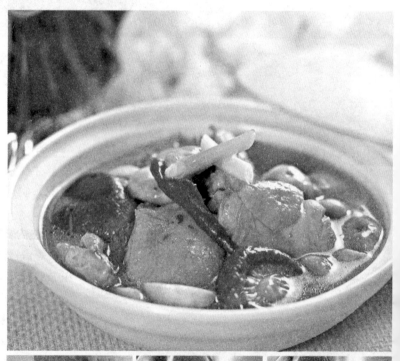

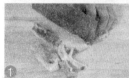
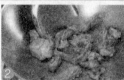
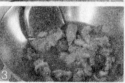

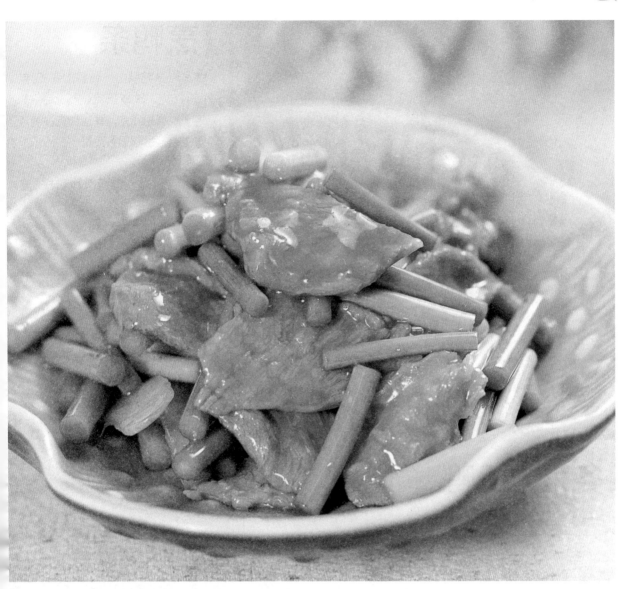

蒜薹炒鸭片

材料 鸭肉300克，蒜薹100克，子姜1块

调料 酱油5克，盐3克，黄酒5克，淀粉少许

做法

❶鸭肉洗净切片；姜洗净拍扁，加酱油略浸，挤生姜汁，与酱油、淀粉、黄酒拌入鸭片备用。

❷蒜薹洗净切段下油锅略炒，加盐炒匀备用。

❸锅洗净，热油，下姜爆香，倒入鸭片，改小火炒散，再改大火，倒入蒜薹，加盐、水，炒匀即成。

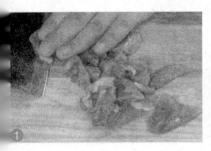
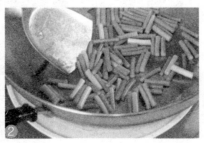
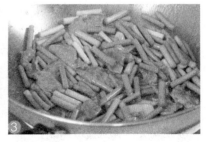

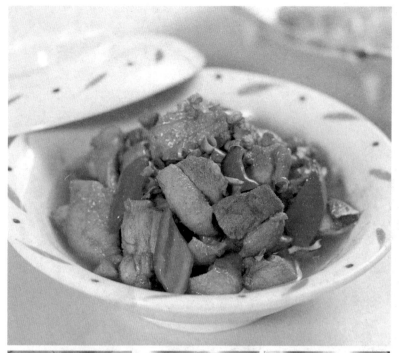

烹鸭条

材料 熟鸭脯肉、鸭腿肉各350克，小葱10克，辣椒15克，姜、蒜各5克

调料 面粉75克，香油10克，鸭清汤100克，盐、绍酒各适量

做法

① 熟鸭脯肉、鸭腿肉均切成2厘米宽、4厘米长的条，拍松，加盐、绍酒调拌，撒面粉拌匀；辣椒洗净切片；小葱洗净切段；姜去皮切片备用。② 鸭清汤下锅加绍酒、盐、葱、姜、蒜、辣椒，用中火烧成卤汁。③ 锅放油用旺火烧至八成热，下鸭条炸三四次，至外层黄硬，沥去油；原锅余油下鸭条，倒卤汁，速颠翻，淋上香油装盘即成。

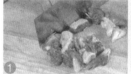
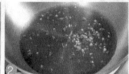
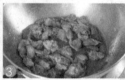

冬菜大酿鸭

材料 鸭1500克，冬菜125克，瘦猪肉250克，葱末50克，姜末25克，花椒5克

调料 鲜汤250克，胡椒粉2克，淀粉5克，料酒20克，酱油10克，盐15克，猪油10克

做法

① 鸭治净，抹上料酒、盐、胡椒粉，放葱、姜、花椒腌1小时，上屉蒸熟，取出拆骨，鸭肉划成长方块，鸭皮朝下，放入碗内。② 将冬菜切成细末，猪肉切成小片；炒锅上火，将猪油烧热后下肉片，炒干水分，烹入料酒、酱油，加入冬菜，炒均匀，再加入鲜汤，用文火收汁。③ 将肉片冬菜汤倒入盛鸭肉的碗中，再上笼屉蒸1小时取出，鸭肉扣入大盘中，碗内原汁入锅中，加一点儿调好味的水淀粉勾芡，浇入盘中即成。

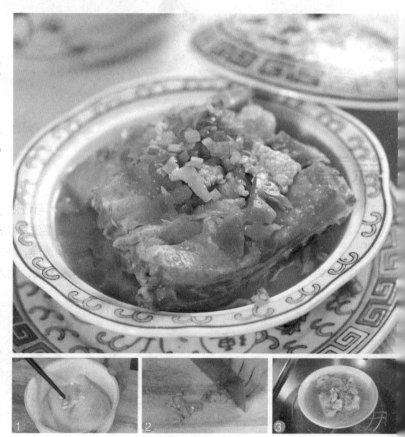

芋头烧鹅

材料 鹅肉500克，芋头6个，红椒、姜、葱各少许

调料 盐4克，料酒8毫升，生抽5毫升，胡椒粉5克

做法

① 鹅肉洗净剁块；芋头去皮洗净；红椒、姜洗净切片；蒜去皮；葱洗净切段。

② 鹅块入沸水煮约40分钟，至熟后捞起。

③ 爆香姜片、红椒，下入鹅块，调入其他调味料，加入芋头和水炖煮至熟烂即可。

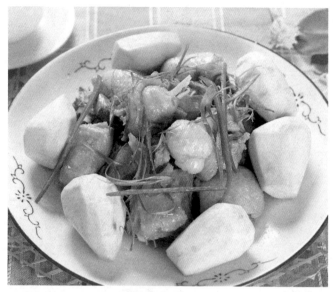

黄瓜烧鹅肉

材料 鹅肉100克，黄瓜120克，木耳50克

调料 姜、盐、料酒、淀粉、红椒丝各适量

做法

① 鹅肉、黄瓜洗净切块；姜去皮切片；木耳洗净泡发，切成小片。

② 鹅肉汆水；烧锅下油，放姜、红椒、黄瓜、鹅肉爆炒，调入盐、料酒，下木耳炒透，用淀粉勾芡，淋上香油即可。

小贴士 选购鹅肉时，应选择外表有光泽，摸起来微干、不粘手，有弹性着才新鲜。

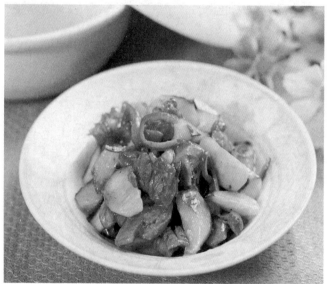

腐竹烧鹅

材料 鹅500克，腐竹150克，姜末、香菜各少许

调料 盐3克，醋8克，酱油15克，五香粉10克

做法

① 鹅治净，切块；腐竹泡发，洗净，切成长段；香菜洗净，切段。

② 锅内注油烧热，放入鹅块翻炒至变色时，下腐竹、五香粉、姜末炒香，注少量水。

③ 加盐、醋、酱油一起煮至熟，撒上香菜。

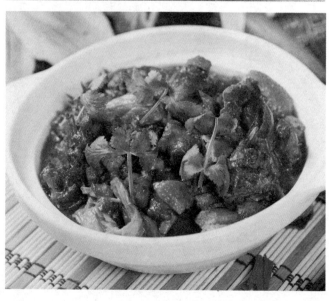

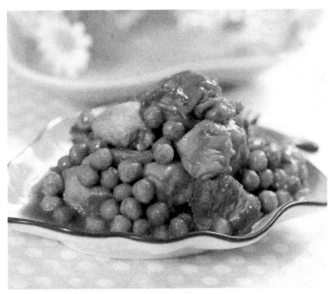

青豆烧兔肉

材料 兔肉200克，青豆150克

调料 姜末、盐各5克，葱花、鸡精各3克

做法

① 兔肉洗净，切成大块；青豆洗净。

② 将切好的兔肉入沸水中汆去血水。

③ 锅上火，加油烧热，下入兔肉、青豆炒熟后，加调味料调味即可。

小贴士 青豆不容易炒熟，可先放入热水中迅速焯一下，沥干水分后再下锅炒制。

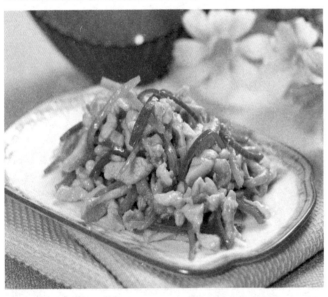

辣椒炒兔肉

材料 兔肉200克，辣椒150克

调料 姜丝、葱丝各10克，盐3克，鸡精2克

做法

① 兔肉洗净，切丝；辣椒洗净，去籽切丝。

② 将兔肉丝与辣椒丝一起放入油锅中过油后捞出。

③ 锅上火，加油烧热，下姜丝、葱丝爆香，加入兔肉与辣椒丝一起炒匀后，加入盐、鸡精，调好味即可。

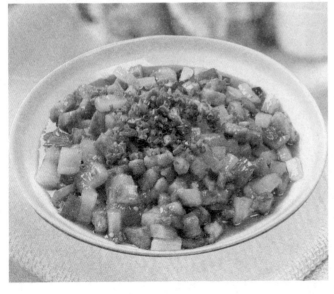

莴笋炒兔肉

材料 兔肉350克，莴笋150克，红椒、葱各少许

调料 盐3克，酱油6克，料酒4克，淀粉少许

做法

① 兔肉、红椒洗净切丁；莴笋去皮洗净，切丁；葱洗净切花。

② 锅中加油烧热，下兔肉、料酒滑熟。

③ 原锅留油，下入辣椒、莴笋炒熟后，再倒入兔肉炒匀，加入盐、酱油调味，出锅时勾芡，再撒上葱花即可。

◆水产类食物营养非常丰富，尤其是鱼类，其所含的不饱和脂肪酸、优质的蛋白质以及 B 族维生素等，都是构成脑细胞及提高其活力的重要物质。所以，如果下午有诸如考试这样很费脑的活动不妨在中午的时候吃一条鱼。

水产

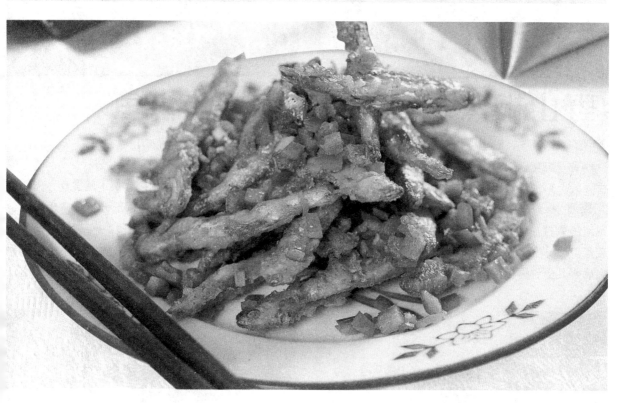

椒盐刁子鱼

材料 干刀子鱼300克，红椒1个，青椒1个，鸡蛋1个，姜20克

调料 椒盐20克，盐3克，味精4克，淀粉15克，花椒油10克

做法

1 鱼干用清水浸泡备用；青、红椒洗净，去蒂切丁；姜去皮洗净切粒；鸡蛋打入碗中，加入淀粉、盐搅匀，再放入泡过水的鱼拌匀。

2 锅中注油烧热，放入拌匀鸡蛋液的鱼炸至金黄色，捞出沥干油。

3 锅中留少许油，爆香姜粒、青红椒，加入炸过的鱼炒匀，调入味精、盐、花椒油炒匀即可。

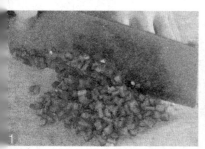

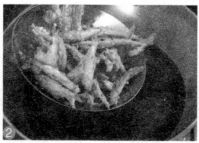

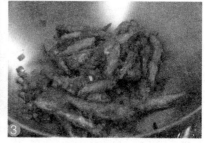

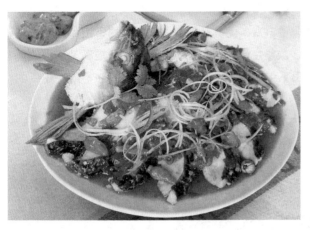

野山椒蒸草鱼

材料 草鱼1条，野山椒100克，红椒丝适量

调料 盐3克，味精2克，剁辣椒、葱花、葱白段、香菜段、料酒、辣椒面、香油各适量

做法 ❶野山椒洗净去蒂；红椒洗净切丝。❷草鱼治净剁成小块，用盐、辣椒面、料酒腌渍入味后装盘。❸将所有材料撒在鱼肉上，用大火蒸熟，关火后等几分钟再出锅，淋上香油即可。

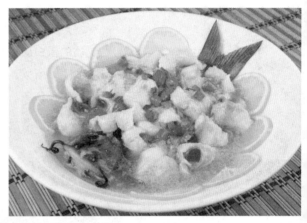

柠檬鲜椒鱼

材料 鲶鱼1条，柠檬两个，红椒20克

调料 盐2克，鸡汤适量，葱花少许

做法 ❶鲶鱼治净，去主刺，头、尾摆盘，肉切片抹盐腌渍10分钟；柠檬洗净，部分切片摆盘，其余取肉捣碎备用；红椒洗净，切段。❷将腌好的鱼肉摆在盘中，柠檬肉连汁一起淋在鱼肉上，放进蒸锅中隔水蒸10分钟。❸取出，浇上鸡汤，撒上红椒、葱花即可。

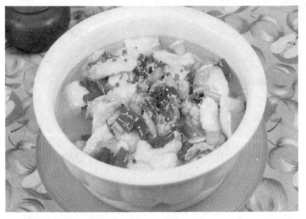

特色酸菜鱼

材料 鱼块1000克，酸菜、泡椒、红椒各适量

调料 料酒、花椒、蒜、姜、盐、鸡精各适量

做法 ❶酸菜洗后切段；红椒洗净切段；蒜洗净切丁；姜洗净去皮切丁。❷起油锅，下入花椒、姜片、蒜爆香，倒入酸菜煸炒出味，加水烧沸，下鱼，用大火熬煮，滴入料酒去腥，加入盐、鸡精、泡椒、红椒煮熟即可。

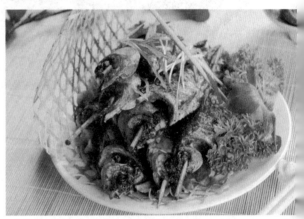

香菜烤鲫鱼

材料 鲫鱼500克，香菜50克，竹签数根

调料 盐、鸡精各3克，香油、辣椒粉各适量

做法 ❶将鲫鱼治净，打上花刀；香菜洗净，切碎，塞入鲫鱼肚子里。❷鲫鱼两面抹上盐、鸡精、辣椒粉、香油，用竹签串起，放入微波炉烘烤。烤3分钟至熟取出即可。

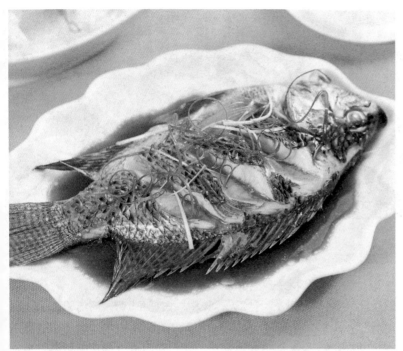

清蒸福寿鱼

材料 福寿鱼1条，姜5克，葱3克

调料 盐2克，味精3克，生抽10克，香油5克

做法

❶ 福寿鱼去鳞和内脏洗净，在背上划花刀；姜洗净切片；葱洗净，葱白切段，葱叶切丝。

❷ 将鱼装入盘内，加入姜片、葱白段、味精、盐，放入锅中蒸熟。

❸ 取出蒸熟的鱼，淋上生抽、香油，撒上葱叶丝即可。

小贴士 福寿鱼肉味鲜美、肉质细嫩，并含有钙、钠、磷、铁、维生素和极高的蛋白质等，被称为"不需要蛋白质的蛋白源"。

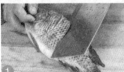
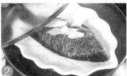
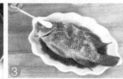

红烧鲫鱼

材料 鲫鱼1条，红辣椒2个

调料 生姜末、蒜末、油、盐、酱油、醋、黄酒各适量

做法

❶ 将鲫鱼去鳞洗净，在背上划上花刀，加盐腌渍。

❷ 锅中油烧沸后，把鱼放入锅中煎炸，放少许生姜于其上。

❸ 将红辣椒、蒜置于油中煎香，再将鱼和调料放在一起，加入少量的水混在一起煮，最后放入少量的黄酒、酱油和醋即可。

小贴士 如果想快速去鱼鳞，可先将鱼放入80℃的水中，烫大约10秒钟，再迅速放进一盆冷水里。如此一热一冷能让鱼鳞完全张开，就能够轻松去鱼鳞了。

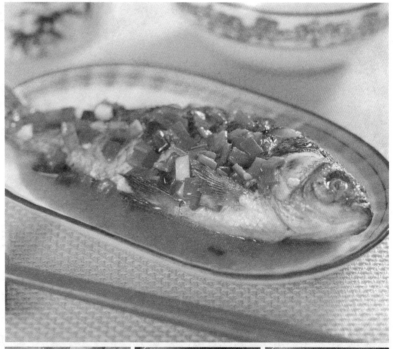

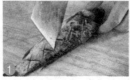
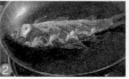
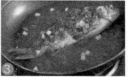

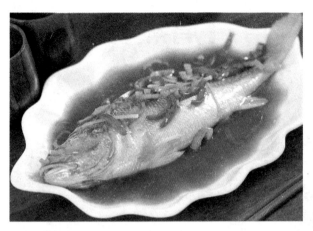

糖醋黄鱼

材料 黄鱼600克，青红椒丝各适量

调料 醋、盐、淀粉、白糖、料酒、姜丝、蒜蓉各适量

做法 ①将黄鱼治净，放入沸水中氽熟，取出放入盘中。②锅中注油烧热，放入蒜蓉爆香，加入白糖、醋及各种调料，烧至微滚时用淀粉勾芡，淋于黄鱼面上即可。

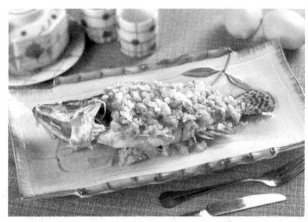

姜葱桂鱼

材料 桂鱼1条，姜60克，葱20克

调料 盐3克，味精、白糖各5克，鸡汤60克

做法 ①桂鱼治净；姜洗净切末；葱洗净切花。②锅中注适量水，待水沸时放入桂鱼煮至熟，捞出沥水装盘。③锅中油烧热，爆香姜末、葱花，调入鸡汤、盐、味精、白糖煮开，淋在鱼身上即可。

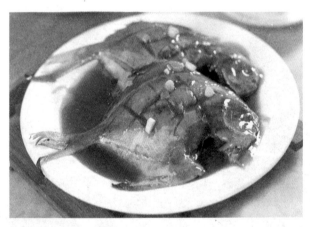

香煎银鲳鱼

材料 银鲳鱼2条

调料 葱花20克，姜片15克，盐5克，味精2克，白糖6克，花雕酒10克

做法 ①鱼宰杀治净，在鱼背两侧切花刀。②锅中注油烧热，放入宰杀好的鱼煎至两面金黄色，盛出。③锅中留少许油爆香葱花、姜片，调入其余调味料，再放入鱼煮入味即可。

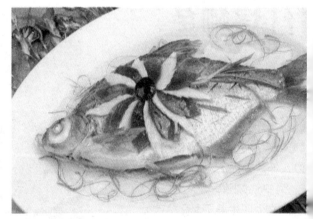

清蒸武昌鱼

材料 武昌鱼800克，火腿片30克

调料 味精2克，盐、胡椒粉各5克，料酒15克，姜片、葱丝各20克，鸡汤少许

做法 ①鱼治净，在鱼身两侧剞上花刀，撒上盐、料酒腌渍。②用油抹匀鱼身，火腿片与姜片置鱼身上，上笼蒸15分钟；锅中下鸡汤烧沸，加味精，起锅浇在鱼上，撒上胡椒粉、葱丝即可。

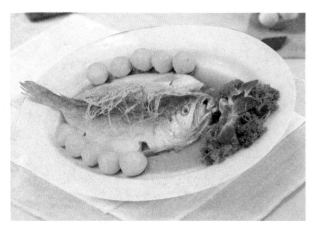

鱼丸蒸鲈鱼

材料 鲈鱼500克，鱼丸100克

调料 盐、酱油各4克，葱丝10克，姜丝8克

做法 ❶鲈鱼治净；鱼丸洗净，在开水中烫一下，捞出。❷用盐抹匀鱼的里外，将葱丝、姜丝填入鱼肚子并码在鱼肚上，将鱼和鱼丸一起放入蒸锅中蒸熟；再将酱油浇淋在蒸好的鱼身上即可。

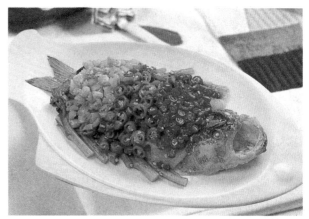

功夫鲈鱼

材料 鲈鱼600克，菜心150克，青红椒圈、泡椒段各100克

调料 盐6克，味精2克，酱油8克，料酒20克

做法 ❶鲈鱼治净，切块；菜心洗净。❷青红椒、泡椒加盐、味精、酱油、料酒腌渍；菜心焯水，捞出，放在盘里；油锅烧热，放鲈鱼块，加盐、料酒滑熟，倒上青红椒、泡椒，盛盘即可。

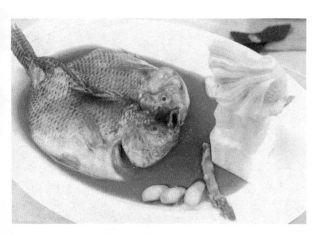

醋椒飘香鱼

材料 福寿鱼2条

调料 醋、姜片、花椒、白胡椒、熟猪油、清汤、料酒、盐各适量

做法 ❶福寿鱼治净，用开水略烫鱼身去腥。❷起油锅，放入姜片、花椒、白胡椒爆香，加入清汤、料酒、盐、醋炒成味汁，过滤出姜、花椒、白胡椒，福寿鱼装盘，淋上味汁，上锅蒸10分钟即可。

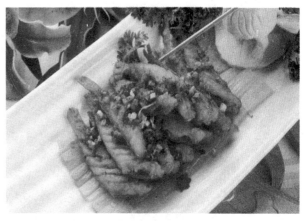

竹笋川丁鱼

材料 川丁鱼500克，竹笋200克

调料 青红椒、葱、盐、味精、五香粉各适量

做法 ❶川丁鱼洗净去内脏；竹笋洗净切长条；青红椒、葱洗净切末。❷竹笋下水烫熟摆盘；起油锅，放入川丁鱼煎至两面金黄，捞出放在竹笋上。❸热油，放入葱、青红椒，加入盐、味精、五香粉爆香，起锅盖在川丁鱼上即可。

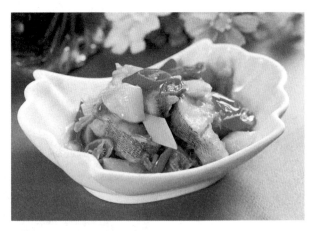

土豆烧鱼

材料 土豆、鲈鱼各200克，红椒1个

调料 盐、味精、胡椒粉、酱油、姜、葱各适量

做法 ① 土豆去皮，洗净切块；鲈鱼治净，切大块，用酱油稍腌；葱切丝，红椒切小块，姜切块。② 将土豆、鱼块放入烧热的油中炸熟，土豆炸至紧皮时捞出待用。③ 锅置火上加油烧热，爆香葱、姜，下入鱼块、土豆和调味料，烧入味即可。

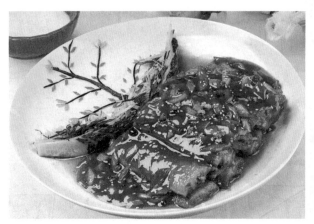

香味带鱼

材料 带鱼400克，青、红椒适量，白芝麻少许

调料 盐3克，味精2克，豆豉10克，海鲜酱50克，香油适量

做法 ① 青、红椒洗净切丁；带鱼治净后切段。② 油锅烧热，放入带鱼炸至金黄色，熟后捞出盛盘，余油烧热，放入海鲜酱、豆豉、青椒、红椒、白芝麻，加盐、味精、香油，炒匀后浇在带鱼上即可。

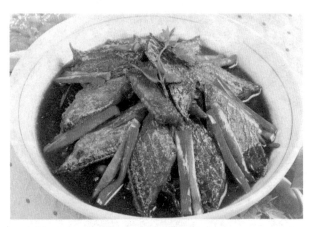

茶树菇烧带鱼

材料 茶树菇150克，带鱼350克，青、红椒少许

调料 盐3克，酱油8克，味精2克，香菜段少许

做法 ① 带鱼治净，切段，用酱油腌至入味；茶树菇洗净；青、红椒分别洗净，切丝。② 起油锅，下带鱼略炸，捞起控油；另起油锅，放入带鱼、茶树菇及青、红椒翻炒至熟，加适量清水焖3分钟，加盐、味精调匀，出锅后撒上香菜段。

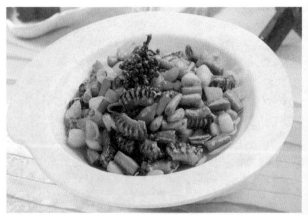

江湖油美鳝

材料 鳝鱼200克，大蒜20克，青、红椒各50克

调料 盐2克，味精1克，酱油、豆瓣酱各适量

做法 ① 鳝鱼治净，切段；大蒜去皮，掰成蒜瓣；青、红椒洗净，切段。② 锅置旺火上，油烧至七成热时，放入鳝段炒至断生，加入大蒜及青、红椒翻炒。③ 锅内注水烧开，加入酱油、豆瓣酱焖至入味，调入盐、味精，收汁后起锅装盘即成。

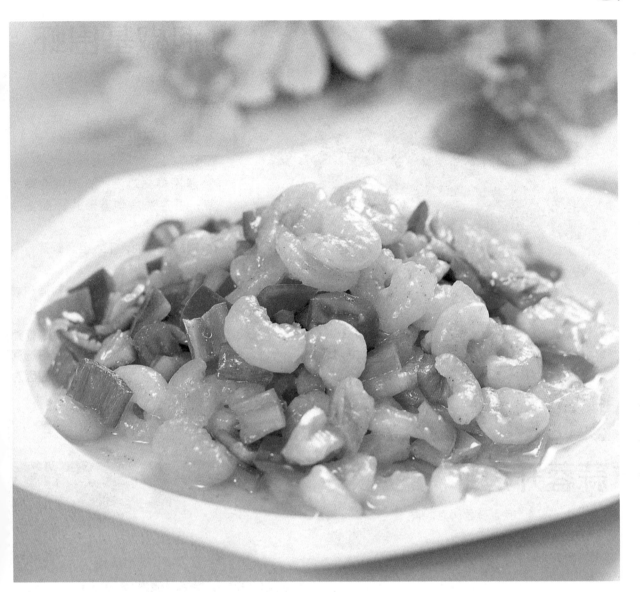

青红椒炒虾仁

材料 虾仁200克，青椒100克，红椒100克，鸡蛋1个

调料 味精少许，盐少许，胡椒粉少许，淀粉少许

做法

①青、红椒洗净，切丁备用；鸡蛋打散，搅拌成蛋液。②虾仁洗净，放入鸡蛋液、淀粉、盐码味后过油，捞起待用。③锅内留油少许，下青、红椒炒香，再放入虾仁翻炒入味，起锅前放入胡椒粉、味精、盐调味即可。

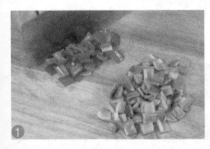

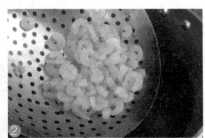

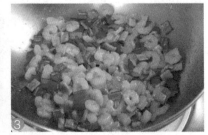

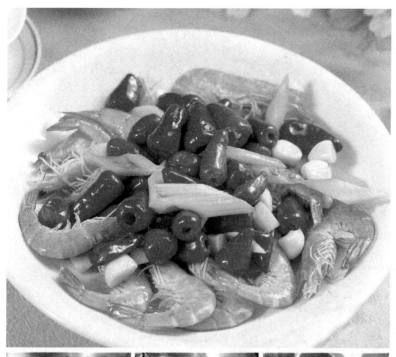

泡椒基围虾

材料 基围虾250克，泡椒150克，香芹10克

调料 姜、盐各5克，味精、鸡精各3克，料酒10克，咖啡糖适量

做法

① 基围虾先过沸水；泡椒洗净去蒂；香芹洗净切菱形片；姜洗净切片。

② 锅放少许油，下入姜、香芹、泡椒、基围虾翻炒。

③ 调入盐、味精、鸡精、料酒和咖啡糖，翻炒2分钟即可。

小贴士 选活虾时，虾身透明、虾壳光亮的虾最为新鲜。此外，最好选沉在池底的，浮上水面的虾大多是因为缺氧。

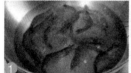 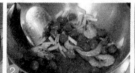 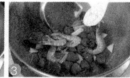

蒜蓉开边虾

材料 九节虾400克，蒜蓉50克，香菜适量

调料 精制油50克，盐、味精各适量

做法

① 九节虾治净，从头至尾用刀剖开，虾尾连着身体不能断。

② 净锅烧热，放油，下蒜蓉用小火略炒，炒出香味后盛在小碗内，加盐、味精拌匀。

③ 将开片虾依次呈"人"字形整齐地排列在盘中，把蒜蓉放在开片虾肉的表面，然后放进蒸笼里蒸约4分钟，熟后取出，在开片虾上放几根香菜装饰即成。

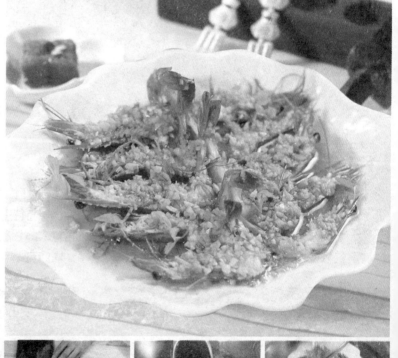

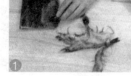 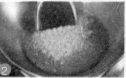 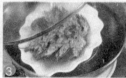

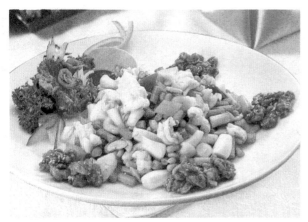

五仁粒粒香

材料 虾仁、核桃仁、腰果、松仁、花生各50克

调料 盐、白芝麻、葱、白糖、料酒各适量

做法 ❶核桃仁、腰果、松仁、花生洗净备用；虾仁用料酒腌渍片刻。❷油烧热，倒入虾仁、腰果、松仁、花生米，加盐，炒至断生后装盘。❸余油烧热，放白糖、核桃仁、白芝麻，炒至上色时摆盘。

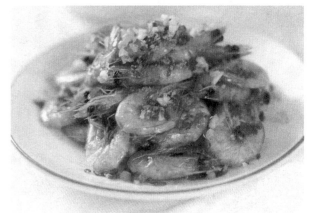

椒盐虾仔

材料 虾300克，辣椒面20克

调料 葱、姜、蒜、盐各5克，五香粉、生抽各3克

做法 ❶将虾治净；葱洗净切圈；姜洗净切末；蒜洗净剁蓉。❷将虾下入八成热的油温中炸干水分，捞出。❸将辣椒面、盐、五香粉制成椒盐，下入虾中，加入葱、姜、蒜炒匀即可。

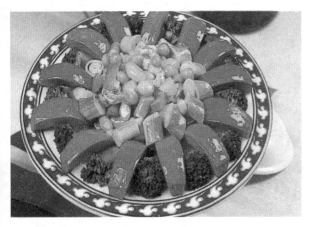

金瓜虾仁

材料 虾仁、金瓜块、胡萝卜丁、蟹柳各适量

调料 盐3克，水淀粉10克

做法 ❶金瓜焯水后摆盘；虾仁、蟹柳、胡萝卜均洗净。❷油锅烧热，将虾仁、蟹柳、胡萝卜同炒熟。❸调入盐炒匀，勾芡摆盘即可。

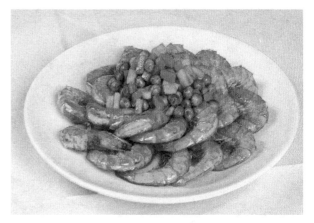

豌豆萝卜炒虾

材料 虾300克，豌豆60克，泡萝卜30克

调料 盐5克，香油8克，料酒5克，酱油3克

做法 ❶虾治净，加料酒、盐、酱油腌渍入味；豌豆洗净，入锅煮熟；泡萝卜洗净，切成小丁。❷油烧热，将虾炒至熟，捞出。❸原油锅烧热，倒入泡萝卜丁、豌豆翻炒至熟，然后加入虾和其余调料再炒几下，装盘即可。

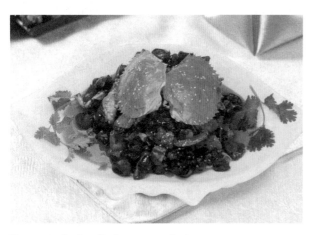

香橙辣子蟹

材料 蟹、香橙各2个，干红椒50克，白芝麻9克

调料 盐、料酒、胡椒粉、上汤、香油各适量

做法 ①蟹治净；香橙洗净后打成橙汁；干红椒切小段。②油锅烧热，下红辣椒炝锅后烹入料酒，注入上汤，放蟹肉，倒入橙汁同煮。③将熟时加入盐、胡椒粉，加盖稍焖后盛盘，撒上白芝麻，淋上香油便可。

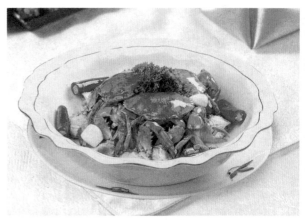

金牌口味蟹

材料 螃蟹1000克，红椒节、干淀粉、高汤各适量

调料 豆豉、蒜、料酒、豆瓣酱、糖、醋、盐各适量

做法 ①螃蟹治净斩块，撒上干淀粉抓匀，下热油锅炸至表面变红，捞出；蒜去皮洗净。②油烧热，将豆豉、红辣椒节、蒜子爆香，下蟹块，淋上料酒略炒，加入适量高汤，加入豆瓣酱、糖、醋、盐、大火烧开，转小火煮至入味，装盘即可。

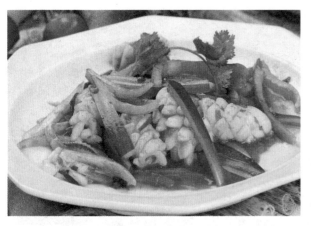

洋葱炒鱿鱼

材料 鱿鱼500克，洋葱1个，红辣椒2个

调料 郫县豆瓣酱10克，盐、白糖、五香粉各适量

做法 ①鱿鱼治净，切丝；洋葱洗净，切丝；红辣椒去蒂和籽，洗净，切丝；豆瓣酱剁碎。②锅置旺火上，加油烧热，放入红辣椒丝炒，下入郫县豆瓣酱炒香，再放入鱿鱼丝和洋葱丝一起炒熟。③加盐、白糖、五香粉调味，炒匀即可。

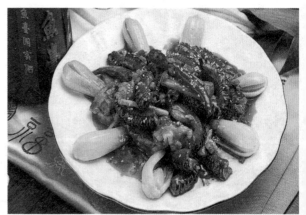

蜀香烧鳝鱼

材料 鳝鱼400克，上海青200克，熟白芝麻少许

调料 盐3克，酱油10克，红油少许，葱适量

做法 ①鳝鱼治净，切段；葱洗净，切花；上海青洗净，放入沸水中焯过排入盘中。②锅中注油烧热，放入鳝段炒至变色卷起，倒入酱油、红油炒匀。③炒至熟后，加入盐调味，起锅置于盘中的上海青上，撒上熟白芝麻、葱花即可。

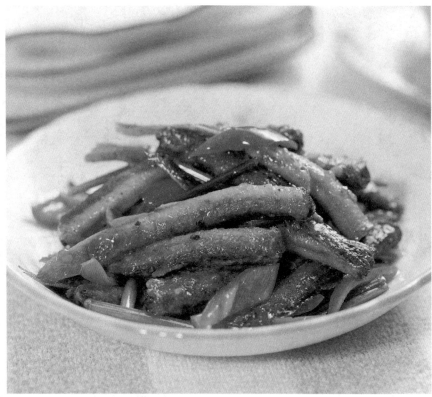
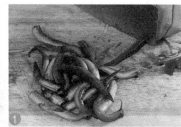
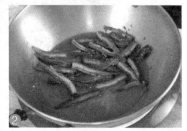
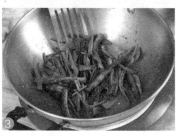

韭菜薹焖泥鳅

材料 泥鳅300克，韭菜薹100克，姜10克

调料 盐4克，辣椒酱10克，红椒1个

做法 ❶泥鳅治净；韭菜薹洗净切段；红椒去蒂、籽切块；姜去皮切丝。❷泥鳅入油锅中炸至表面金黄后捞出，锅中留少许油，爆香辣椒酱、姜丝，倒入泥鳅炒匀。❸再加入韭菜薹、红椒块，调入盐炒匀即可出锅。

三色鳝丝

材料 鳝鱼400克，青笋50克，香菇、火腿各30克

调料 盐4克，姜丝、葱丝、香油各10克

做法

❶鳝鱼治净，去骨取肉洗净切丝。

❷青笋、香菇、火腿洗净，均切成丝备用。

❸锅上火，炒香姜、葱丝，加入适量鲜汤，调入盐放入鳝丝及青笋丝、香菇丝、火腿丝炒入味，淋上香油即成。

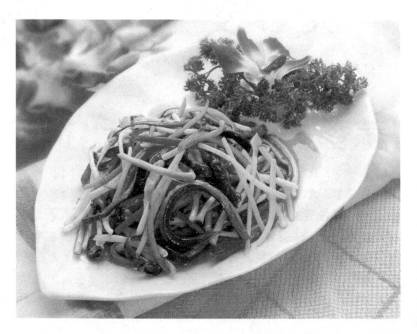

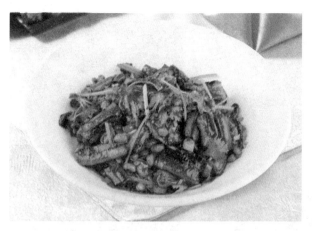

腊八豆香菜炒鳝鱼

材料 鳝鱼300克，腊八豆80克，香菜适量
调料 盐、辣椒酱、酱油、水淀粉各适量
做法 ①将鳝鱼治净，切段；香菜洗净，切段。②油锅烧热，放入腊八豆稍炸一下，再放入鳝鱼同炒，加盐、辣椒酱、酱油调味。③炒至快熟时，放入香菜略炒，再用水淀粉勾芡，装盘即可。

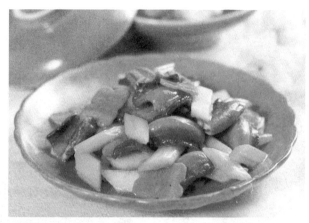

芹菜翠衣炒鳝片

材料 鳝鱼120克，西瓜皮150克，芹菜80克
调料 姜片、葱段、蒜蓉、盐、淀粉各适量
做法 ①鳝鱼治净，切片汆水；西瓜皮去外皮，洗净切条。②芹菜洗净，切段，热水中焯烫，捞起。③热油锅炒香姜片、蒜蓉及葱段，放入鳝片炒至半熟，放瓜皮、芹菜炒熟，加盐调味，淀粉勾芡后略炒即成。

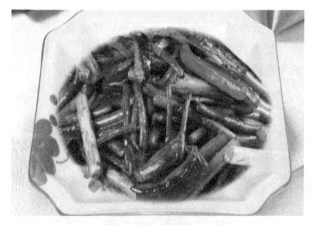

蒜香小炒鳝背丝

材料 鳝鱼250克，蒜薹200克，茶树菇100克
调料 红椒20克，盐、酱油、醋、水淀粉各适量
做法 ①将鳝鱼治净，切丝；蒜薹、茶树菇洗净，切段；红椒去蒂洗净，切条。②烧热油，放入鳝鱼翻炒，再放入蒜薹、茶树菇、红椒同炒，加盐、酱油、醋炒至入味。③待熟，用水淀粉勾芡，装盘即可。

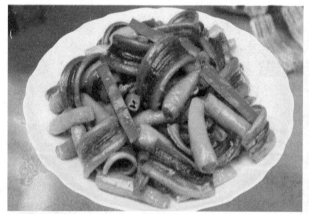

杭椒鳝片

材料 鳝鱼150克，杭椒80克，红椒15克
调料 生抽10克，盐3克，料酒8克
做法 ①鳝鱼治净，切成片，放入沸水中汆一下；杭椒洗净，切去头、尾；红椒洗净，切条。②炒锅上火，注油烧至六成热，下入鳝鱼炒至表皮微变色，加入杭椒、红椒炒匀。③再放盐、生抽、料酒，盛入盘中即可。

◆菌、豆、蛋类食物都含有十分丰富的蛋白质，尤其是食用菌。食用菌的特点为高蛋白，无胆固醇，无淀粉，低脂肪，低糖，多膳食纤维，多氨基酸，多维生素，多矿物质。食用菌集中了食品的一切良好特性，营养价值达到植物性食品的顶峰，所以我们要多吃这类食品。

菌豆蛋

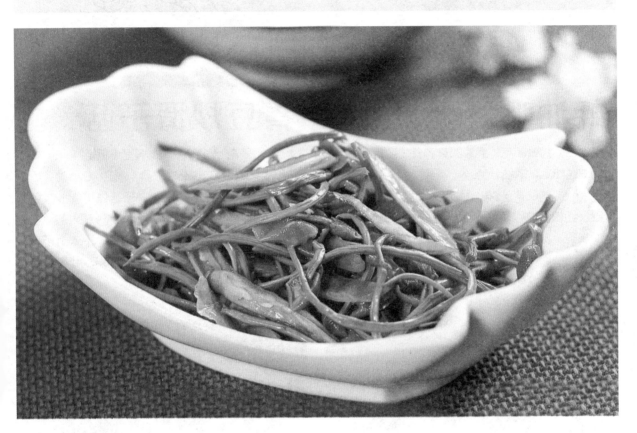

乌椒野山菌

材料 茶树菇500克，乌椒100克，姜10克，葱10克

调料 盐4克，味精2克，鸡精2克，蚝油10克，淀粉水10克

做法

❶将乌椒去蒂、去籽切片；姜去皮切成片；葱择洗干净切段。

❷茶树菇泡发洗净，放入沸水中稍烫，捞出沥干水分备用。

❸锅上火，油烧热，放入乌椒、姜片、葱段炒香，放入茶树菇，调入调味料，炒匀入味即成。

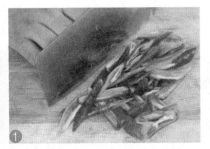
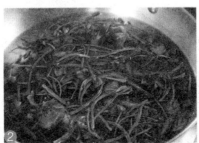
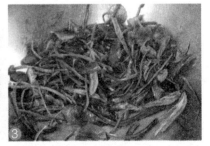

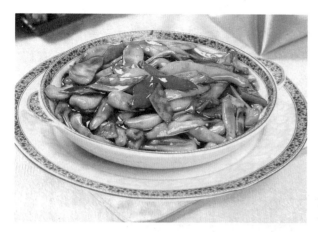

蚝油鸡腿菇

材料 鸡腿菇400克，蚝油20克，青、红椒各适量

调料 盐3克，老抽10克

做法 ①鸡腿菇洗净，用水焯过后，晾干待用；青椒、红椒洗净，切成菱形片。②炒锅置于火上，注油烧热，放入焯过的鸡腿菇翻炒，再放入盐、老抽、蚝油。③炒至汤汁收浓时，再放入青、红椒片稍炒，起锅装盘即可。

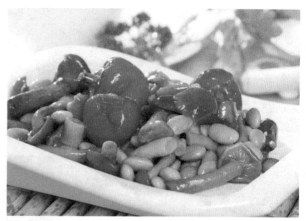

青豆炒滑子菇

材料 滑子菇150克，红椒、青豆各适量

调料 葱花、蒜末、酱油、盐、水淀粉、香油各适量

做法 ①红椒洗净切段；滑子菇先用清水泡10分钟，洗净，焯水；青豆洗净焯水。②锅里放适量的油，放入葱花、蒜末、红椒段煸香，下入滑子菇、青豆翻炒，调入酱油、盐，快出锅时用水淀粉勾芡，淋入香油即可。

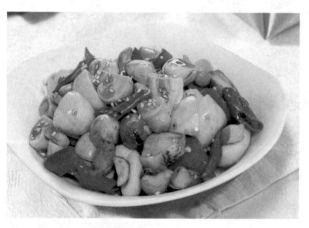

辣炒蘑菇

材料 蘑菇350克

调料 盐、味精、红油、红椒、熟芝麻各适量

做法 ①蘑菇洗净，切块；红椒洗净，切段。②油锅烧热，放入蘑菇块稍炒，加入红椒段翻炒至熟。③调入盐、味精、红油炒匀，撒上熟芝麻即可。

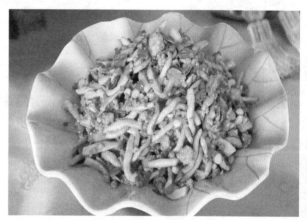

扎辣椒炒姬菇

材料 姬菇100克，扎辣椒50克

调料 盐5克，味精、香油各适量，葱5克

做法 ①姬菇择净，用水冲洗；葱洗净，切花。②炒锅加油烧热，放入姬菇拌炒3分钟，再加入扎辣椒一起炒匀。③最后加盐、味精、香油调味，起锅前撒葱花即可。

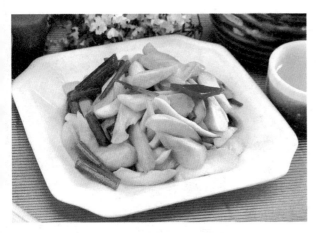

小瓜炒茶树菇

材料 云南小瓜250克，茶树菇50克

调料 盐、味精各2克，香油、酱油、辣椒各10克

做法 ❶ 云南小瓜洗净，切条；茶树菇洗净，切段；辣椒洗净，切片。❷ 锅置火上，放油烧至六成热，放辣椒片炒香，下入云南小瓜、茶树菇煸炒。❸ 放盐、味精、香油、酱油调味，盛盘即可。

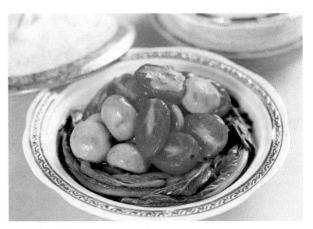

蘑菇炒圣女果

材料 菜心150克，圣女果100克，蘑菇100克

调料 盐3克，鸡精3克，白糖3克

做法 ❶ 蘑菇去蒂洗净；菜心择去黄叶，洗净；圣女果洗净对切。❷ 将菜心入沸水稍烫，捞出，沥干水分。❸ 净锅上火加油，下入蘑菇、圣女果翻炒，再下入菜心和所有调味料炒匀即可。

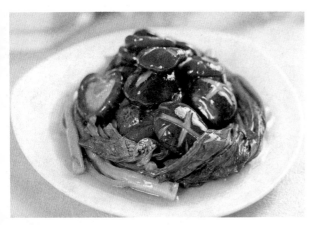

香菇蚝油菜心

材料 香菇200克，菜心150克

调料 鸡精3克，酱油5克，蚝油50克

做法 ❶ 香菇洗净，去蒂；菜心择去黄叶洗净。❷ 将菜心入沸水中余烫至熟。❸ 锅置火上，加入蚝油，下入菜心、香菇和所有调味料，一起炒入味即可。

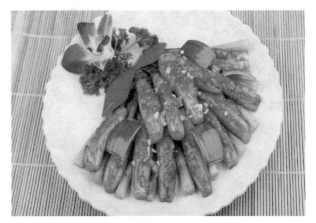

煎酿鸡腿菇

材料 鸡腿菇、菜心各200克

调料 蒜、姜、糖、蚝油、蘑菇汁各适量

做法 ❶ 鸡腿菇洗净掰成两半；菜心洗净，焯水摆盘；大蒜洗净切大块；姜洗净切末。❷ 起油锅，放入蒜末、姜末爆香，放入蘑菇汁、糖、蚝油熬汁。❸ 鸡腿菇下油锅煎熟，盖在菜心上，淋上味汁即可。

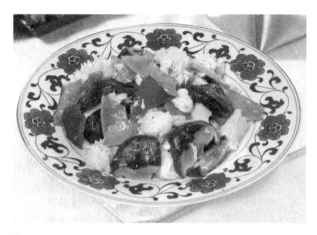

三鲜猴头蘑

材料 猴头菇150克，香菇100克，荷兰豆50克，红椒适量

调料 盐1克，鸡精3克，生抽6克

做法 ①猴头菇、香菇、红椒分别洗净，切块；荷兰豆去老筋洗净，切段。②油锅烧热，放入猴头菇、香菇、荷兰豆炒至断生，加入红椒翻炒至熟。③加入盐、鸡精、生抽调味，起锅盛盘即可。

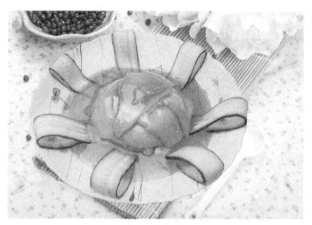

鸡汁百灵菇

材料 鸡汁、百灵菇各200克

调料 盐3克，味精1克，生抽8克，醋少许

做法 ①百灵菇洗净，切成薄片，用温水焯过后，晾干待用。②锅置于火上，注油烧热，加入鸡汁炒香后，再放入百灵菇、盐、生抽、醋翻炒。③汤收浓时，加入味精调味，起锅即可。

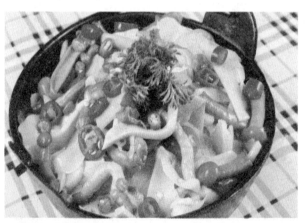

干锅素什锦

材料 平菇、滑子菇各150克，黄瓜200克，青、红椒少许

调料 盐2克，生抽8克，蒜5克

做法 ①平菇洗净，撕成小片；滑子菇洗净；黄瓜去皮洗净，切块；青、红椒洗净，切圈；蒜去皮，切末。②油锅烧热，下青、红椒及蒜末炒出香味，放入平菇、滑子菇、黄瓜炒熟。③加入盐、生抽调味，炒匀即可出锅装盘。

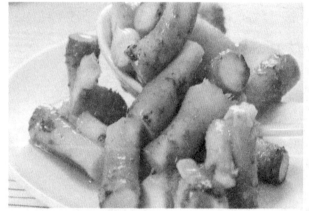

腌香菇柄

材料 香菇柄200克

调料 盐3克，辣椒油适量

做法 ①将香菇柄洗净，切去头尾。②锅置火上，加水烧沸，放入香菇柄焯熟，捞起，盛于碗中。③调入适量盐，拌匀，再倒入辣椒油，充分搅匀后即可食用。

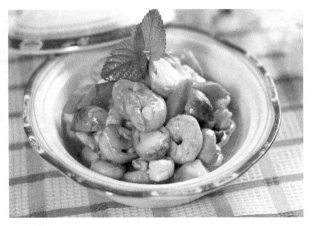

草菇虾仁

材料 虾仁300克，草菇150克，胡萝卜100克

调料 盐3克，胡椒粉、淀粉、料酒各适量

做法 ❶虾仁洗净后拭干，拌入调味料腌10分钟。❷草菇洗净，氽烫；胡萝卜去皮切片。❸将油烧至七成热，放入虾仁过油，待弯曲变红时捞出，余油倒出，另用油炒胡萝卜片和草菇，然后将虾仁回锅，加入调味料炒匀，盛出即可。

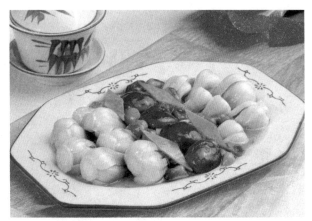

双菇扒菜胆

材料 菜胆300克，香菇、草菇各20克

调料 盐、味精、葱末、姜末、蒜末、胡椒粉、料酒、香油、水淀粉各适量

做法 ❶菜胆洗净烫熟，沥水装盘；香菇、草菇泡发洗净，均焯水备用。❷锅中油烧热，放入葱、姜、蒜炒香，加入香菇、草菇，调入调味料炒匀，用水淀粉勾芡，盛出摆在菜胆上，淋上香油。

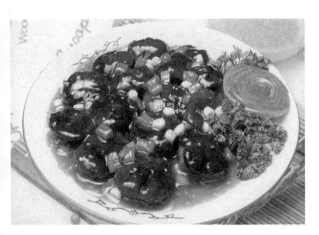

玉米烧香菇

材料 香菇75克，玉米粒50克，青、红椒各50克

调料 盐、米酒、高汤各适量

做法 ❶青、红椒洗净切碎；玉米粒洗净备用。❷香菇洗净，用温水泡发后去梗。❸炒锅上火注油烧热，放入玉米粒、香菇、盐和高汤烧至五成熟，加入青、红椒翻炒均匀，烹入米酒即可。

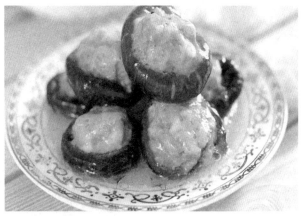

香菇肉丸

材料 香菇、蛋清、虾仁、肉末各适量

调料 淀粉15克，盐5克，姜汁10克，水淀粉、料酒各12克，高汤100克

做法 ❶香菇洗净；虾仁剁成泥；肉末与虾泥加蛋清、淀粉、盐、姜汁、料酒做成肉丸。❷肉丸包入香菇里后放入微波炉烹熟，取出，用高汤和淀粉勾芡，淋在香菇肉丸上即可。

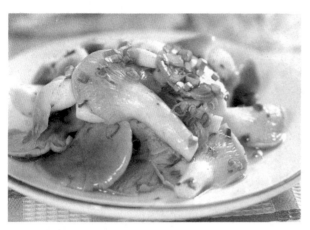

红油桂珍菇

材料 桂珍菇300克，红油20克

调料 葱花2克，盐5克，味精3克

做法 ①桂珍菇洗净，放入沸水中焯烫后捞出，盛入盆内。②盆内加入红油、葱花、盐、味精一起拌匀。③将拌好的桂珍菇装盘即可。

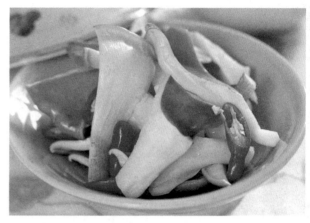

泡辣猪肚菇

材料 鲜猪肚菇300克，泡红辣椒20克

调料 泡辣椒盐水2000克，白糖、醪糟各100克，红糖、白酒、白菌各50克

做法 ①猪肚菇洗净，捞出掰块，焯熟。②将泡辣椒盐水、白糖、醪糟、红糖、白酒、白菌和泡红辣椒放在同一盆内调匀，装入坛内，加入猪肚菇，盖上坛盖，泡制1~2天即可食用。

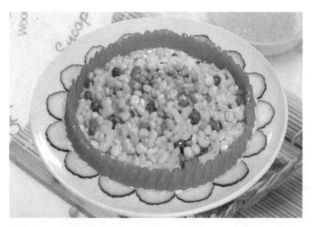

玉米炒豌豆

材料 松子仁、豌豆、玉米粒、鱼肉各200克，胡萝卜100克

调料 盐3克，料酒、淀粉各适量

做法 ①鱼肉洗净剁碎，放入料酒、盐、淀粉拌匀；胡萝卜洗净切成丁；松子仁、豌豆、玉米粒洗净。②油烧热，下入鱼肉划散，出锅沥油。③锅烧热，放入豌豆、胡萝卜粒、玉米粒同炒，再加入鱼肉、松子仁、盐翻炒，装盘。

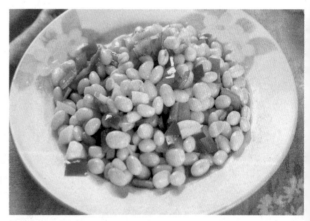

红椒黄豆

材料 黄豆400克，红辣椒、青辣椒各2个

调料 盐5克，鸡精3克，蒜片、姜末各适量

做法 ①红辣椒、青辣椒洗净后切丁。②锅中水煮开后，放入黄豆过水煮熟，捞起沥水。③锅中留油，放入蒜片、姜末爆香，加入黄豆、红辣椒、青辣椒炒熟，调入盐、鸡精炒匀即可。

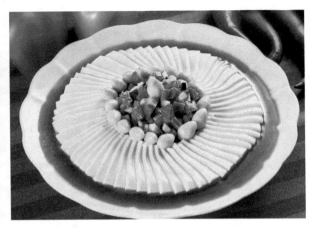

特色千叶豆腐

材料 山水豆腐2盒，白果50克，红椒角5克，菜心粒、叉烧粒、冬菇粒各10克

调料 糖、生抽、蒜蓉各5克，盐3克

做法 ❶将豆腐洗净切薄片，摆成圆形，入锅用淡盐水蒸熟；白果洗净。❷锅中油烧热，爆香蒜蓉，加入白果、叉烧粒、红椒角、菜心粒、冬菇粒，调入糖、盐、生抽炒匀即可。

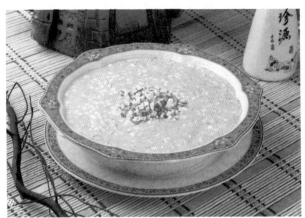

蟹黄豆花

材料 豆腐200克，咸蛋黄、蟹柳各50克

调料 盐3克，蟹黄酱适量

做法 ❶豆腐洗净切丁，装盘；咸蛋黄捣碎；蟹柳洗净，入沸水烫熟后切碎。❷油锅烧热，放入咸蛋黄、蟹黄酱略炒，调入盐炒匀，出锅盛在豆腐上。❸豆腐放入蒸锅蒸10分钟，取出，撒上蟹柳碎即可。

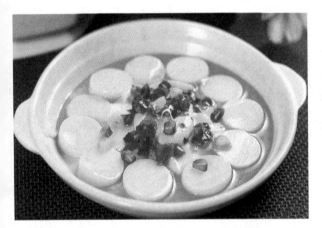

鸡蛋蒸日本豆腐

材料 鸡蛋1个，日本豆腐200克，剁辣椒20克

调料 盐、味精各3克

做法 ❶取出豆腐切成2厘米厚的段。❷将切好的豆腐放入盘中，打入鸡蛋置于豆腐中间，撒上盐、味精。❸将豆腐与鸡蛋置于蒸锅上，蒸至鸡蛋熟，取出；另起锅置火上，加油烧热，下入剁辣椒稍炒，淋于蒸好的豆腐上即可。

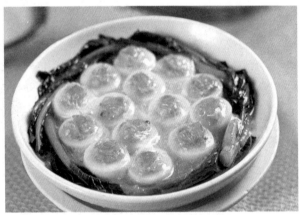

百花蛋香豆腐

材料 日本豆腐、虾胶、蛋黄、菜心各适量

调料 白糖1克，盐3克，淀粉15克

做法 ❶日本豆腐切圆筒，中间挖空；蛋黄切粒。❷将白糖、盐加入虾胶里，搅匀后酿在挖空的豆腐中间，将蛋黄放在虾胶上，蒸熟后将豆腐取出；菜心焯熟，围在豆腐周围；水烧开，放入余下调味料，用淀粉勾芡后淋入盘中即可。

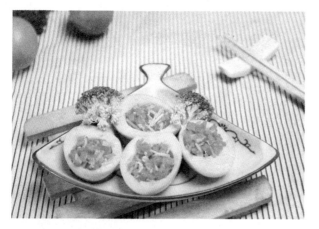

鸡蛋盒

材料 鸡蛋2个，火腿、金针菇、胡萝卜各50克

调料 盐3克，味精1克，香油少许

做法 ① 鸡蛋煮熟去壳，用刀对半切开，去蛋黄；火腿、金针菇、胡萝卜洗净均切成碎末。② 锅内油烧热，下火腿丁、金针菇、胡萝卜翻炒至熟，调味后盛起，将炒熟的食材放入去掉蛋黄的鸡蛋中，再放入蒸锅蒸熟，取出淋上香油即可。

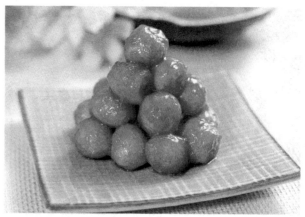

茄汁鹌鹑蛋

材料 鹌鹑蛋12个

调料 番茄汁20克，盐、淀粉各适量，白糖3克

做法 ① 鹌鹑蛋放入沸水中煮熟，捞出后入冷水中浸冷，剥壳。② 将剥壳的鹌鹑蛋裹上淀粉，放入油锅中炸至金黄色，捞出沥油。③ 锅上火，加油烧热，下入番茄汁，加盐、白糖翻炒至糖溶，加入炸好的鹌鹑蛋，炒至番茄汁裹在鹌鹑蛋上即可。

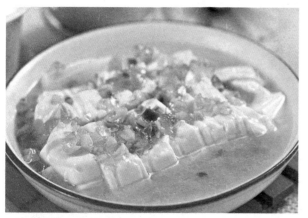

皮蛋豆腐

材料 皮蛋1个，豆腐1盒

调料 盐4克，味精2克，鸡汤、葱各15克，香油5克

做法 ① 豆腐取出，切成丁，装入盘中放入蒸锅蒸熟后取出；葱洗净切花。② 皮蛋去壳，加葱花、盐、味精、香油拌匀。③ 将拌好的皮蛋淋在切好的豆腐上，淋入鸡汤即可。

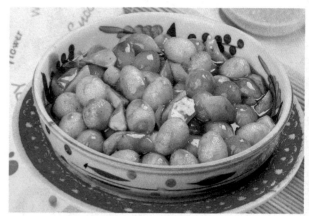

鱼香鹌鹑蛋

材料 黄瓜、鹌鹑蛋各适量

调料 盐、胡椒粉、红油、料酒、生抽、水淀粉各适量

做法 ① 黄瓜洗净切块；鹌鹑蛋煮熟，去壳放入碗内，加黄瓜，调入生抽和盐，放入锅蒸10分钟取出。② 炒锅置火上，加料酒烧开，加盐、红油、胡椒粉，勾薄芡后淋入碗中即可。

◆汤品因其保健功效和营养功能越来越受到人们的欢迎，有专家指出，中午喝汤所吸收的热量最低，所以喝汤的最好时间是中午。"饭前先喝汤，胜过良药方。"一般来说，喝汤最好是饭前喝，因为饭前喝汤可以促进人的消化和吸收，保护消化器官，减少能量的摄入，保持身体健康。

汤

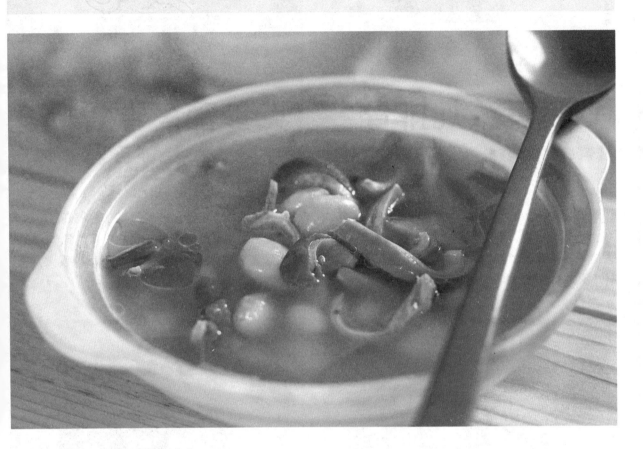

白果煲猪肚

材料 猪肚300克，白果30克，葱15克，姜10克

调料 高汤600克，盐20克，料酒10克，生粉30克

做法

1 猪肚用盐和生粉抓洗干净，重复2 3次后冲洗干净切条；葱洗净后切段；姜去皮洗净后切片。

2 将猪肚和白果放入锅中，加入适量水煮20分钟，捞出沥干水分。

3 将所有材料一同放入瓦罐内，加入高汤及料酒，小火烧煮至肚条软烂，加入盐调味即可。

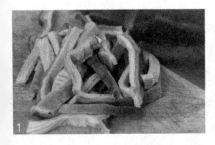
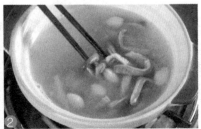
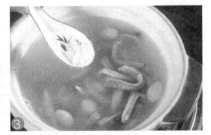

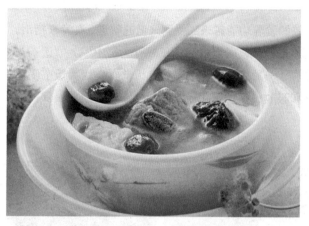

双枣莲藕炖排骨

材料 莲藕600克，排骨250克，红枣10颗，黑枣10颗

调料 盐6克

做法 ❶排骨洗净斩件，氽烫，去浮沫，捞起冲净。❷莲藕削皮，洗净，切成块；红枣、黑枣洗净去核。❸将所有材料盛入锅内，加适量水，煮沸后转小火炖煮约60分钟，加盐调味即可。

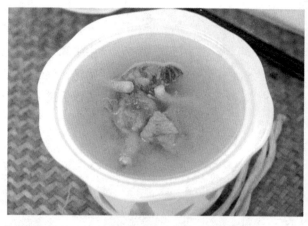

党参蜜枣脊骨汤

材料 脊骨150克，党参、蜜枣各适量

调料 盐3克

做法 ❶脊骨洗净，斩件；党参洗净，泡发切段；红枣洗净，切开去核。❷锅加水烧开后，放入脊骨煲尽血水，倒出洗净。❸将脊骨、党参、蜜枣放入砂煲，注入适量水，猛火煲沸后改慢火煲3小时，加盐调味即可。

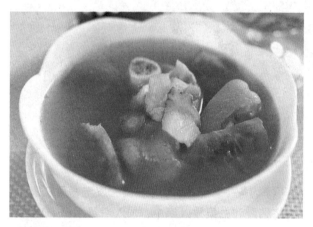

猪蹄炖牛膝

材料 猪蹄1只，牛膝15克，大西红柿1个

调料 盐3克

做法 ❶猪蹄洗净，剁成块，放入沸水氽烫，捞起冲净。❷西红柿洗净，在表皮轻划数刀，放入沸水烫到皮翻开，捞起去皮，切块；牛膝洗净。❸将备好的材料一起放入汤锅中，加适量水，以大火煮开后转小火炖煮1小时，加盐调味即可。

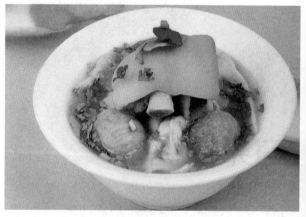

无花果蘑菇猪蹄汤

材料 猪蹄1只，蘑菇150克，无花果30克

调料 盐适量

做法 ❶将猪蹄洗净，切块，氽水；蘑菇洗净撕条；无花果洗净。❷汤锅里加入适量水，下入猪蹄、蘑菇、无花果煲至熟，加盐调味即可。

黑木耳猪尾汤

材料 猪尾100克，生地、黑木耳各少许
调料 盐2克
做法
❶ 猪尾洗净，斩成段；生地洗净，切段；黑木耳泡发洗净，撕成片。
❷ 净锅上水烧开，下入猪尾氽透，捞起洗净。
❸ 将猪尾、黑木耳、生地放入炖盅，加入适量水，大火烧开后改小火煲2小时，加盐调味即可。
小贴士 黑木耳最好用15～25℃的水温浸泡八小时左右，就能吸足水分充分泡发。

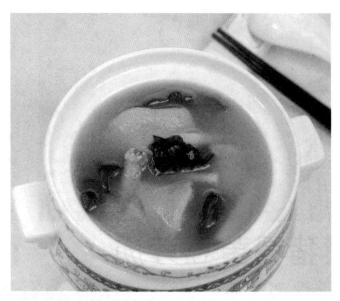

金银花蜜枣煲猪肺

材料 猪肺200克，蜜枣2颗，金银花适量
调料 盐、鸡精各适量
做法
❶ 猪肺洗净，切成小块；蜜枣洗净，去核；金银花洗净。
❷ 净锅上水烧开，氽去猪肺上的血渍后捞出，清洗干净。
❸ 将猪肺、蜜枣放进瓦煲，加入适量水，大火烧开后放入金银花，改小火煲2小时，加盐、鸡精调味即可。

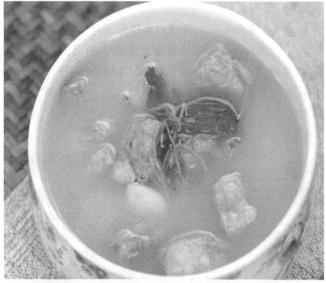

薏米猪蹄汤

材料 薏米200克，猪蹄2只，红枣5克
调料 葱段、姜片盐、料酒、胡椒粉各适量
做法
❶ 将薏米去杂质后洗净，红枣泡发。
❷ 猪蹄刮净毛，洗净，斩件，下沸水锅内氽水，捞出沥水。
❸ 将薏米、猪蹄、红枣、葱段、姜片、料酒放入锅中，注入清水，烧沸后改用小火炖至猪蹄熟烂，拣出葱、姜，加入胡椒粉和盐调味，出锅即可。

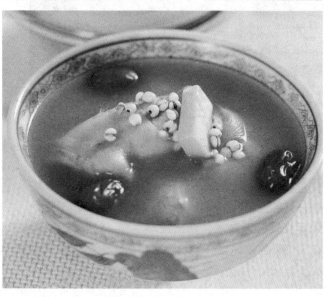

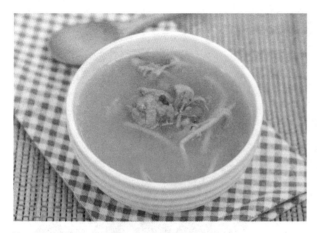

猪骨黄豆芽汤

材料 猪骨200克，黄豆芽50克

调料 盐3克

做法 ①猪骨洗净，斩块；黄豆芽洗净。②锅入水烧开，放入猪骨，去除表面血渍后，捞出洗净。③将猪骨放入瓦煲内，注入清水，以大火烧开，再用小火炖煮2小时，放入黄豆芽煮片刻，加盐调味即可。

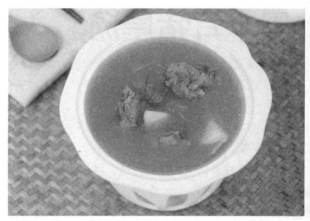

土豆西红柿脊骨汤

材料 土豆、西红柿各1个，脊骨150克，红枣适量

调料 盐3克

做法 ①土豆去皮，洗净切大块；西红柿洗净，切小瓣；脊骨洗净，斩件；红枣洗净，泡发切开。②砂煲入水烧开，将脊骨放入，煲尽血水，倒出洗净。③将脊骨、土豆、红枣放入砂煲中，注入水，以大火烧开，放入西红柿，改小火煲煮1小时，加盐调味即可。

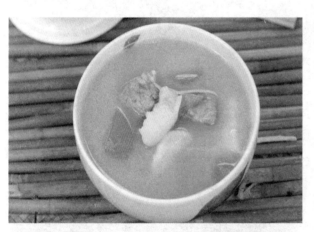

胡萝卜红薯猪骨汤

材料 猪骨100克，胡萝卜、红薯各150克

调料 盐适量

做法 ①猪骨洗净，斩开成块；胡萝卜洗净，切块；红薯去皮，洗净切块。②锅入水烧开，下猪骨汆烫至表面无血水，捞出洗净。③将猪骨、胡萝卜、红薯放入炖盅，注入清水，以大火烧开，改小火煲2小时，加盐调味即可。

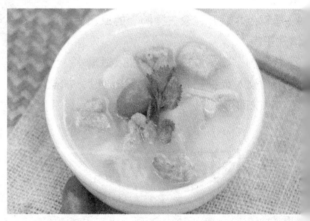

白萝卜青榄猪肺汤

材料 猪肺200克，白萝卜150克，青榄1个

调料 盐3克

做法 ①猪肺洗净，切块；白萝卜洗净，切块；青榄洗净。②锅注水烧开，下猪肺滚尽血渍，捞出洗净。③将猪肺、白萝卜、青榄放入瓦煲内，注入清水，大火烧开，再用小火煲煮5小时，加盐调味即可。

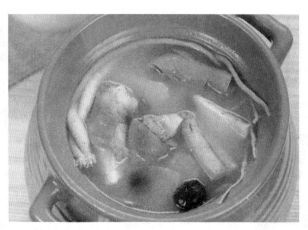

淮山药羊肉汤

材料 羊肉400克，淮山药、人参、红枣、枸杞各
20克

调料 盐5克，鸡精3克

做法 ❶羊肉洗净，切件，汆水；淮山药洗净，
去皮，切块；人参洗净；红枣、枸杞洗净，浸泡。
❷炖锅中放入羊肉、淮山药、人参、红枣、枸
杞，加适量清水。❸炖锅置于火上，大火炖2小
时，调入盐和鸡精即可。

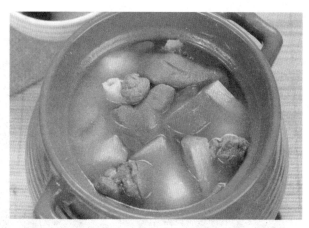

胡萝卜竹蔗羊肉汤

材料 羊肉350克，竹笋、甘蔗、胡萝卜各50克

调料 盐、鸡精各5克

做法 ❶羊肉洗净，切件，汆水；竹笋去壳，洗
净，切块；甘蔗去皮，洗净，切段；胡萝卜洗净，
切块。❷将羊肉、竹笋、甘蔗、胡萝卜放入炖盅，
加入适量水。❸锅中注水，烧沸，放入炖盅隔水炖
熟，加入盐和鸡精调味即可。

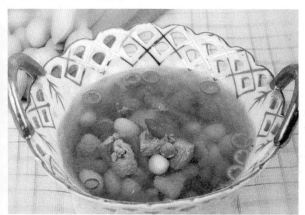

银杏青豆羊肉汤

材料 羊肉250克，银杏30克，青豆10克

调料 盐、高汤各适量

做法 ❶将羊肉洗净，切丁；银杏、青豆洗净备
用。❷炖锅上火，倒入高汤，下入羊肉、银杏、青
豆，以大火烧沸后转小火煲至熟，调入盐即可。

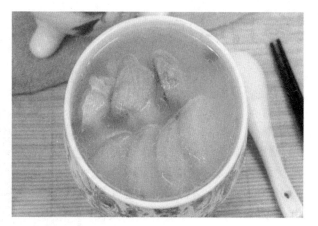

节瓜鸡肉汤

材料 鸡肉250克，节瓜100克，枸杞15克

调料 盐5克，鸡精3克

做法 ❶鸡肉治净，切块，汆水；节瓜去皮，洗净
切块；枸杞洗净，泡发。❷炖锅中注入适量水，放
入鸡肉、节瓜、枸杞，大火煲沸后转小火慢炖5小
时。❸加入盐和鸡精调味，出锅即可。

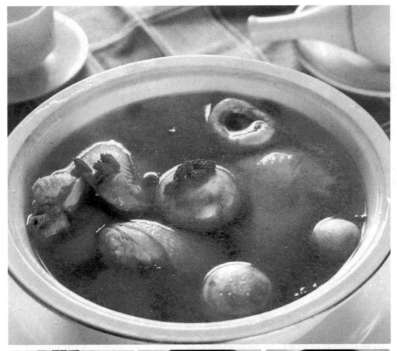

清炖鸡汤

材料 鸡肉350克，蘑菇80克，枸杞10克，葱2根，姜1块

调料 盐8克，胡椒粉、料酒、香油各5克，味精3克

做法

① 将鸡肉洗净后剁成大块；蘑菇去蒂洗净；葱洗净切段；姜洗净切片备用。

② 锅中注水煮沸，下入鸡块汆烫后捞出，沥干水分。

③ 锅中烧水，放入香油、姜片煮沸后下入鸡块、蘑菇，调入胡椒粉、料酒炖煮约40分钟，再放入枸杞煮20分钟，放入盐和味精，撒入葱段即可。

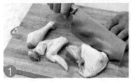
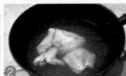
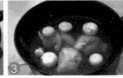

参片鸡汤

材料 人参片25克，红枣8颗，鸡腿1只

调料 盐1小匙

做法

① 鸡腿洗净剁块；人参片、红枣洗净。

② 鸡块放入沸水中汆烫，捞起冲净。

③ 鸡肉、参片，红枣一起盛入锅中，加7碗水以大火煮开，转小火慢炖60分钟；加盐调味即成。

小贴士 新鲜的鸡腿皮呈淡白色，肌肉结实而有弹性，干燥无异味，用手轻轻按压能够很快复原；而不新鲜的鸡腿肌肉松软，色泽较暗，有轻度异味，用手按压能留下明显的痕迹。

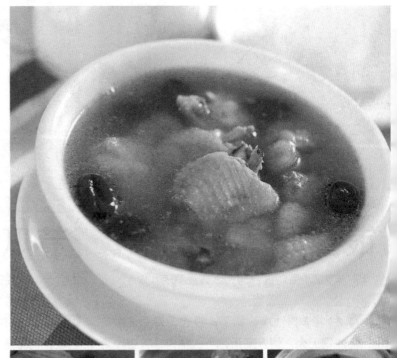

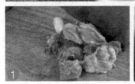
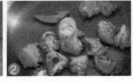
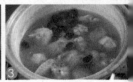

茸芪煲鸡汤

材料 鸡肉500克，猪瘦肉300克，鹿茸20克，黄芪20克，生姜10克

调料 盐5克，味精3克

做法

1. 将鹿茸片放置清水中洗净；黄芪洗净；生姜去皮，切片；猪瘦肉洗净，切成厚块。

2. 将鸡洗净，斩成块，放入沸水中汆去血水后捞出。

3. 锅内注入适量水，下入所有原材料，大火煲沸后再改小火煲3小时，调入盐、味精即可。

小贴士 黄芪一般呈淡棕色或黄色，上短粗下渐细的圆锥形，表面有皱纹及横向皮孔，质坚韧，味微甜。

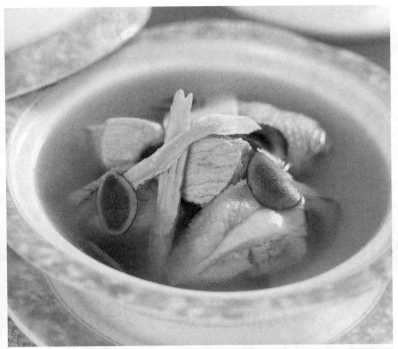

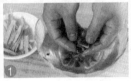
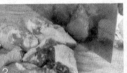
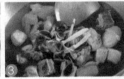

百合乌鸡汤

材料 乌鸡1只，生百合30枚，白粳米适量

调料 葱5克，姜4克，盐6克

做法

1. 将乌鸡洗净斩件；百合洗净；姜洗净切片；葱洗净切段；白粳米淘洗干净。

2. 将乌鸡放入锅中汆水，捞出洗净。

3. 锅中加适量清水，下入乌鸡、百合、姜片、白粳米炖煮2小时，下入葱段，加盐调味即可。

小贴士 选购乌鸡时，要挑全身毛松散柔软，雪白光亮；全身皮肤和肉均为黑色；骨膜漆黑发亮，骨质暗乌的肉质才鲜美。

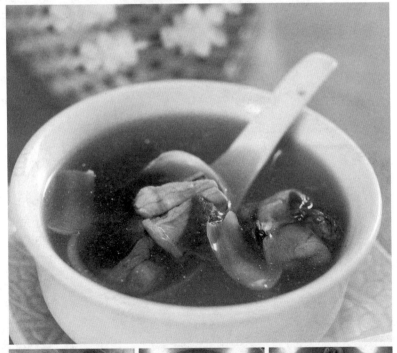

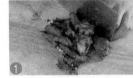
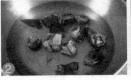
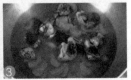

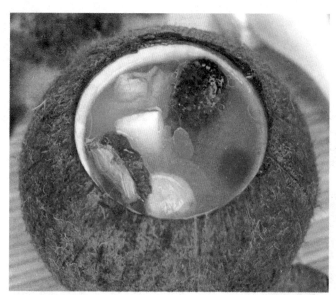

椰盅乌鸡汤

材料 乌鸡300克，板栗、山药、枸杞各适量，椰子1个

调料 盐4克，鸡精3克

做法

1. 乌鸡治净，斩件，氽水；板栗去壳；山药洗净去皮，切块；枸杞洗净，浸泡。

2. 椰子洗净，顶部切开，倒出椰汁，留壳备用。

3. 乌鸡、板栗、山药、枸杞放入锅中，加椰汁慢炖2小时，调入盐和鸡精，盛入椰盅即可。

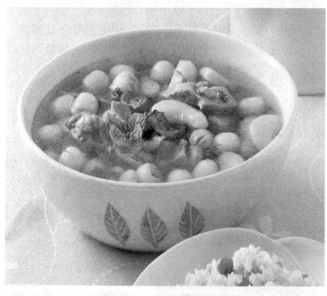

扁豆莲子鸡汤

材料 扁豆100克，莲子40克，鸡腿300克，丹参、山楂、当归尾各10克

调料 盐2克，米酒10克

做法

1. 全部药材放入棉布袋与1500克清水、鸡腿、莲子置入锅中，以大火煮沸，转小火续煮45分钟备用。

2. 扁豆洗净沥干，放入锅中与其他材料混合，续煮15分钟至扁豆熟软。

3. 取出棉布袋，加入盐、米酒后关火即可食用。

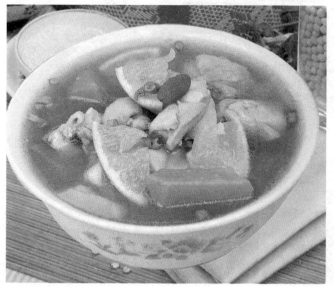

橙子当归鸡煲

材料 橙子、南瓜各100克，鸡肉175克，当归6克

调料 盐、白糖各3克

做法

1. 将橙子、南瓜洗净切块；鸡肉洗净斩块氽水；当归洗净备用。

2. 煲锅上火倒入水，下入橙子、南瓜、鸡肉、当归煲至熟，调入盐、白糖即可。

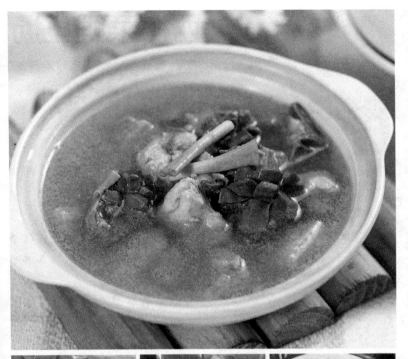

清炖鸭汤

材料 净鸭肉250克，净鸭肾1个，葱白5克，生姜块3克

调料 猪油50克，味精2克，黄酒15克，盐5克

做法

① 将鸭肉洗净，切成块；鸭肾剖开，去掉黄皮和杂物，洗净，切成4块；生姜块洗净，拍松待用；葱白洗净，切段。

② 汤锅置旺火上，下入猪油烧热，放入鸭块、鸭肾、葱白、生姜块，爆炒5分钟，待鸭块呈金黄色时，倒入黄酒，翻炒5分钟，起锅盛入砂锅内。

③ 在砂锅内加入清水750克，置小火上清炖3个小时，然后放入盐、味精调味即可。

冬笋鸭块

材料 冬笋500克，母鸭1只（约1000克），火腿肉25克

调料 料酒、盐、生姜、味精各适量

做法

① 母鸭治净，斩成小块。

② 将冬笋剥壳洗净，切成骨牌块；火腿肉洗净切片；生姜洗净切末。

③ 炒锅置旺火上，放入植物油烧热，将姜末炒出香味，投入鸭块翻炒，加入料酒和冬笋块一同翻炒，再添入适量的水和火腿肉片，煮约40分钟后调入味精、盐即可出锅。

小贴士 要选择笋身为土黄色，上面的皮要紧紧包住、按一下不要有空鼓，根部用指甲很轻松就能掐得动的才新鲜。

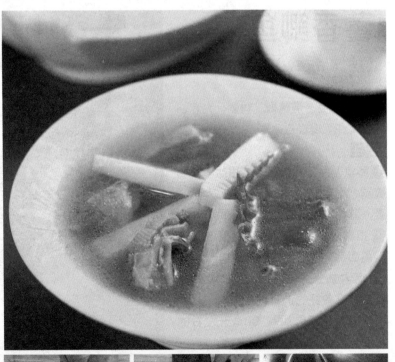

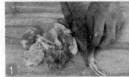

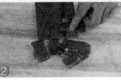

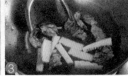

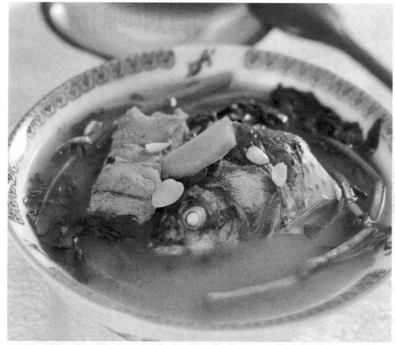

西洋菜鲤鱼汤

材料 西洋菜、龙骨、鲤鱼各200克，瘦肉100克，南杏10克，红枣、生姜各5克

调料 盐5克，味精3克

做法

① 鲤鱼去鳞、内脏，斩段；西洋菜洗净；南杏洗净；红枣洗净，去核；生姜洗净切片。

② 瘦肉洗净，切成厚块；龙骨洗净斩段；将瘦肉、龙骨一起放入沸水中余水。

③ 将适量清水放入瓦煲内，烧沸后加入所有原材料，大火煲滚后改用小火煲2小时，加盐、味精调味即可。

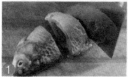
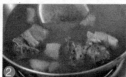
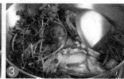

藿香鲫鱼

材料 藿香5克，鲫鱼1条（500克左右）

调料 泡姜、泡辣椒、料酒、大葱、姜、蒜和豆瓣酱各适量。

做法

① 鲫鱼两面都开小刀口，用盐和料酒腌制15分钟；泡姜、泡辣椒、大葱、姜、蒜切好放盘中备用，藿香切碎。

② 把腌好的鱼放入油锅内煎下，煎至两面都变色后捞起。

③ 锅内加入适量的油，加入豆瓣酱，将准备好的调料倒入锅内一起炒出香味后，锅内加入100毫升左右的水即可。

④ 将煎好的鱼放入锅中，煮3~4分钟。

⑤ 待鱼煮熟后即可将鱼起锅，放入盘中即可。

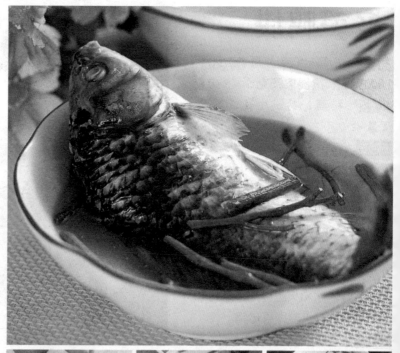

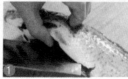
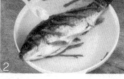
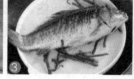

马蹄红枣牛骨汤

材料 牛排骨250克，马蹄100克，红枣、枸杞、陈皮各适量

调料 盐少许

做法

① 牛排骨洗净，斩块，入沸水汆烫，捞出后用凉水冲净；马蹄去皮洗净；红枣、枸杞洗净浸软；陈皮洗净浮尘。

② 将所有原材料放入汤锅中，加水煮沸后用中火炖1～2小时。

③ 最后加入盐，搅匀即可。

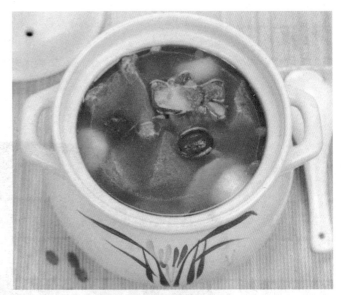

胡萝卜煲牛尾

材料 牛腩、牛尾各150克，白萝卜、胡萝卜各适量

调料 盐、胡椒粉各少许

做法

① 牛腩洗净，切块；牛尾去毛洗净，切段；白萝卜、胡萝卜分别去皮洗净，切块。

② 汤锅加入适量清水，下入所有原材料，先用大火烧沸，再转小火慢慢煲熟。

③ 加入盐、胡椒粉调味即可。

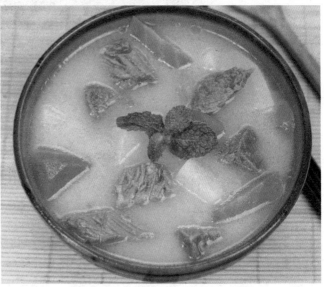

胡萝卜山药羊肉煲

材料 山药200克，羊肉125克，胡萝卜75克

调料 清汤适量，盐5克

做法

① 将山药去皮，洗净切块；羊肉洗净，切块汆水；胡萝卜去皮，洗净切块备用。

② 煲锅上火倒入清汤，下入山药、羊肉、胡萝卜，煲熟后调入盐即可。

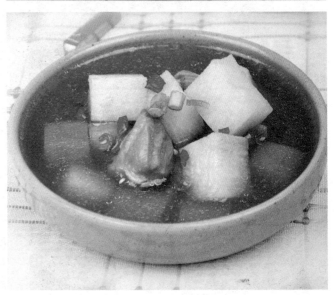

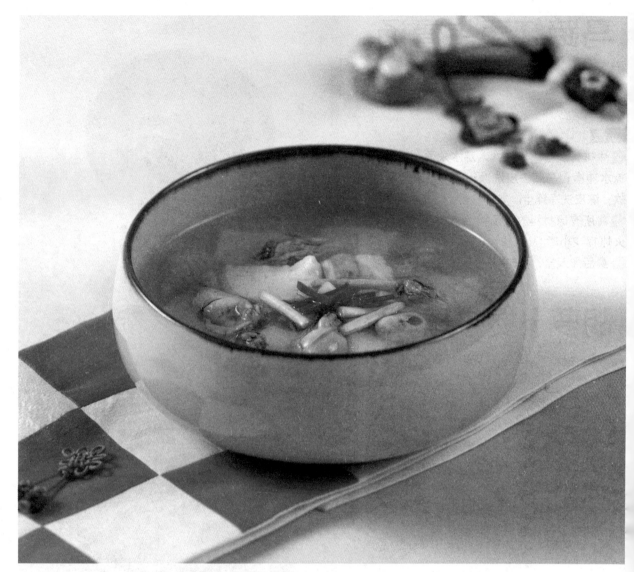

牡蛎豆腐汤

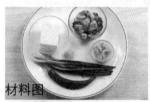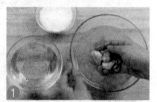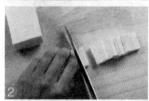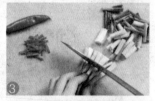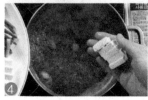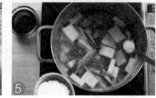

材料图

材料 牡蛎100克，豆腐150克，红辣椒10克

调料 虾仁酱汁15克，盐6克，芝麻油1克，小葱20克，蒜泥5.5克

做法

①牡蛎用盐水轻轻地摇动洗净后捞出。

②豆腐切块。

③小葱清理洗净，切成长3厘米左右的段；红辣椒切半去籽，切成长2厘米、宽0.3厘米左右的丝。

④锅里倒入水，大火煮至沸腾，用虾仁酱汁调味，放入牡蛎、豆腐、蒜泥后续煮3分钟。

⑤牡蛎与豆腐煮熟浮上来时，放入小葱与红辣椒，用盐调味，再煮一会儿后放入芝麻油。

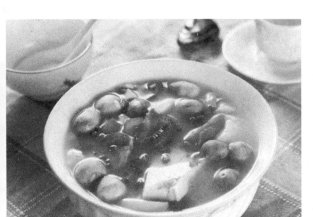

豆腐鲜汤

材料 豆腐2块、草菇150克、西红柿1个

调料 葱1根，姜1块，香油8毫升，盐4克，味精、胡椒粉各3克

做法 ① 将豆腐洗净后切成片状，西红柿洗净切片，葱切成葱花，姜切片，草菇洗净。② 锅中水煮沸后，放入豆腐、草菇、姜片，调入盐、香油、胡椒粉、生抽、味精煮熟。③ 再下入西红柿煮约2分钟后，撒上葱花即可。

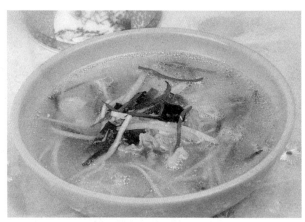

黄瓜黑白耳汤

材料 黄瓜120克，水发木耳、银耳各25克

调料 花生油20克，盐5克，葱、姜末各1克，香油3克

做法 ① 将黄瓜洗净切丝，水发木耳、银耳洗净均切丝备用。② 净锅上火倒入花生油，将葱、姜爆香，下入黄瓜、水发木耳、银耳稍炒，倒入水，调入盐煲至熟，淋入香油即可。

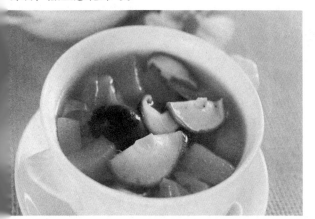

香菇白菜魔芋汤

材料 香菇20克，白菜150克，魔芋100克

调料 盐5克，生粉适量，味精3克

做法 ① 香菇洗净切成片，白菜洗净切角。② 魔芋切成薄片，下入沸水中余去碱味后，捞出。③ 将白菜倒入热油锅内炒软，再将500毫升水倒入白菜锅中，加盐煮沸，放入香菇、魔芋同煮开约2分钟，加味精调味，以生粉勾芡拌匀即可。

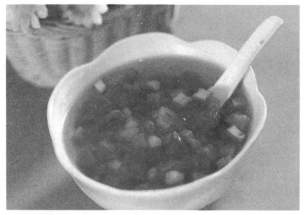

蘑菇鲜素汤

材料 西红柿1个，蘑菇150克，玉米粒50克，丝瓜1个

调料 姜、盐各2克

做法 ① 西红柿、蘑菇洗净均切成粒；玉米粒洗净；丝瓜削去外皮，切成粒；姜去皮，切成末。② 锅中加油烧热，下入姜末爆香后，再加入备好的西红柿、蘑菇、玉米、丝瓜均匀炒熟。③ 再加入适量清水，待水滚开后煮约15分钟，加盐调味即可。

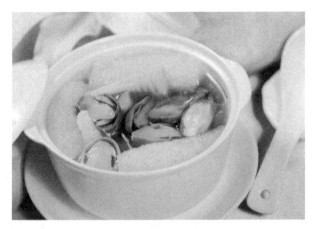

草菇竹荪汤

材料 草菇50克，竹荪100克，油菜适量

调料 盐3克，味精1克

做法 ① 草菇洗净，用温水焯过后待用；竹荪洗净；油菜洗净。② 锅置于火上，注油烧热，放入草菇略炒后，注水煮至沸时下入竹荪、油菜。③ 再至水沸时，加入盐、味精调味即可。

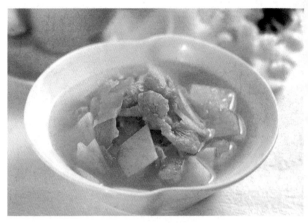

冬菜土豆汤

材料 冬菜50克，土豆100克，虾米20克

调料 盐5克，香油、味精各少许

做法 ① 土豆洗净，去皮，切成小薄片；虾米洗净后用水泡发；冬菜洗净，切成碎末。② 取锅，加适量水，将土豆片和虾米倒入锅内，置火上烧开约10分钟，加入冬菜末和盐煮约3分钟。③ 将锅中汤菜盛入汤碗内，用香油和味精调味即可。

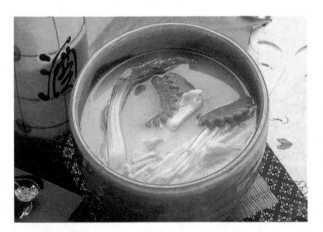

什锦汤

材料 金针菇、滑子菇各200克，油菜、胡萝卜各80克

调料 盐2克

做法 ① 金针菇洗净，去根；油菜洗净，对切；胡萝卜洗净，切块；滑子菇洗净。② 油锅烧热，放入滑子菇、胡萝卜煸炒均匀，八分熟时，加入清水烧开，放入金针菇，烧开后再放入油菜。③ 再烧开后，加盐调味即可。

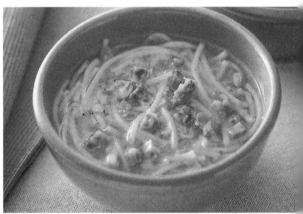

芋头米粉汤

材料 湿米粉80克，去皮芋头30克，油葱、虾皮、芹菜各少量

调料 高汤适量，植物油5克，盐6克

做法 ① 芋头洗净，去皮，切小丁；芹菜洗净，去叶，切细末。② 热锅后开大火，将油放入，待油热后，爆香油葱、虾皮，即可加入水、高汤、芋头，待芋头煮至软后，再放入米粉同煮，加盐调味，最后撒上芹菜末即可。

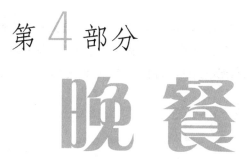

第 4 部分

晚餐

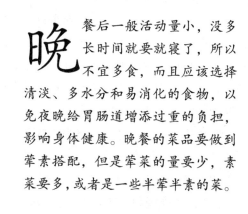

晚餐后一般活动量小，没多长时间就要就寝了，所以不宜多食，而且应该选择清淡、多水分和易消化的食物，以免夜晚给胃肠道增添过重的负担，影响身体健康。晚餐的菜品要做到荤素搭配，但是荤菜的量要少，素菜要多，或者是一些半荤半素的菜。

晚餐摄入不当的危害

越来越多的实例表明，多种疾病与长期饮食不当有关系。特别是晚餐摄入不当，很容易导致人们罹患高血脂、心血管疾病、糖尿病以及肥胖症等病症。可以说晚餐与人体健康有着密切关联，科学合理的晚餐摄入能保持身体的健康。而搭配不当的晚餐就有可能打乱身体的正常运行。以下是晚餐与一些常见病的关系。

 晚餐与肥胖症

晚餐很丰盛，鸡、鸭、鱼、肉、蛋摆满餐桌，吃下这些食物的一个最直接的结果，就是容易造成肥胖。由于晚餐后活动量一般不大，这些又多是高蛋白、高脂肪、高能量食物，晚间人体摄入的热量就会以脂肪的形式积累起来，久而久之，人便容易肥胖。同时，丰盛的晚餐也是一些疾病的诱发因素。

 晚餐与结石

据国外专家研究，尿路结石与晚餐太晚有关。这是因为尿路结石的主要成分是钙，而食物中含的钙除一部分被肠壁吸收利用外，多余的钙全部从尿液中排出。人体排尿高峰一般在饭后 4 ~ 5 小时，而晚餐吃得过晚，人们大都不再进行活动，就上床睡觉，因此晚餐后产生的尿液就会全部滞留在尿路中，不能及时排出体外。这样，尿路中的尿液的钙含量也就不断增加，久而久之就会形成尿路结石。某医院曾对 270 名尿路结石患者进行了调查，其中 97 人大都在 21 点后吃晚餐，25 人有吃完夜宵就上床睡觉的习惯。

 晚餐与高血压

晚餐过多进食肉类，不但会增加胃肠负担，而且会使血压猛然上升，加上人在睡觉时血液运行速度大大减慢，大量血脂就会沉积在血管壁上，从而引起动脉粥样硬化，使人得高血压病。晚餐经常进食荤食的人比经常进食素食的人血脂一般要高 2 ~ 3 倍，而患高血压、肥胖症的人如果晚餐爱吃荤食，害处就更多了。

 晚餐与冠心病

晚餐摄入过多热量可引起胆固醇增加；晚餐的质量高，会刺激身体制低密度和极低密度脂蛋白，把过多的胆固醇运载到动脉壁堆积起来，成为诱发动脉硬化和冠心病的又一大原因。

 晚餐与糖尿病

如果中年人长期晚餐吃得过饱，反复刺激胰岛素大量分泌，往往造成胰岛细胞提前衰竭，进而导致糖尿病。

 晚餐与多梦

晚餐过饱，可使鼓胀的胃肠对周围器官造成压迫，胃肠、肝、胆、胰等负担增大会产生信息传给大脑，使大脑相应部位的细胞活跃起来，一旦兴奋的"波浪"扩散到大脑皮质的其他部位，就会诱发各种各样的梦。噩梦常使人感到疲劳，久而久之会引起神经衰弱等疾病。

健康晚餐如何吃

随着生活节奏加快，对于上班族来说，早餐要看"表"，午餐要看"活"，晚餐几乎成一天的正餐，忙碌了一天的亏空就等晚餐补了，但是这样的膳食结构却是非常不合理的。由于吃饭过晚，进餐量较大，不但很多人开始逐渐发胖，有的人消化系统、心血管系统也开始出现问题。因此，民谚说"晚饭少一口，活到九十九"，是有一定道理的。

荤菜每样夹一筷即可

现在很多人晚上的应酬推也推不掉，这种情况下就需要自我约束和管理，防止在不知不觉中吃得太多。

首先要限制鸡、鸭、猪、牛等动物性菜品的摄入量，否则人体会呈现出酸性体质特征，容易疲劳。而通过饮食摄入的过多蛋白质身体无法消化，只能通过肾脏排出体外，无形中也增加肾脏负担，让原本就脆弱的肾脏功能受到不同程度的损害。其次，在进食量一定的情况下应该适当增加豆制品和鱼类的摄入量。豆制品和鱼类中含有的不饱和脂肪酸对脂肪摄入过多的高脂血症都具有降脂作用。

在晚餐时也要做到不挑食、不偏食、不暴饮暴食。餐前就给自己定下规矩：荤菜每样只吃一筷子，最多不超过三筷子。一定要细嚼慢咽，其余的食物要尽可能以蔬菜为主，这样即使脂肪吃多了，也能用蔬菜中的膳食纤维排出体外。

晚餐宜多吃些素食

由于大多数家庭晚餐准备时间充裕，大鱼大肉的食物较为丰富，其实这些食物对健康极为不利。因为晚餐后的活动量明显减少，再加上进食时间较晚，如果摄入过多的热量，易引起肌体胆固醇增高，而过多的胆固醇会堆积在血管壁上，时间久了就会诱发动脉硬化和冠心病。

因此，晚餐一定要偏素，以富含碳水化合物的食物为主，尤其应多摄入一些新鲜蔬菜，尽量减少过多的蛋白质、脂肪类食物的摄入。而且，晚餐偏素可以防结石。晚餐时若吃大量的肉、蛋、奶等高蛋白食品，会使尿中钙量增加，一方面降低了体内的钙贮存，诱发儿童佝偻病、青少年近视和中老年骨质疏松症；另一方面尿中钙浓度高，罹患尿路结石的可能性就会大大提高。

夜宵最好不吃

夜宵最好不要吃，如果非得吃不可，也要尽量在餐桌上选择清淡、多水分和易消化的食物，以免夜晚给胃肠道增添过重的负担。

和中青年人一样，老人和孩子也需要杜绝"早吃少、晚吃多"的趋势。因为老人消耗少，运动量相对小，因此食物更容易积聚在体内，出现肥胖。孩子在晚上吃得多，早上就很难有食欲吃好早饭，对他们一天的学习都会有不良影响。而且晚上吃太多不容易睡得踏实。但夜间是儿童分泌长高激素的时间，没有良好和足够的睡眠时间，对孩子的生长发育是个不小的损失。

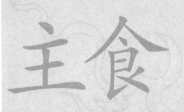

主食

◆从早餐到晚餐，主食都是必不可少的。由于晚餐过后不久，我们就要睡觉了，所以晚餐的主食尽量选择一些容易消化的，比如汤面相较于午餐而言就更合适用来做晚餐。而各种粗粮由于不好消化，所以不合适在晚餐时食用，或者不可多食。

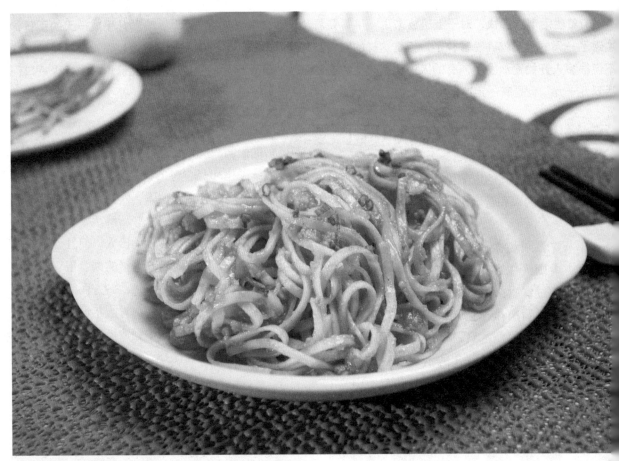

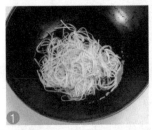
①

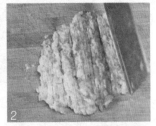
②

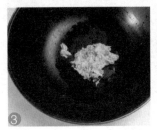
③

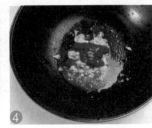
④

番茄酱肉末面

材料 鸡蛋面1把，猪瘦肉150克，番茄酱适量
调料 盐3克，味精1克，料酒适量，葱花少许
做法

① 锅内水烧开，将鸡蛋面下入锅中煮熟后捞出，再浸入凉水中。

② 将猪瘦肉洗净后剁成肉泥；葱洗净切成葱花。

③ 锅置火上，油烧开，肉泥滑入锅中翻炒。

④ 加适量调味料放入锅中翻炒，再下入煮好的，炒匀，撒适量葱花即可。

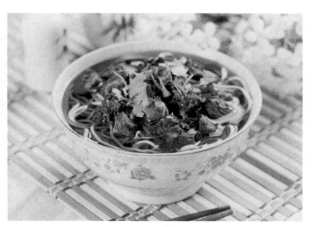

红烧牛肉面

材料 碱水面200克,牛肉200克

调料 盐3克,酱油5克,香料、豆瓣酱、香菜、鲜汤各适量,蒜20克,葱花、红油各10克

做法 ❶牛肉洗净切块;香菜洗净切段;蒜去皮切片。❷锅上火烧开水,牛肉汆烫,油烧热,爆香香料、豆瓣酱、蒜片,加牛肉炒香,调入鲜汤和剩余调料,下面条煮熟。❸面条捞出盛入碗中,调入烧好的牛肉的原汤,撒上香菜段和葱花即可。

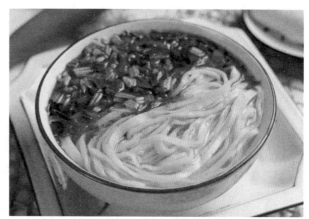

酸汤浆水面

材料 手工面150克,荠菜50克

调料 盐3克,面汤、辣椒酱各适量

做法 ❶先将荠菜洗净后,放入开水中焯水,再将荠菜倒在面汤内自然发酵7天,取出切丁。❷锅内放水烧热,将面放入锅中焯熟,取出沥干水分,倒入碗内。锅内放油烧热,放入辣椒酱,再加入荠菜丁炒匀,调入盐,注入汤煮熟,倒在面上即可。

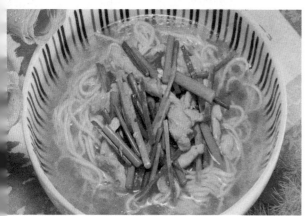

火腿鸡丝面

材料 阳春面250克,火腿4片,鸡肉、韭菜各200克

调料 酱油、淀粉、柴鱼粉、盐、高汤各适量

做法 ❶火腿切丝;韭菜洗净切段。❷鸡肉切丝,加酱油、淀粉腌10分钟。❸起油锅,放入韭菜稍炒后,再加火腿拌炒,加柴鱼粉、盐一起炒好。❹高汤烧开,将面条煮熟,再加入炒好的材料即可。

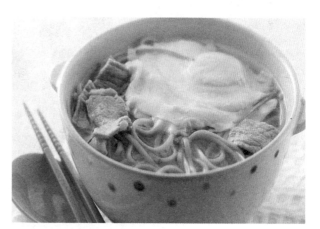

蔬菜面

材料 蔬菜面80克,胡萝卜40克,猪后腿肉35克,蛋1个

调料 盐、高汤各适量

做法 ❶将猪后腿肉洗净,加盐稍腌,再入开水中烫熟,切片备用。❷胡萝卜洗净削皮切丝,与蔬菜面一起放入高汤中煮开,再将鸡蛋打入,调入盐后放入切片后腿肉即可。

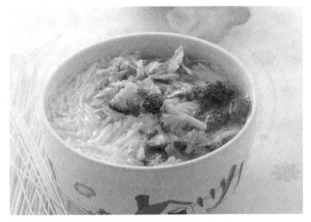

鸡肉西蓝花米线

材料 鸡胸肉30克,西蓝花20克,面线30克

调料 鸡骨汤200克

做法 ①西蓝花洗净切成段;鸡胸肉洗净切小片;米线用剪刀剪成段。②将鸡骨高汤放入锅中加热,再放入西蓝花、鸡肉一起熬煮至熟软。③将米线放入滤网中,用水冲洗后放入锅中,等米线煮熟后即完成。

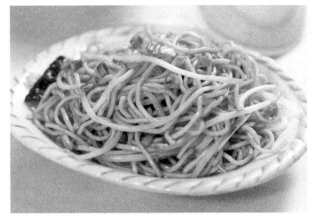

冬菇炒蛋面

材料 豆芽100克,泡发冬菇、韭黄各适量,蛋面150克

调料 盐4克,味精2克,蚝油10克,葱花8克

做法 ①泡发冬菇洗净切丝;豆芽洗净;韭黄洗净切段。锅中水烧开,放入蛋面,用筷子搅散。②蛋面煮熟后捞出,放入冷水中过凉。③将锅中油烧热,放入冬菇丝,调入蚝油炒香,加入蛋面、豆芽,调入盐、味精炒匀,再放入韭黄、葱花炒匀即可。

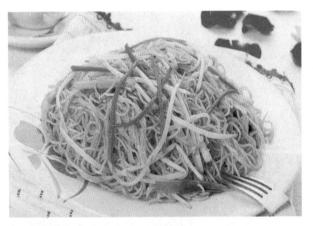

豉油皇炒面

材料 面条200克,豆芽、三明治火腿各25克

调料 生抽、老抽、盐、味精、葱各适量

做法 ①豆芽洗净;三明治火腿洗净切丝;葱洗净切段。②面条下锅煮熟捞出。③下油热锅,放豆芽、三明治火腿、葱炒熟,再倒入面条,加生抽、老抽、盐、味精炒1分钟即可。

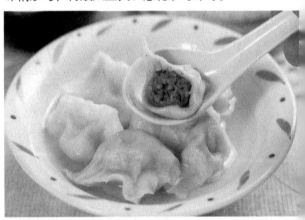

牛肉水饺

材料 牛肉250克,饺子皮500克

调料 盐、味精、麻油、蚝油、糖、胡椒粉、生抽各少许

做法 ①牛肉洗净,去血水,再切成牛肉末。牛肉末内加入所有调味料。拌匀成馅料。②取一饺子皮,内放20克的牛肉馅。将面皮对折,封口处捏紧。③再将面皮从中间向外面挤压成水饺形。

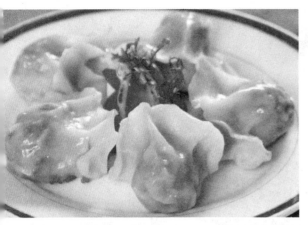

家乡蒸饺

材料 面粉500克，韭菜200克，猪肉滑100克，上汤200克

调料 盐1克，鸡精2克，糖3克，胡椒粉3克

做法 ①面粉过筛开窝，加入清水。将面粉拌入，搓至面团纯滑。面团稍作松弛后分切10克/个的小面团。②擀压成薄面皮状备用。馅料切碎与调味料拌匀成馅。用薄皮将馅料包入。然后将收口捏紧成型。③均匀排入蒸笼内，用猛火蒸约6分钟。

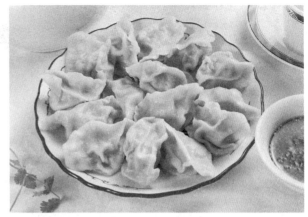

包菜饺

材料 包菜100克，肉50克，饺子皮200克

调料 葱1根，盐5克，味精2克，五香粉8克，香油少许

做法 ①先将包菜洗净切丁；肉切末；葱洗净切成葱花。②将所有切好的菜放在一起，调入盐、味精、五香粉、香油拌匀。③将调制好的馅料包在饺子皮内，放入锅内煮熟即可。

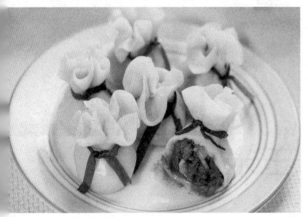

牛肉大葱饺

材料 牛肉300克，大葱80克，饺子皮500克

调料 盐8克，味精3克，糖5克

做法 ①牛肉洗净剁成肉泥，大葱洗净切成粒。牛肉、大葱内加入盐、味精、糖一起拌匀成馅料。②取一饺子皮，内放适量馅料，面皮从外向里收拢，在肉馅处捏好，再将顶上的面皮捏成花形。③用韭菜在馅料与花形之间绑好，再入锅蒸好即可。

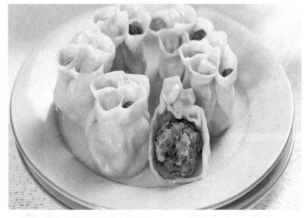

猪肉韭菜饺

材料 肉末600克，韭菜150克，饺子皮500克

调料 盐8克，味精3克，白糖7克，老抽少许

做法 ①韭菜洗净，切成碎末，再加入盐、味精、白糖、老抽一起拌匀成馅。②取一饺子皮，放馅料，将饺子皮从四个角向中间收拢，先将其捏成四角形，再将饺子皮的边缘包起，捏成四眼形即成。③做好的饺子放入锅中蒸6分钟至熟即可。

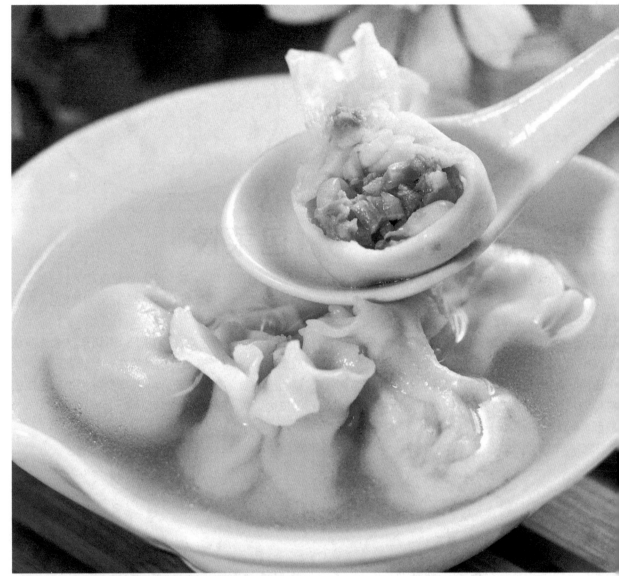

玉米水饺

材料 肉馅250克，饺子皮500克，玉米60克

调料 盐、味精、糖、麻油各3克，胡椒粉、生油各少许

做法

① 玉米掰成粒，加入肉馅中。

② 再加入所有调味料拌匀成馅。

③ 取一饺子皮，内放 20 克的肉馅。

④ 将饺子皮从三个角向中间折拢。

⑤ 三个角分别扭成小扇形。

⑥ 再将肉馅与面皮处掐紧即成生胚。

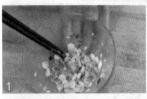
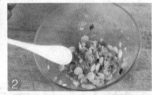
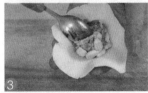
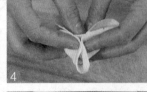
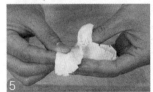
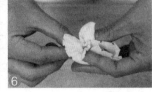

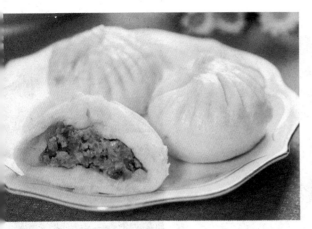

青椒猪肉包

材料 青椒50克，五花肉末100克，面团200克
调料 姜末15克，盐3克，香油15克
做法 ①青椒洗净切碎。②肉末放入碗中，加水和青椒搅匀，调盐、香油和姜末拌匀；面团揉匀，搓成长条，下剂，撒上干面粉按扁，再擀成薄面皮。③将拌匀的馅料放入面皮中央，包成生坯。④包子生坯醒发1小时后，用大火蒸熟。

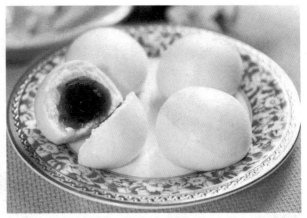

相思红豆包

材料 面团500克，红豆馅1000克
调料 黄油少量
做法 ①取红豆馅，加入黄油，搓匀成长条状，再分成剂子；将面团下成面剂，再擀成面皮，取一张面皮，内放入一个红豆馅。②面皮从外向里捏拢，再将包子揉至光滑。③包好的豆包放置案板上醒发1小时左右，再上笼蒸熟即可。

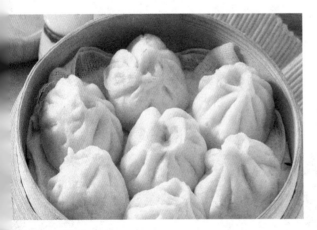

小笼包

材料 中种面团适量，烫面面团50克，绞猪肉150克
调料 盐3克，葱末、姜末、糖、沙拉油各适量
做法 ①葱末、姜末放入碗中，加猪绞肉和水拌匀。②加盐调匀做成馅；中种面团及烫面团搓匀，加入糖、盐及沙拉油揉匀搓长条，压扁擀成面皮。③摊开面皮，包入馅，收口捏紧，底部垫纸，发酵20分钟；放入蒸笼，大火蒸约6分钟，取出即可。

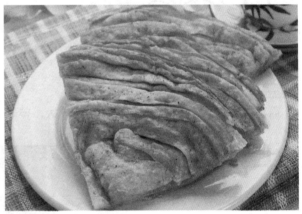

草帽饼

材料 面粉250克
调料 盐3克，十三香少许
做法 ①面粉和成面团，擀成饼状。②放盐、十三香于面饼表面，将饼对折数次，再揉成面团，擀成饼状。③将饼放入烙锅中烙3分钟，至熟即可。

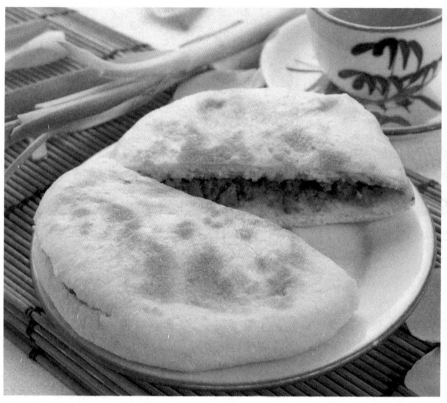
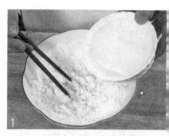
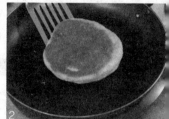
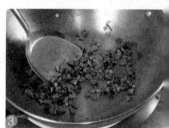

羊肉夹馍

材料 羊肉50克，大葱3克，面粉100克，生姜5克

调料 辣椒粉5克，发酵母2克，盐5克，孜然粉10克，油30克

做法

❶ 面粉加发酵母、盐和成面团，擀成饼状；羊肉洗净切粒；葱、姜洗净，均切粒。

❷ 将饼放入烙锅中烙熟。

❸ 将羊肉粒、葱粒、姜粒和辣椒粉、孜然粉下油锅用中火炒熟，饼中间切口，夹入羊肉馅。

牛肉大葱饼

材料 牛肉30克，饼皮面团100克，大葱15克

调料 盐、白糖各5克，香油10克，胡椒粉2克

做法

❶ 牛肉洗净剁成肉蓉、大葱洗净切末装碗，与食盐、白糖、香油、胡椒粉拌匀做成馅。

❷ 面团擀薄片，刷油撒盐，放牛肉馅抹平，边缘折起叠成层次捏住两头盘起，两边剂头叠压在中间按平擀圆形，入锅烙至两面金黄。

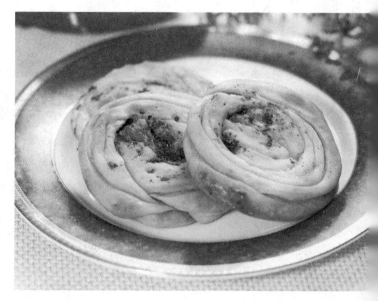

粥

◆北方人一般喜欢在晚餐时喝粥。粥是半流食，容易消化和吸收，不会在夜晚给胃肠道增添过重的负担，因此非常适合老年人和消化系统不太好的人。但是如果以粥作为晚餐，最好是搭配一些花卷、大饼等干食，做到干稀平衡。

腊八粥

材料 红豆、红枣、绿豆、花生、薏米、黑米、葡萄干各20克，糯米30克

调料 白糖5克，葱花2克

做法

① 糯米、黑米、红豆、薏米、绿豆均泡发洗净；花生、红枣、葡萄干均洗净。

② 锅置火上，倒入清水，放入糯米、黑米、红豆、薏米、绿豆，煮开。

③ 加入花生、红枣、葡萄干同煮至浓稠状，调入白糖拌匀，撒入葱花即可。

小贴士 糯米、黑米、红豆、薏米、绿豆最好用清水浸泡一夜，这样煮粥时才容易煮烂。

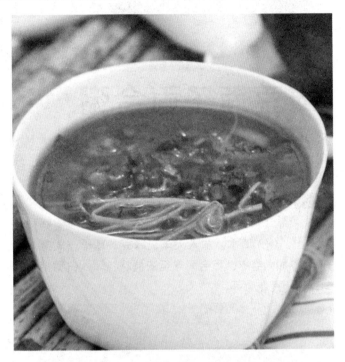

三豆山药粥

材料 大米100克，山药30克，黄豆、红芸豆、豌豆各适量

调料 白糖10克

做法

① 大米泡发洗净；山药去皮洗净，切块；黄豆、红芸豆、豌豆洗净。

② 锅内注水，放入大米，用大火煮至米粒绽开，放入黄豆、红芸豆、豌豆同煮。

③ 改用小火煮至粥成、闻见香味时，放入白糖调味即成。

小贴士 选购山药时，要选须毛多，表皮光洁无异常斑点的才新鲜。有斑点的山药已变质。

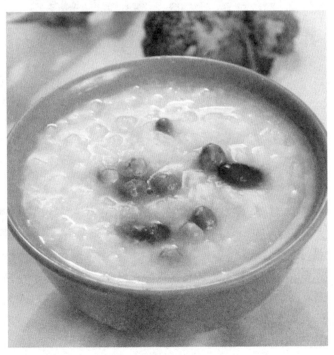

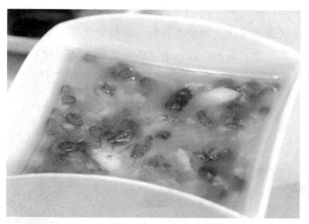

绿豆莲子百合粥

材料 绿豆40克，莲子、百合、红枣各适量，大米50克

调料 白糖适量，葱8克

做法 ①大米、绿豆均泡发洗净；莲子去心洗净；红枣、百合均洗净，切片；葱洗净，切花。②锅置火上，倒入清水，放入大米、绿豆、莲子一同煮开。③加入红枣、百合同煮至浓稠状，调入白糖拌匀，撒上葱花即可。

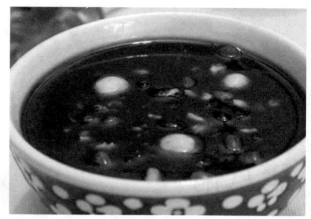

黑米黑豆莲子粥

材料 糙米40克，燕麦30克，黑米、黑豆、红豆、莲子各20克

调料 白糖5克

做法 ①糙米、黑米、黑豆、红豆、燕麦均洗净，泡发；莲子洗净，泡发后，挑去莲心。②锅置火上，加入适量清水，放入糙米、黑豆、黑米、红豆、莲子、燕麦开大火煮沸。③转小火煮至各材料均熟，粥呈浓稠状时，调入白糖拌匀即可。

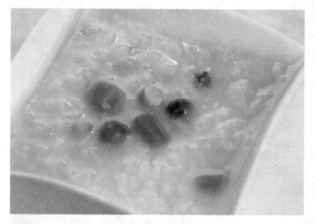

红薯玉米粥

材料 红薯、玉米、玉米粉、南瓜、豌豆各30克，大米40克

调料 盐2克

做法 ①玉米、大米泡发洗净；红薯、南瓜去皮洗净，切块；豌豆洗净。②锅置火上，放入大米、玉米煮至沸时，放入玉米粉、红薯、南瓜、豌豆。③改用小火煮至粥成，加入盐调味，即可食用。

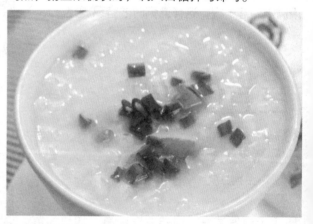

南瓜粥

材料 南瓜30克，大米90克

调料 盐2克，葱少许

做法 ①大米泡发洗净；南瓜去皮洗净，切小块；葱洗净，切花。②锅置火上，注入清水，放入大米煮至米粒绽开后，放入南瓜。③用小火煮至粥成，调入盐入味，撒上葱花即可。

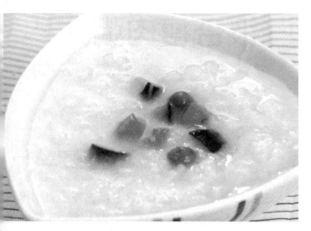

黄瓜胡萝卜粥

材料 黄瓜、胡萝卜各15克，大米90克

调料 盐3克，味精少许

做法 ①大米泡发洗净；黄瓜、胡萝卜洗净，切成小块。②锅置火上，注入清水，放入大米，煮至米粒开花。③放入黄瓜、胡萝卜，改用小火煮至粥成，调入盐、味精入味即可。

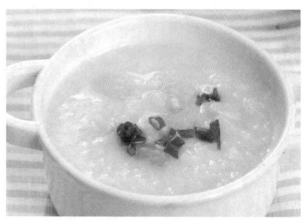

冬瓜白果姜粥

材料 冬瓜25克，白果20克，姜末少许，大米100克，高汤半碗

调料 盐2克，胡椒粉3克，葱少许

做法 ①白果去壳、皮，洗净；冬瓜去皮洗净，切块；大米洗净，泡发；葱洗净，切花。②锅置火上，注入水后，放入大米、白果，用旺火煮至米粒完全开花。③再放入冬瓜、姜末，倒入高汤，改用文火煮至粥成，调入盐、胡椒粉入味，撒上葱花即可。

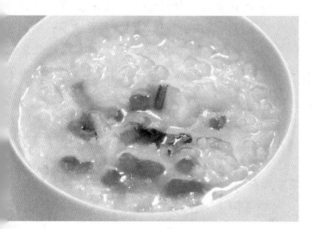

西红柿桂圆粥

材料 西红柿、桂圆肉各20克，糯米100克，青菜少许

调料 盐3克

做法 ①西红柿洗净，切丁；桂圆肉洗净；糯米先净，泡发半小时；青菜洗净，切碎。②锅置火上，注入清水，放入糯米、桂圆，用旺火煮至绽开。③再放入西红柿，改用小火煮。粥浓稠时，下青菜稍煮，再加入盐调味即可。

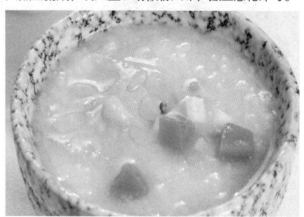

山药藕片南瓜粥

材料 大米90克，山药30克，藕片25克，南瓜25克，玉米适量

调料 盐3克

做法 ①山药去皮洗净，切块；藕片、玉米洗净；南瓜去皮洗净，切丁。②锅内注水，放入大米，用大火煮至米粒开花，放入山药、藕片、南瓜、玉米。③改用小火煮至粥成、闻见香味时，放入盐调味，即可食用。

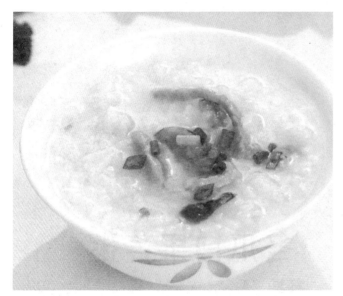

银杏瘦肉粥

材料 银杏、猪肉、玉米粒各30克，红枣10克，大米适量

调料 盐3克，味精1克，葱花少许

做法

① 玉米粒拣尽杂质，洗净；猪肉洗净，切丝；红枣洗净，去核，切碎；大米淘净，泡好；银杏去外壳，放入锅中煮熟，剥去外皮，切掉两头，取心。② 锅中注水，下入大米、玉米、银杏、红枣，旺火烧开，改中火，下入猪肉煮至猪肉变熟。③ 熬煮成粥，加调味料，撒上葱花即可。

香菇牛肉青豆粥

材料 大米100克，牛肉50克，香菇30克，鸡蛋1个，青豆30克

调料 盐3克，鸡精、葱花少许

做法

① 香菇洗净，切成细丝；大米淘净，泡好；鸡蛋打入碗中，搅拌均匀；青豆洗净；牛肉洗净，切丝。② 锅中注水，下入大米，旺火烧沸，下入香菇、青豆，转中火熬煮。③ 等粥熬出香味，下入牛肉丝、鸡蛋液煮至熟，调入盐、鸡精调味，撒上葱花即可。

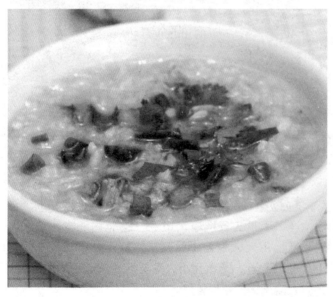

皮蛋排骨花生粥

材料 大米100克，皮蛋1个，猪排骨30克，花生仁少许

调料 盐3克，料酒、香菜末、葱花、麻油适量

做法

① 大米淘洗干净，用清水浸泡；皮蛋去壳，切丁；猪排骨治净，剁小块后用料酒腌渍；花生仁洗净。② 排骨下入沸水中汆去血水后捞出。③ 锅置火上，注入清水，放入大米、排骨煮至五成熟；放入皮蛋、花生仁煮至米开花，加盐、麻油调匀，撒上葱花、香菜末即可。

猪腰枸杞羊肉粥

材料 猪腰80克，枸杞叶50克，枸杞10克，羊肉55克，大米120克

调料 姜末3克，盐2克，鸡精3克，葱花适量

做法 ①猪腰洗净，剖开，去除腰臊，切上十字花刀；羊肉洗净，切片；大米、枸杞淘净；枸杞叶洗净，切碎。②大米、枸杞入锅，放入适量清水，大火煮开，下入羊肉、猪腰、姜末，转中火熬煮。③待粥熬煮好，放枸杞叶拌匀，加盐、鸡精调味，放葱花即可。

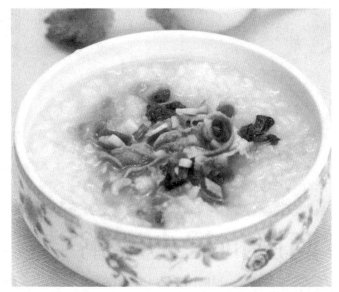

双菇鸡肉粥

材料 金针菇60克，香菇50克，鸡肉250克，大米80克

调料 料酒3克，盐2克，胡椒粉4克，葱花5克

做法 ①金针菇洗净，去除老化的根部；香菇洗净，切片；大米淘净，泡好；鸡肉洗净，切块。②油锅烧热，下入鸡肉翻炒，烹入料酒，加高汤，下入大米，旺火烧沸，下入金针菇、香菇，转中火熬煮至米粒开花。③小火将粥熬出香味，加盐、胡椒粉调味，撒入葱花即可。

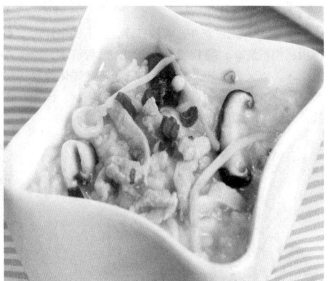

鹌鹑麦仁大米粥

材料 鹌鹑2只，麦仁60克，猪肉100克，大米20克

调料 料酒5克，姜丝4克，盐3克，味精2克，葱花适量

做法 ①鹌鹑治净，切块，入沸水中汆烫去血水后，捞出；猪肉洗净，切片；麦仁、大米淘净，浸泡半小时。②油锅烧热，放入鹌鹑，烹入料酒滑熟，捞出；大米、麦仁放锅中，注入沸水，以中火焖煮。③焖煮至米粒开花，下入鹌鹑、肉片、姜丝，改小火，熬煮成粥，加盐、味精调味，撒入葱花即可。

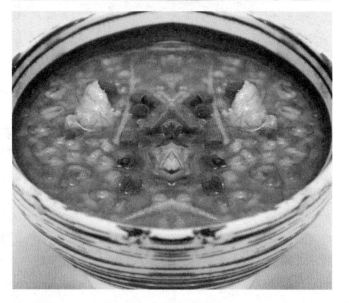

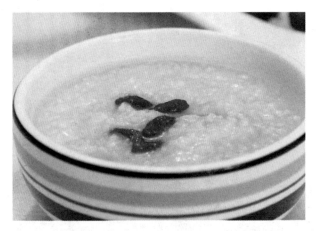

阿胶枸杞小米粥

材料 阿胶适量，枸杞10克，小米100克

调料 盐2克

做法 ①小米泡发洗净；阿胶打碎，置于锅中烊化待用；枸杞洗净。②锅置火上，加入适量清水，放入小米，以大火煮开，再倒入枸杞和已经烊化的阿胶。③不停地搅动，以小火煮至粥呈浓稠状，调入盐拌匀即可。

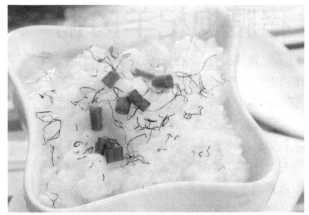

玉米须大米粥

材料 玉米须适量，大米100克

调料 盐1克，葱5克

做法 ①大米置冷水中泡发半小时后捞出沥干水分备用；玉米须洗净，稍浸泡后，捞出沥干水分；葱洗净，切圈。②锅置火上，放入大米和水同煮至米粒开花。③加入玉米须，煮至浓稠，调入盐拌匀，撒上葱即可。

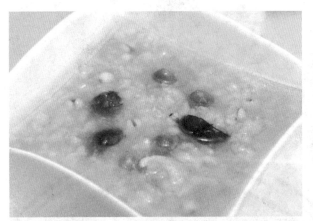

首乌红枣熟地粥

材料 粳米60克，薏米30克，何首乌、熟地黄、腰果、红枣各适量

调料 冰糖适量

做法 ①粳米、薏米均泡发洗净；红枣洗净，切片；腰果洗净；何首乌、熟地黄均洗净，加水煮好，取汁待用。②锅置火上，倒入煮好的汁，放入粳米、薏米，以大火煮开。③加入红枣、腰果、冰糖煮至浓稠状即可食用。

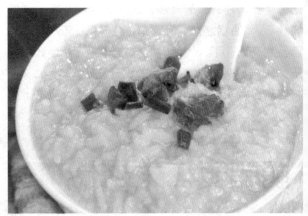

玫瑰花鸡汤粥

材料 玫瑰花适量，大米100克

调料 盐2克，鸡汤适量

做法 ①大米泡发洗净；玫瑰花洗净。②锅置火上，倒入鸡汤，放入大米，以大火煮至米粒开花。③加入玫瑰花煮至浓稠状，调入盐拌匀即可。

小贴士 干燥的玫瑰花蕾在药店、超市、茶叶店一般均可以买到。

蔬菜

◆如果午餐已经摄入了很多的蔬菜，那么晚餐则可以选择不同于午餐时的品种，以此来保证所摄取营养的全面性。但是晚餐要少吃红薯、玉米、豌豆等蔬菜，因为这些食物在消化过程中会产生较多的气体，等到睡觉前，消化未尽的气体会产生腹胀感，妨碍正常睡眠。

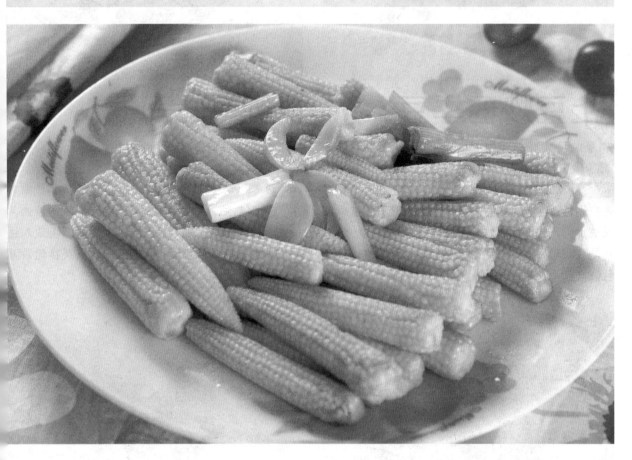

清炒玉米笋

材料 玉米笋300克，葱2根，蒜3瓣
调料 盐5克，鸡精3克，香油5克
做法

① 玉米笋洗净；葱洗净切段；蒜洗净切片。

② 锅内放水烧开后，放入盐、油、玉米笋一起煮熟，捞出沥干水分。

③ 将锅烧热，放入少许油，将葱、蒜炒香，再将玉米笋倒入锅内一起翻炒，加入盐、鸡精，最后淋入香油即可。

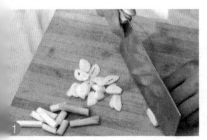

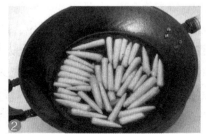

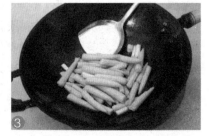

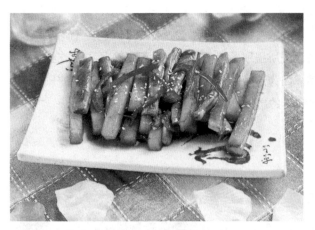

土豆炒四季豆

材料 四季豆80克，土豆80克，蒜2瓣，红椒10克

调料 麻油、酱浇汁各少许

做法 ①四季豆洗净切段；土豆洗净去皮切条；蒜去皮剁蓉；红椒洗净去蒂切丝。②水烧开，放入四季豆焯烫，捞出冲冷水，另取一锅，油烧热，放入四季豆稍炒后盛出。③油烧热，放入土豆炸至金黄色，摆盘，放入四季豆，淋上麻油、酱浇汁即可。

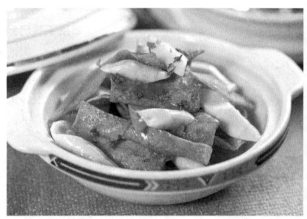

炒腐皮笋

材料 嫩竹笋肉200克，豆腐皮8张

调料 酱油、白糖、盐、水淀粉、香油各适量

做法 ①竹笋肉洗净后切斜刀块；豆腐皮切成四方块。②烧热油，投入豆腐皮炸至金色；锅内留油，投入竹笋肉煸炒，加入盐、酱油、白糖，再放入豆腐皮炒匀，待汤烧沸后，用水淀粉勾薄芡拌匀，淋入香油即成。

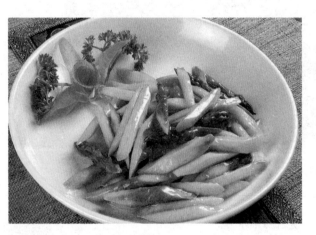

清炒芦笋

材料 芦笋300克

调料 香油、料酒各10克，盐、淀粉、味精各5克

做法 ①将芦笋洗净，切成斜段备用。②炒锅内放油烧热，加入芦笋段，并放入料酒、盐和味精，继续翻炒。③待芦笋段熟后加入少许湿淀粉收汁，淋香油即可装盘。

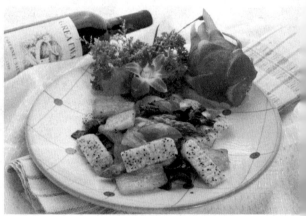

火龙果黄金糕

材料 火龙果1个，黄金糕100克，芦笋、彩椒丁各50

调料 葱段、盐、姜片各5克，柠檬汁、糖各10克

做法 ①火龙果去皮取肉切成丁状；黄金糕切成丁。②将火龙果用中火煎至两面呈金黄色备用。③锅上火，爆香葱段、姜片，倒入芦笋丁、彩椒、火龙果、黄金糕炒匀，加入调味料炒入味，勾芡即可。

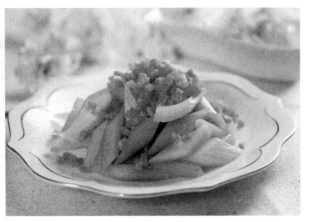

西芹炒胡萝卜

材料 西芹250克，胡萝卜150克

调料 香油10克，盐3克，鸡精1克

做法 ❶ 将西芹洗净，切菱形块，入沸水锅中焯水；胡萝卜洗净，切成粒。❷ 锅注油烧热，放入芹菜爆炒，再加入胡萝卜粒一起炒匀，至熟。❸ 调入香油、盐和鸡精调味即可出锅。

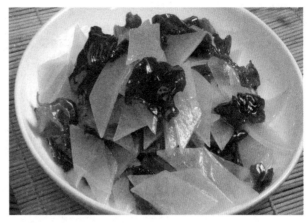

莴笋炒木耳

材料 莴笋200克，水发木耳80克

调料 盐2克，味精1克，生抽8克

做法 ❶ 莴笋去皮，洗净切片；木耳洗净，与莴笋同焯水后，晾干。❷ 油锅烧热，放入莴笋、木耳翻炒，加入盐、生抽炒入味后，加入味精调味，起锅放于盘中即可。

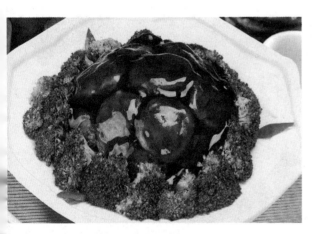

西蓝花面筋

材料 西蓝花350克，油面筋200克

调料 蚝油30克，盐2克，味精3克，老抽5克，水淀粉5克

做法 ❶ 将西蓝花洗净，掰成小朵，入沸水中焯熟，待用。❷ 油面筋洗净，下入油锅中炒4分钟，至熟软，加蚝油、老抽、盐、味精翻炒至入味，最后以水淀粉勾芡，出锅装盘，以西蓝花围边即可。

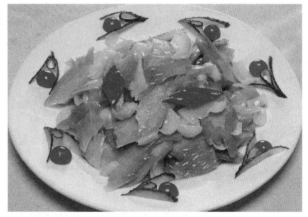

菠萝炒苦瓜

材料 百合200克，菠萝果肉200克，苦瓜250克

调料 盐5克，味精5克

做法 ❶ 菠萝果肉、苦瓜分别洗净，切成小片；百合洗净，削去外部黑色边缘。❷ 锅烧热加油，放进百合、菠萝果肉、苦瓜炒至将熟时，放盐、味精盛出装盘即可。

小贴士 购买苦瓜时，宜选果肉晶莹肥厚、掐上去有水分者为佳。

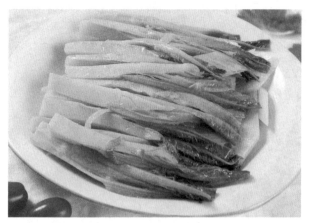

片片枫叶情

材料 莴笋尖6条，莴笋500克

调料 盐8克，味精8克，淀粉3克

做法 ❶莴笋尖切成条状，莴笋切成片，再将二者在开水中过水。❷锅中放入油，把过水后的莴笋尖和莴笋片放入锅中炒1分钟，加入盐、味精，再炒1分钟。❸用淀粉勾芡后盛盘。

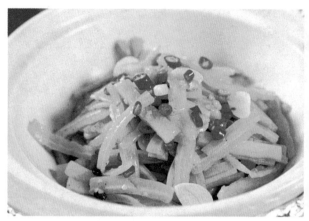

大刀苦瓜

材料 苦瓜300克

调料 盐、生抽、豆豉、红辣椒、蒜头各适量

做法 ❶苦瓜去瓤洗净，切成条状，放入开水中焯至断生；红辣椒洗净，切圈；蒜头洗净，去皮，切蓉。❷锅置火上，放油烧至六成热，下入红辣椒、蒜头炒香，再下入苦瓜，翻炒均匀。❸加入盐、生抽、豆豉调味，盛盘即可。

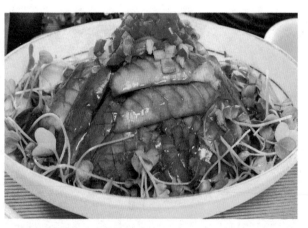

烧椒麦茄

材料 茄子300克，青椒、红椒各30克，豆苗50克

调料 盐2克，蒜末、酱油、辣椒酱各3克

做法 ❶茄子洗净，打花刀切长条；青、红椒分别洗净切丁；豆苗洗净，摆到盘子周围做装饰。❷油烧热，放入茄子炒熟，加入盐、酱油、辣椒酱炒匀。❸茄子出锅倒入豆苗中间，将青椒、红椒和蒜末拌匀，倒在茄子上。

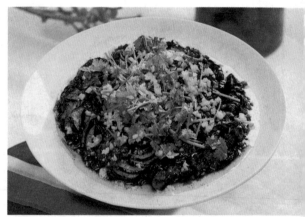

京扒茄子

材料 茄子300克

调料 盐、豆瓣酱、红椒、蒜、香菜各适量

做法 ❶将茄子洗净，切片；红椒、蒜洗净，切碎；香菜洗净，切段。❷锅中烧热适量油，放入茄子稍炸，捞起。❸锅中留油，放入蒜子、红椒爆香，下入茄子，调入豆瓣酱、盐，炒熟，撒上香菜即可。

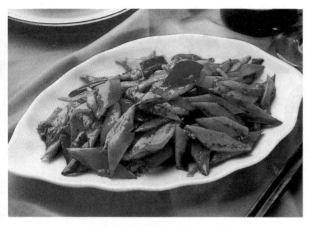

尖椒炒茄片

材料 嫩南瓜250克，青椒75克，泡椒70克
调料 盐2克，味精1克
做法

① 嫩南瓜洗净，切片；青椒洗净，切片；泡椒洗净切段。② 炒锅加油烧热，放入南瓜片、青椒片、泡椒段、盐、味精，炒至断生即可。

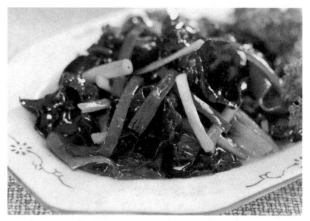

小葱黑木耳

材料 黑木耳200克，小葱20克，红椒1个
调料 玉米油30克，盐6克，味精5克
做法

① 黑木耳泡发洗净；小葱洗净切段；红椒洗净切丝。② 黑木耳放入开水中焯后捞出，沥水。③ 锅中下玉米油，爆香葱段、红椒，下入木耳及调味料，翻炒均匀即可。

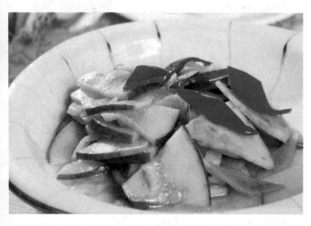

双椒炒嫩瓜

材料 嫩南瓜250克，青椒75克，泡椒70克
调料 盐2克，味精1克
做法

① 嫩南瓜洗净，切片；青椒洗净，切片；泡椒洗净切段。② 炒锅加油烧热，放入南瓜片、青椒片、泡椒段、盐、味精，炒至断生即可。

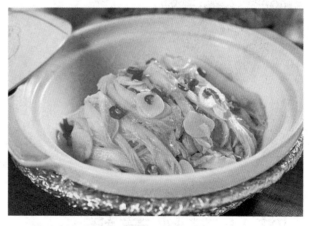

清炒娃娃菜

材料 娃娃菜300克
调料 盐、味精、料酒、香油、蒜、红椒各适量
做法

① 娃娃菜洗净；蒜去皮洗净，切片；红椒洗净，切碎。② 油锅烧热，放入蒜、红椒炒香，放入娃娃菜炒片刻。③ 调入盐、味精、料酒炒匀，淋入香油即可。

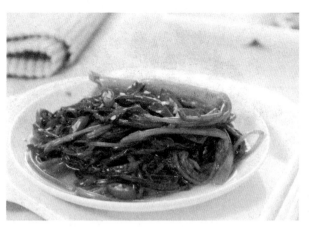

腐乳空心菜

材料 空心菜500克，红辣椒、红腐乳各30克

调料 盐3克

做法 ❶将空心菜洗净，去根；红辣椒洗净，切圈。❷锅置火上，倒入适量清水烧沸，放入空心菜焯烫片刻，捞起，沥干水。❸油加热，放入红腐乳炒香，放入空心菜，调入盐，撒上红辣椒，炒匀至熟即可。

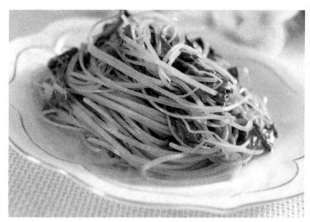

清炒益母草

材料 益母草400克

调料 盐3克，味精2克

做法 ❶益母草去根，洗净，沥干水分。❷锅中放油，下入益母草迅速翻炒，下入盐、味精，炒匀即可。

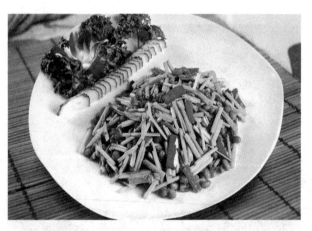

腊八豆炒菜梗

材料 腊八豆150克，空心菜梗200克

调料 盐3克，红椒30克

做法 ❶将空心菜梗洗净，切段；红椒洗净，去籽，切条。❷锅中水烧热，放入空心菜梗焯烫一下，捞起。❸锅置火上，烧热油，放入腊八豆、空心菜梗、红椒，调入盐，炒熟即可。

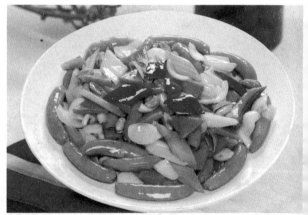

湘间小炒

材料 荷兰豆300克，百合、油炸花生米、芹菜、胡萝卜各100克

调料 红椒块30克，味精1克，盐3克，香油5克

做法 ❶荷兰豆去老筋，洗净，折成段；百合洗净，入开水焯烫后捞出；芹菜洗净，切成斜段；胡萝卜去皮，洗净，切小片。❷锅倒油烧热，倒入荷兰豆、芹菜、胡萝卜片、红椒块、百合、油炸花生炒匀。❸加入味精、盐，烹炒，淋入香油即可。

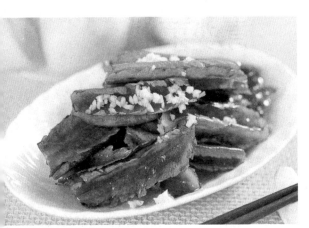

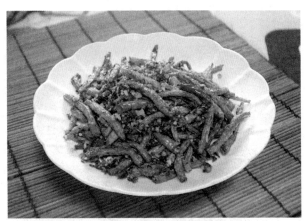

蒜蓉四棱豆

材料 四棱豆300克，蒜20克

调料 盐5克，味精1克

做法 ❶四棱豆洗净后去筋去蒂；蒜去皮剁成蒜蓉。❷锅中加水烧沸，下入四棱豆稍焯后捞出。❸锅中加油，下入蒜蓉爆香，再加入四棱豆炒至熟，加盐、味精调味即可。

芽菜炒四季豆

材料 四季豆500克，芽菜50克

调料 红尖椒10克，盐、葱、姜、蒜、酱油各5克

做法 ❶四季豆撕去筋，洗净沥干；红尖椒洗净切成段；葱、姜、蒜洗净切碎。❷油烧热，入四季豆炸至表皮起皱后盛起。❸油烧锅，下红尖椒段、葱末、姜末、蒜末、芽菜爆香，再下放入四季豆一起煸炒，最后调入酱油、盐炒匀即可。

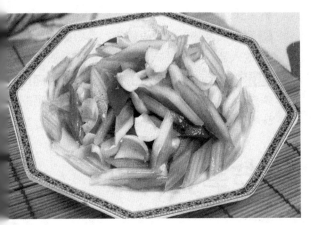

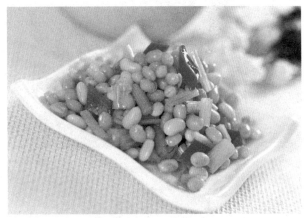

西芹炒百合

材料 百合100克，西芹300克

调料 盐3克，鸡精2克，红椒适量

做法 ❶西芹洗净，切成菱形块；百合洗净，瓣成小瓣。❷把西芹块、百合放入沸水焯水，烫至刚熟时捞起。❸热锅下油，下入西芹、百合、红椒翻炒熟，放入盐、鸡精调味即可。

黄豆炒香芹

材料 黄豆300克，香芹150克，红椒1个

调料 盐5克，味精2克

做法 ❶香芹洗净切段；红椒洗净切块；黄豆泡软。❷将黄豆放入锅中，加入适量水煮1小时至熟。❸油烧热，放入红椒块炒香，加入香芹段、黄豆炒匀，调入盐、味精炒入味即可。

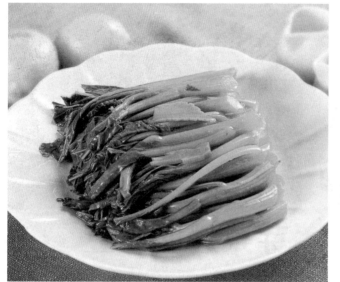

清炒菜心

材料 菜心350克

调料 味精10克，盐10克，糖10克

做法

① 菜心洗净切去老梗，备用。

② 锅中注适量油烧热，放入菜心炒3分钟。

③ 调入味精、盐、糖炒匀入味即可。

小贴士 菜心如果老了非常不好吃，因此一定要选择梗不要太粗或太长的鲜嫩菜心，可用指甲掐一下菜梗看是否水分充足。

豆腐皮炒菜心

材料 豆腐皮300克，菜心500克

调料 盐3克，味精1克，香油5克

做法

① 豆腐皮泡发，洗净，撕成小片；菜心洗净，将大棵的一切为二。

② 锅倒油烧热，倒入豆腐皮、菜心翻炒至熟。

③ 放入盐、味精调味，炒匀，淋上香油即可。

小贴士 豆腐皮以色白、味淡，柔软而富有弹性，薄厚均匀，片形整齐，具有豆腐的香味者为佳。

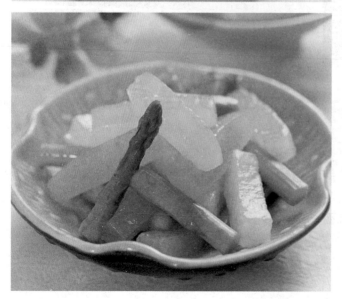

芦笋扒冬瓜

材料 芦笋、冬瓜各适量

调料 盐、味精、鲜汤、湿淀粉各适量

做法

① 取芦笋洗净切段；冬瓜削皮洗净，切条。

② 芦笋放沸水锅里焯透，捞出，浸泡后，捞出。

③ 油烧热，下盐炒一下，加入鲜汤、味精、芦笋、冬瓜条，猛火煮沸后改为小火煨烧，再改猛火用湿淀粉勾芡，出锅装盘即成。

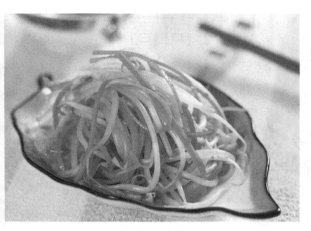

胡萝卜炒豆芽

材料 胡萝卜100克，豆芽100克

调料 盐3克，鸡精2克，醋、香油各适量

做法 ❶胡萝卜去皮洗净，切丝；豆芽洗净备用。❷锅下油烧热，放入胡萝卜、豆芽炒至八成熟，加盐、鸡精、醋、香油炒匀，起锅装盘即可。

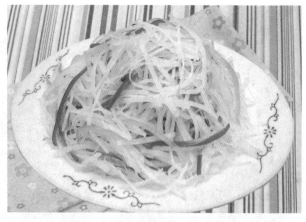

尖椒土豆丝

材料 土豆500克，青椒、红椒各50克

调料 米醋、盐、鸡精、花椒油各适量

做法 ❶土豆去皮洗净切丝；青、红椒洗净切丝。❷土豆丝放入开水锅中焯至断生。❸锅烧热油，下青椒、红椒丝爆香，放入土豆丝，加盐、鸡精炒匀，淋米醋和花椒油即可。

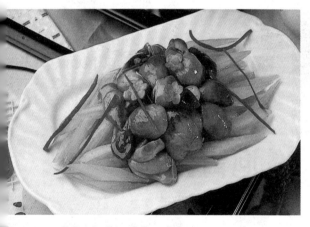

西芹拌草菇

材料 西芹、草菇各200克

调料 盐4克，酱油8克，鸡精2克，胡椒粉3克

做法 ❶西芹洗净，斜切段；甜椒洗净，切丝；草菇洗净，剖开备用。❷西芹、甜椒在开水中稍烫，捞出，沥干水分；草菇煮熟，捞出，沥干水分。❸西芹、甜椒、草菇放入一个容器，加盐、酱油、鸡精、胡椒粉搅拌均匀，装盘即可。

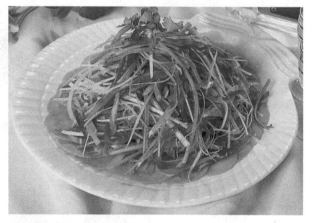

清凉三丝

材料 芹菜丝、胡萝卜丝、大葱丝、胡萝卜片各适量

调料 盐、味精各3克，香油适量

做法 ❶芹菜丝、胡萝卜丝、大葱丝、胡萝卜片分别入沸水锅中焯水后，捞出。❷胡萝卜片摆在盘底，其他材料摆在胡萝卜片上，调入盐、味精拌匀，淋上香油即可。

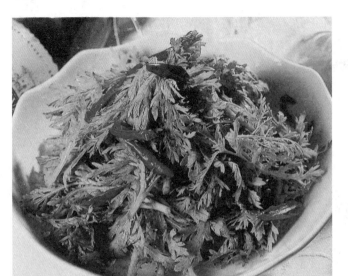

炝拌茼蒿

材料 茼蒿400克

调料 盐4克，味精2克，生抽8克，干辣椒、香油各适量

做法

① 茼蒿洗净备用，干辣椒洗净，切段。将茼蒿放入开水中稍烫，捞出，沥干水分，放入容器。

② 将干辣椒放入油锅中炝香后，加盐、味精、生抽炒匀，淋在茼蒿上拌匀，即可。

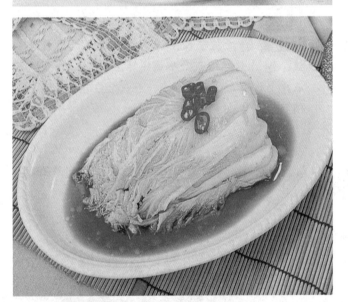

陈醋娃娃菜

材料 娃娃菜400克，陈醋50克

调料 白糖15克，味精2克，香油适量

做法

① 将娃娃菜洗净，改刀，入水中焯熟。

② 用白糖、味精、香油、陈醋调成味汁。

③ 将味汁倒在娃娃菜上进行腌渍，撒上红椒即可。

小贴士 挑选娃娃菜时，以个头小、大小均匀、手感紧实、菜叶细腻嫩黄的才鲜嫩。

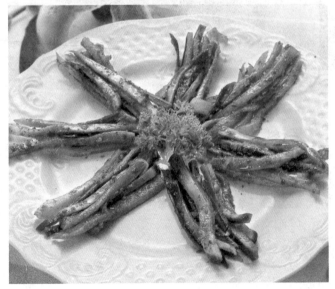

泡青萝卜

材料 青萝卜200克

调料 盐2克，糖、辣椒粉各5克，味精3克，蒜15克

做法

① 萝卜去头尾，用凉开水洗净，切成长条。

② 用少许盐腌渍，变软为止，再用凉开水冲洗，以去掉盐分，沥干水分。

③ 把辣椒粉和所有调味料搅拌成糊状，倒入青萝卜中，拌匀即可。

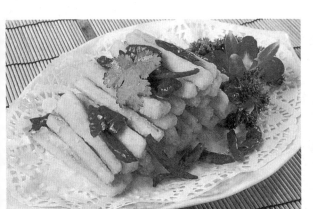

香辣藕条

材料 莲藕150克

调料 干红椒25克，水淀粉35克，盐、味精各4克，老抽10克，香菜5克

做法 ❶莲藕去皮，洗净，切成小段，放入开水中烫熟，裹上水淀粉；干红椒洗净，切成小段；香菜洗净。❷炒锅置于火上，注入植物油大火烧热，放入干红椒炒香后，捞起备用，放入莲藕炸香，入盐、老抽翻炒，再加入味精调味后，起锅装盘，撒上干红椒椒、香菜即可。

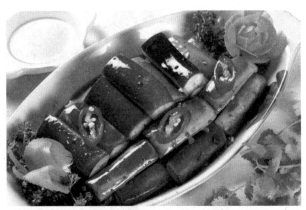

酱油捞茄

材料 茄瓜300克，葱3克，蒜5克，红椒10克

调料 食油500克，盐2克，鸡精10克，酱油5克

做法 ❶茄瓜去蒂托洗净，先切段，再切块；葱洗净切花；蒜去皮切蓉；红椒切丝。❷锅上火，注入油，烧至60℃~70℃，放入茄瓜炸约2分钟，捞出沥干油分，盛入碗内，撒上红椒丝。❸调入盐、鸡精粉、麻油、酱油、蒜蓉、葱花搅拌均匀即可。

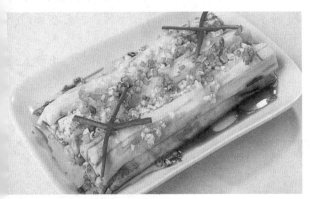

葱香茄子

材料 茄子200克

调料 葱、蒜、酱油各10克，红椒3克，盐、鸡精各4克

做法 ❶将茄子去皮，洗净，切成小段，放入开水中烫熟；红椒洗净，切丝；葱洗净，切成末；蒜洗净，剁碎。❷油锅烧热，倒入酱油、盐、鸡精、蒜爆香，制成味汁。❸将味汁淋在茄子上，撒上红椒、葱末即可。

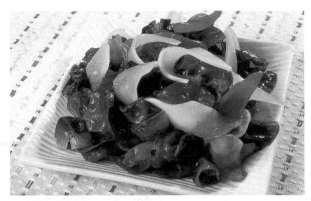

笋尖木耳

材料 黑木耳250克，莴笋尖50克，红椒30克

调料 醋10克，香油10克，盐、味精各3克

做法 ❶将黑木耳洗净，泡发，切成大片，放入水中焯熟，捞起沥干水。❷莴笋去皮洗净，切薄片；红椒洗净切小块，一起放开水中焯至断生，捞起沥干水。❸把黑木耳、莴笋片、红椒与调味料一起装盘，拌匀即可。

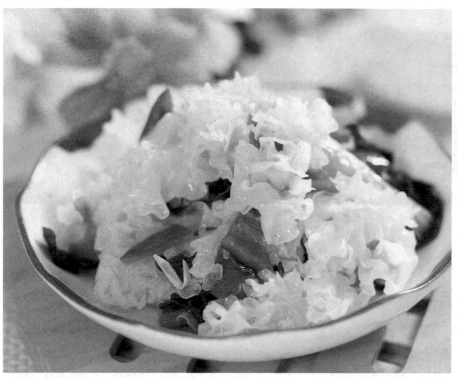
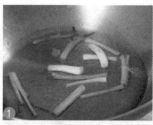
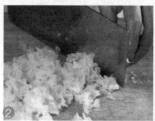
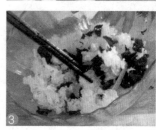

葱白拌双耳

材料 水发黑木耳100克，水发银耳150克，葱白50克

调料 花生油50克，盐5克，味精2克，白糖1克

做法

① 将炒锅置火上，放入花生油，烧热，把切成小段的葱白投入，改用小火，用手勺不断翻炒，待其色变深黄后，连油盛在小碗内，冷却后即成葱油。

② 将水发黑木耳和银耳放在一起，用开水烫泡一下后，捞出，切成小块。

③ 装入盘内，加入盐、糖、味精拌匀，再倒入葱油，拌匀即成。

木耳小菜

材料 黑木耳100克，上海青200克

调料 盐3克，味精1克，醋6克，生抽10克，香油12克

做法

① 黑木耳洗净泡发；上海青洗净。

② 锅内注水烧沸，放入黑木耳、上海青焯熟后，捞起沥干并装入盘中。

③ 用盐、味精、醋、生抽、香油一起混合调成汤汁，浇在上面即可。

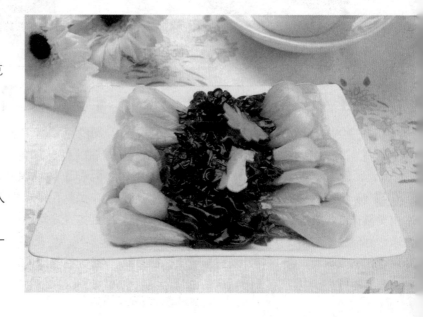

肉

◆晚餐的肉菜如果过于油腻会影响睡眠，因为油腻食品在消化过程中会加重肠、胃、肝、胆和胰的工作负担，刺激神经中枢，让它一直处于工作状态，导致睡眠时间推迟。所以晚餐的肉类尽可能多选择一些含脂肪相对较少的鸡肉、鸭肉等白肉。此外，牛肉虽为红肉，但它的脂肪量相较于猪肉来说也是低的，可以选择。

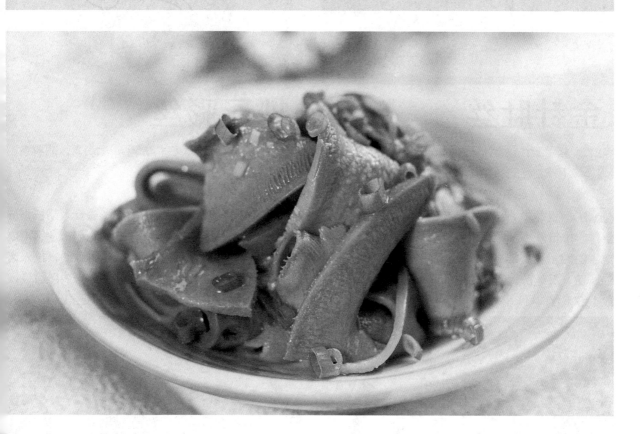

咸口条

材料 猪口条（猪舌）1个，姜1块，葱15克

调料 料酒、辣酱油各10克，盐5克，香油8克，味精2克，白糖3克

做法

① 将猪口条洗净，放入沸水中焯烫，捞出，用刀刮去口条的外皮和舌苔，洗净；姜洗净拍松，葱洗净切段。

② 将口条放入清水锅中，用大火煮开，撇去浮沫，加入料酒、葱段、姜和盐，改用小火煮，煮至用筷子能戳进口条即捞出晾凉，切成薄片。

③ 将辣酱油放小碗内，加入白糖、味精和香油调匀，同口条片拌匀即可。

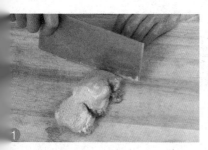

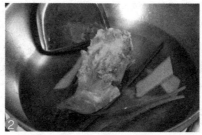

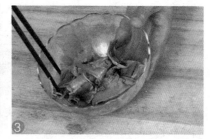

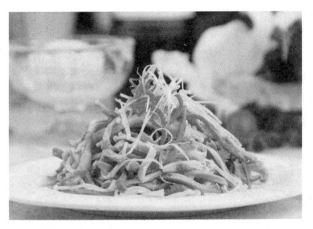

金针肚丝

材料 猪肚1个，金针菇、红椒各适量

调料 花椒、桂皮、姜丝、辣椒油、香叶、盐、海鲜粉、醋、生抽、辣椒粉、干山楂各适量

做法 ❶猪肚洗净，加桂皮、花椒、香叶、姜丝、干山楂煮熟后切丝；金针菇洗净；红椒洗净切丝。❷金针菇、红椒丝入锅焯熟，加猪肚丝、辣椒油、盐、海鲜粉、醋、生抽、辣椒粉拌匀，装盘后放上红椒丝即可。

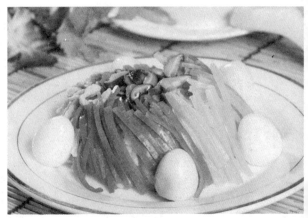

炒五彩丝

材料 里脊肉50克，鹌鹑蛋5个，上海青、胡萝卜、香菇、青椒各20克

调料 盐、味精各适量

做法 ❶里脊肉洗净切丝；青椒、香菇、胡萝卜洗净切丝；上海青洗净焯熟，码在盘四周。❷锅内油烧热，下入肉丝滑熟，捞出；锅留底油，投入肉丝及其他菜丝煸炒，加盐、味精调味，炒熟后装入盘中；鹌鹑蛋煮熟去皮，摆在盘边即可。

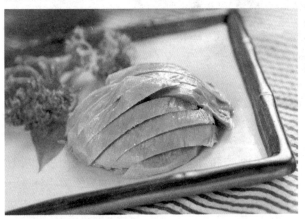

醉肚尖

材料 肚尖500克

调料 白糖适量，花椒少许，盐、加饭酒各10克，八角10克，葱15克，姜20克

做法 ❶葱洗净切段；姜洗净切片；肚尖洗净，焯水，然后投入沸水锅中加葱、姜、八角煮熟待用。❷把加饭酒、盐、葱段、姜片、白糖、花椒、八角熬制成醉卤。❸将煮熟的肚尖浸入醉卤中，密封，入味即可。

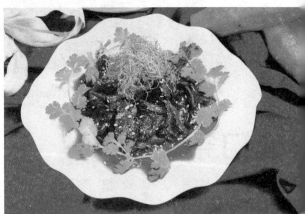

黄松牛肉干

材料 牛肉干250克，胡萝卜100克，熟芝麻10克

调料 味精、盐各2克，红油、五香粉各适量

做法 ❶胡萝卜洗净，切丝，放开水中焯一下备用。❷牛肉干与盐、红油、味精、五香粉拌匀装盘。❸将胡萝卜丝放在牛肉上点缀，撒上熟芝麻即可。

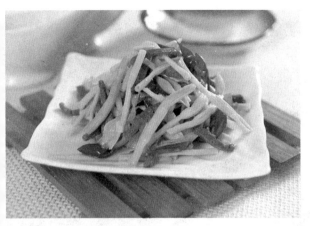

黄花菜炒牛肉

材料 黄花菜150克，瘦牛肉200克，干辣椒少许

调料 姜、盐、酱油、淀粉、葱、胡椒粉各适量

做法 ❶黄花菜浸水捞出；牛肉洗净切丝，加盐、酱油、胡椒粉拌匀；葱、姜洗净切丝。❷油锅烧热，牛肉过油后捞出；炒锅上火，放入葱丝、姜丝、牛肉、黄花菜、干辣椒和其他调味料翻炒，加水淀粉勾芡即可。

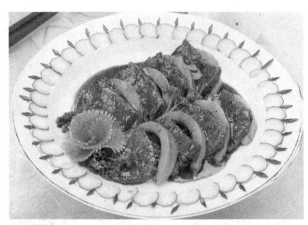

南瓜牛柳

材料 南瓜100克，牛柳250克

调料 盐、味精、黑胡椒各3克，料酒10克

做法 ❶牛柳洗净，切片，加入盐、味精、料酒、黑胡椒和适量水腌渍入味；南瓜去皮洗净，切块。❷将牛柳、南瓜摆盘，入锅蒸1小时后取出即可。

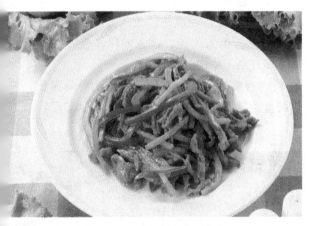

青椒炒肉丝

材料 牛里脊肉400克，青椒、红椒各50克

调料 酱油、料酒、淀粉、盐各适量

做法 ❶牛里脊肉洗净切丝，加酱油、料酒、淀粉腌15分钟；青椒、红椒均去蒂及籽，洗净，切丝。❷锅中倒油烧热，放入牛肉丝翻炒片刻，放入青椒及红椒拌炒，再加入盐调味，炒匀即可盛出。

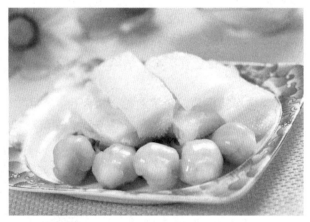

白灼牛百叶

材料 牛百叶250克，生菜、葱、红椒、姜各适量

调料 盐5克，糖适量，胡椒粉少许

做法 ❶牛百叶洗净；葱、红椒、姜均洗净切丝，与盐、胡椒粉、糖制成味碟。❷锅中注水，调入盐、糖，放入牛百叶过水，捞出沥水后切块，生菜洗净放入盘底。❸将焯烫后的牛百叶同味碟一起端上桌即可。

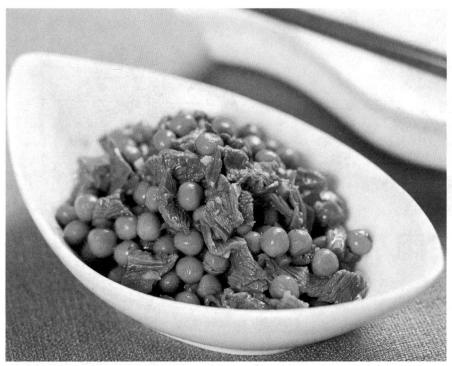

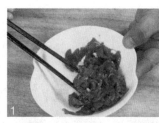

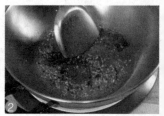

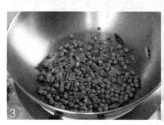

青豆烧牛肉

材料 精瘦牛肉300克，葱15克，蒜10克，青豆50克，姜1块，水淀粉10克

调料 郫县豆瓣15克，鸡精3克，嫩肉粉5克，盐4克，花椒面2克，料酒3克，上汤适量，酱油适量

做法

① 牛肉洗净切小片，用水淀粉、嫩肉粉、料酒、盐抓匀上浆；郫县豆瓣剁细；青豆洗净；葱洗净切花；姜、蒜洗净去皮切米。

② 锅置旺火上，油烧热，放入豆瓣、姜米、蒜米炒香出色，倒入上汤，调入鸡精、酱油、料酒、盐，烧开后下牛肉片、青豆。

③ 待肉片熟后再调入鸡精，用水淀粉勾薄芡，起锅装盘，撒上花椒面、葱花，淋上热油即可。

金针菇肥牛

材料 肥牛250克，金针菇100克，青、红椒各适量，高汤500克

调料 盐3克，味精2克，生抽8克，熟芝麻少许

做法

① 肥牛洗净，切片；金针菇洗净，焯水后捞出；青、红椒洗净，切圈。

② 油锅烧热，放入肥牛炒至变色，下金针菇及青、红椒同炒至熟。

③ 烹入高汤煮沸，加入盐、味精、生抽调味，撒上熟芝麻即可。

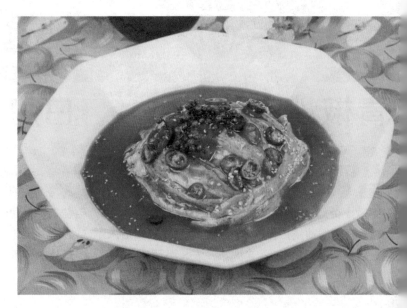

凉瓜炒牛肚

材料 金钱肚300克，凉瓜、红椒、葱、蒜各适量

调料 盐4克，味精2克，胡椒粉3克，花雕酒5克

做法

①凉瓜洗净去瓤切块；红椒去蒂籽切菱形块；姜、蒜去皮切米；葱洗净切花。

②锅中水烧开，放入凉瓜块焯烫，捞出沥水。

③蒜片、红椒、葱花放入油锅中爆香，放入金钱肚、凉瓜翻炒，调入调味料炒入味即可起锅。

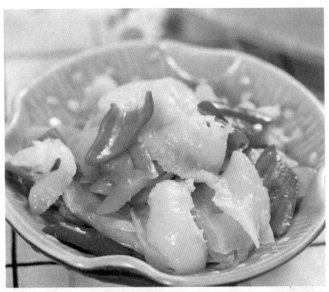

花卷烧羊排

材料 熟花卷20个，羊排骨300克，上海青100克，青椒、红椒各适量

调料 盐3克，醋8克，酱油10克

做法

①上海青洗净，用沸水焯熟后排于盘中；羊排骨洗净，剁成块；青、红椒洗净，切片；熟花卷排于盘周围。

②锅内注油烧热，下羊排翻炒至熟，注水，并加入盐、醋、酱油一起焖煮。

③加入青、红椒翻炒至汤汁收浓时，装入排有熟花卷、上海青的盘中即可。

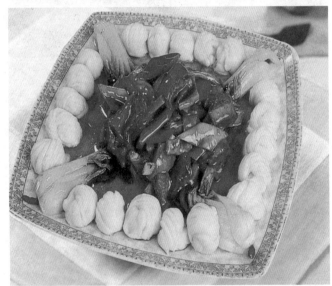

羊肉炖萝卜

材料 羊肉500克，白萝卜200克，枸杞少许

调料 盐、胡椒粉、料酒、香菜各适量

做法

①羊肉、白萝卜均洗净，切块；香菜洗净，切段。

②将羊肉放入锅中，加适量清水，调入盐，用大火烧开，改文火煮1小时。

③放入白萝卜煮熟，加入枸杞、盐、香菜、胡椒粉、料酒即可。

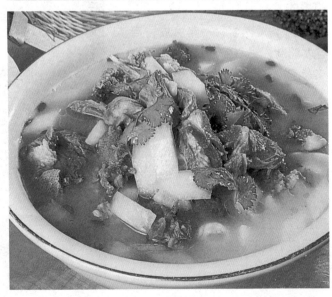

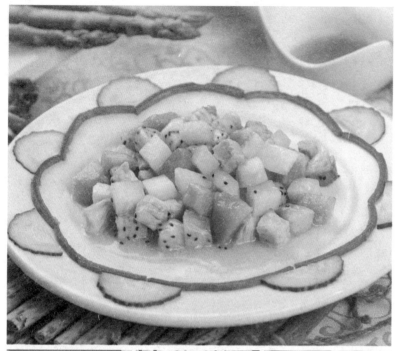

鲜果炒鸡丁

材料 鸡脯肉350克，木瓜丁、苹果丁、火龙果、哈密瓜丁各100克

调料 白糖、味精、水淀粉、盐、料酒、蛋清、葱末各适量

做法

① 火龙果剖开，挖出果肉切丁。

② 鸡脯肉洗净切丁，加盐和料酒腌渍入味，再加蛋清和水淀粉上浆，用热油将鸡丁滑熟倒出备用。

③ 油烧热，下入葱末爆香，再加入鸡丁和水果丁，放味精、料酒、盐和白糖炒匀，装盘即可。

小贴士 应选择外皮光滑红艳，绿色部分鲜亮，手感较沉较重，软硬适中，根部没有腐烂的火龙果。这样的火龙果汁多味美、果肉饱满。

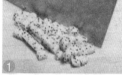
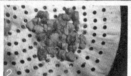
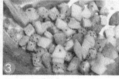

菠萝鸡丁

材料 鸡肉100克，菠萝300克，鸡蛋液适量

调料 酱油、料酒、水淀粉、糖、盐各适量

做法

① 菠萝切成两半，一半去皮，用淡盐水略腌，洗净后切小丁待用；另一半菠萝挖去果肉，留做盛器。

② 鸡肉洗净切丁，加酱油、料酒、鸡蛋液、水淀粉、糖、盐拌匀上浆。

③ 锅中油烧热，放入鸡丁炒至八成熟时，放入菠萝丁炒匀，盛入挖空的菠萝中即可。

小贴士 菠萝用淡盐水浸泡30分钟再洗净去掉咸味，可消除菠萝酶对于口腔黏膜的刺激。

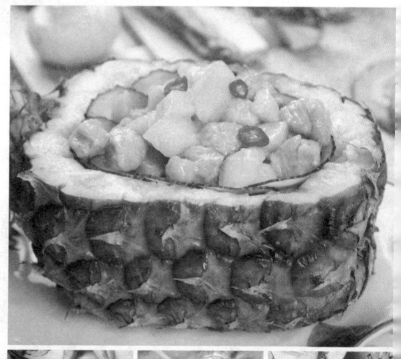

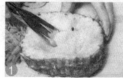
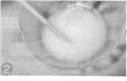
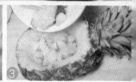

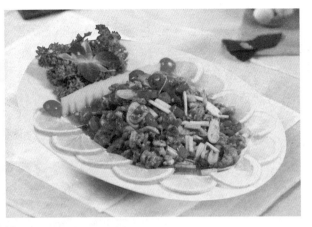

小炒鲜鸭片

材料 鸭500克，芹菜250克，红辣椒50克

调料 老干妈辣椒酱、蒜、姜、米酒各20克，盐5克

做法 ❶鸭治净切片，氽水；姜洗净切片；芹菜洗净切段；辣椒洗净切圈；蒜去衣，切片。❷锅烧热下油，下老干妈辣椒酱、蒜片、姜片、椒圈爆香，加入鸭肉、芹菜翻炒。❸炒至将熟时下盐、米酒炒匀，装盘即可。

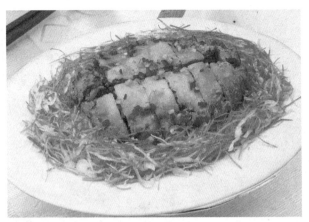

脆皮香酥鸭

材料 鸭1只，心里美、胡萝卜、包菜丝各适量

调料 酱油、盐、鸡蛋液、辣椒末各适量

做法 ❶心里美萝卜、胡萝卜、包菜均洗净切丝备用。❷鸭洗净；鸭肉用酱油、盐腌1小时，切丁，加鸡蛋液拌匀；鸭皮抹油，放上鸭肉，入锅炸至金黄色，沥油盛盘，切小块。❸撒上辣椒末，摆上心里美萝卜丝、胡萝卜丝、包菜丝即可。

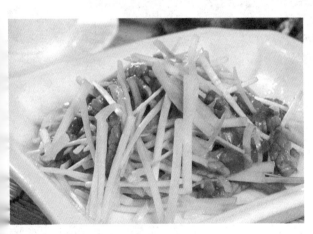

韭黄炒鹅肉

材料 鹅脯肉200克，韭黄100克

调料 泡椒、蛋清、盐、淀粉、姜片、红椒丝、水淀粉各适量

做法 ❶鹅肉洗净切丝，加盐、淀粉、蛋清上浆；韭黄洗净切段；泡椒洗净切成丝。❷锅内油烧热，下鹅肉丝熘炒熟，盛出。❸锅留底油，加姜片、泡椒爆香，放鹅肉、韭黄、红椒丝炒熟，加盐调味，以水淀粉勾芡即可。

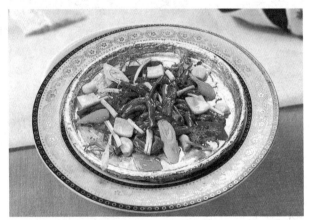

清炒鹅肠

材料 鹅肠300克，蒜苗、红椒、青椒各适量

调料 盐、醋、酱油、葱各少许

做法 ❶鹅肠剪开洗净，切成长段；葱、蒜苗洗净，切段；青、红椒洗净，切片。❷锅内注油烧热，放入鹅肠翻炒变色后，加入盐、醋、酱油翻炒入味。❸加入蒜苗、葱、红椒、青椒翻炒至熟。

199

◆晚餐除了要减少脂肪的摄入量之外，还要减少蛋白质的摄入量，因为摄入蛋白质过多，人体吸收不了就会滞留于肠道中，会变质，产生氨、硫化氨等有毒物质，刺激肠壁诱发各种疾病。豆类和蛋类是蛋白的主要来源，晚餐时选用一种即可。

菌豆蛋

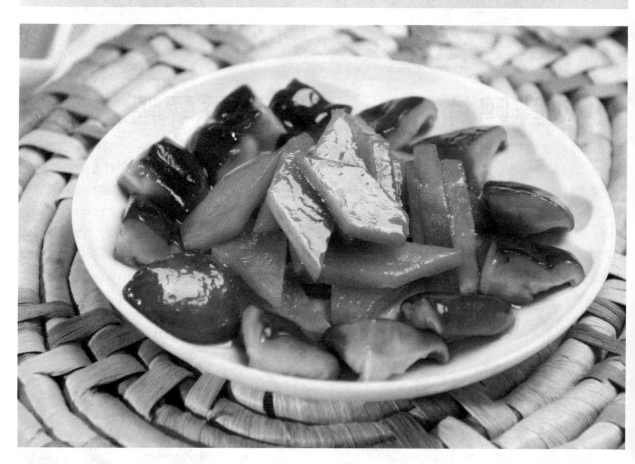

莴笋炒香菇

材料 莴笋100克，鲜香菇、胡萝卜各80克

调料 盐、味精、生抽、香油各适量

做法

① 莴笋去皮洗净，切片；香菇洗净，切块；胡萝卜洗净，切片；将莴笋、香菇、胡萝卜放入沸水锅焯水后捞出。

② 油锅烧热，下入莴笋、香菇、胡萝卜同炒。

③ 调入盐、味精、生抽炒熟，起锅淋入香油即可。

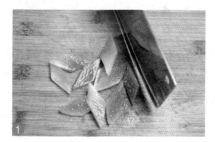

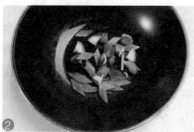

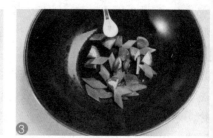

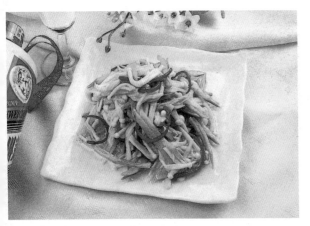

荷兰豆炒金针菇

材料 荷兰豆、金针菇各100克，青、红辣椒各20克

调料 盐3克；生抽10克

做法 ❶ 金针菇洗净，焯水，晾干备用；荷兰豆、青红辣椒均洗净，切丝，一同焯水后沥干。❷ 油锅烧热，加入青、红辣椒炒香，放入金针菇、荷兰豆，翻炒至熟后，加入盐、生抽调味，同炒30秒，起锅装盘即可。

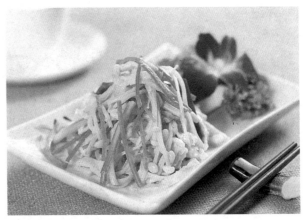

金针菇炒三丝

材料 金针菇600克，葱丝、胡萝卜丝、豆腐皮条各适量

调料 清汤、麻油各适量

做法 ❶ 金针菇洗净。❷ 锅内油烧热，放葱丝、胡萝卜丝、豆腐皮条炒香后放入少许清汤调好味。❸ 倒入金针菇炒匀，淋上麻油即可。

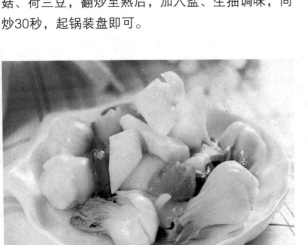

徽式双冬

材料 上海青30克，冬笋250克，冬菇150克

调料 盐5克，味精5克，火腿10克

做法 ❶ 上海青洗净改刀，一分为二；冬笋洗净改刀为片；冬菇洗净去蒂；火腿切块。❷ 改刀以后的原料放在一起焯水，然后放入油锅爆炒。❸ 起锅前加调味料入味即可。

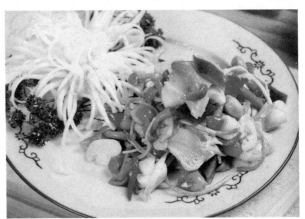

蚝汁扒群菇

材料 平菇、口蘑、滑子菇、金针菇各100克

调料 青、红椒各１０克，盐3克，料酒10克，蚝油15克

做法 ❶ 平菇、口蘑、滑子菇、金针菇均洗净，焯烫；青、红椒洗净切片。❷ 油烧热，放料酒，下全部原材料翻炒，炒至快熟时，加入盐、蚝油翻炒入味。❸ 汁快干时，加入青、红椒片稍炒后，加入盐、味精调味即可。

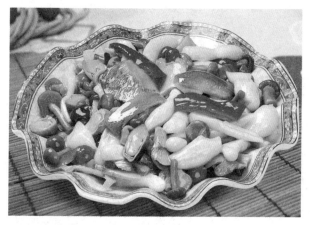

爆炒鲜山菌

材料 鸡腿菇150克，滑子菇100克，香菇50克

调料 青椒、红椒、水淀粉各15克，盐、鸡精各2克

做法 ① 鸡腿菇、滑子菇、香菇、青椒、红椒洗净，切片。② 将鸡腿菇、滑子菇、香菇放入沸水中焯水，捞出。油烧热，放入鸡腿菇、滑子菇、香菇爆炒，再加入青椒片、红椒片一起翻炒至熟。③ 调入盐、鸡精，加水淀粉勾芡，装盘即可。

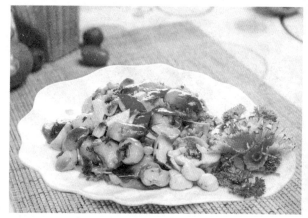

草菇炒雪里蕻

材料 草菇200克，雪里蕻150克

调料 盐3克，红椒15克

做法 ① 将草菇洗净，切片；雪里蕻洗净，切碎；红椒洗净，去籽切块。② 烧热水，放入草菇片焯烫片刻，捞起，沥干水。③ 另起锅，倒油烧热，放入草菇片、雪里蕻、红椒块翻炒，调入盐，炒熟即可。

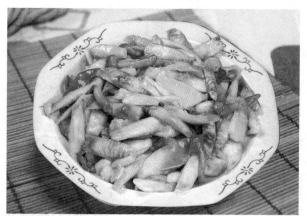

双菌烩丝瓜

材料 滑子菇、平菇各200克，丝瓜300克

调料 青椒15克，盐3克，鸡精1克

做法 ① 丝瓜去皮，洗净，斜切成段；滑子菇去蒂，洗净，焯水后捞出；平菇去蒂，洗净，撕成片；青椒洗净，斜切成片。② 炒锅倒油烧至六成热时，放入丝瓜煸炒2分钟后，倒入滑子菇、平菇、青椒片快炒翻匀。③ 加盐、鸡精调味，出锅即可。

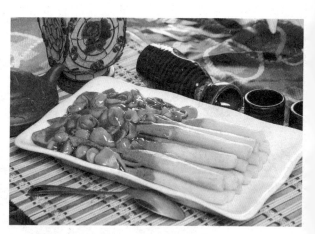

草菇炒芥蓝

材料 草菇200克，芥蓝250克

调料 盐2克，酱油、蚝油各适量

做法 ① 将草菇洗净，对半切开；芥蓝削去老、硬的外皮，洗净。② 锅中烧水，放入草菇、芥蓝焯烫，捞起。③ 另起锅，倒油烧热，放入草菇、芥蓝，调入盐、酱油、蚝油，炒匀即可。

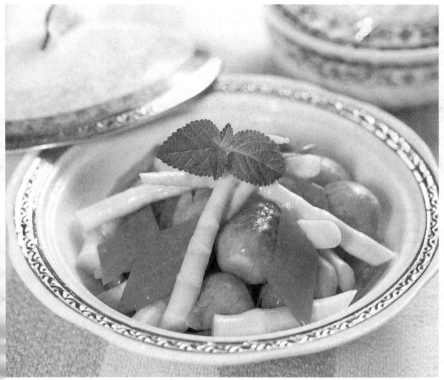

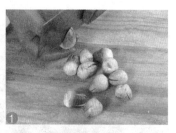
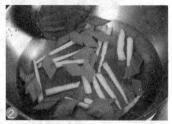
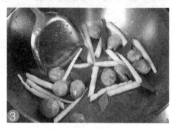

草菇炒笋

材料 鲜草菇250克，嫩笋尖100克，胡萝卜50克

调料 生姜3克，葱5克，盐6克，味精5克，白糖3克，绍酒5克，湿淀粉5克

做法

① 笋、胡萝卜洗净去皮切片；草菇洗净根部刻十

字形花刀；生姜洗净切片；葱洗净切段。

② 水烧开，放入笋段、胡萝卜片、草菇汆水。

③ 净锅下油，下姜片、胡萝卜片爆香，放入笋片、草菇，放入绍酒，调入盐、味精、白糖炒匀，用湿淀粉勾芡，撒上葱段即成。

丝瓜炒滑子菇

材料 丝瓜350克，滑子菇20克，红椒少许

调料 盐、鸡精、淀粉、香油各适量

做法

① 丝瓜洗净去皮切成长条；滑子菇洗净；红椒洗净，切成片。

② 锅中加油烧热，爆香红椒片，加入丝瓜条翻炒至熟软。

③ 再加入滑子菇翻炒至熟，加调味料翻炒至入味即可。

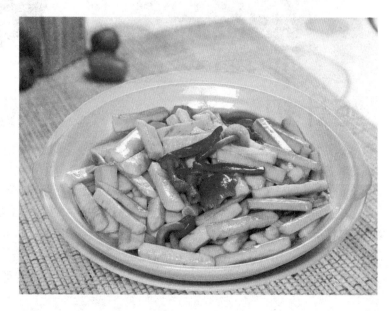

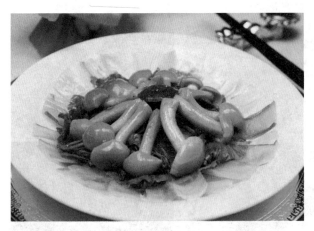

滑子菇炒小白菜

材料 滑子菇、小白菜各200克

调料 盐2克，味精1克，生抽8克

做法 ❶滑子菇洗净，用温水焯过后晾干备用；小白菜洗净，切片。❷锅置于火上，注油烧热后，放入滑子菇翻炒，锅内加入盐、生抽炒入味后，再放入小白菜稍翻炒后，加入味精调味，起锅摆盘即可。

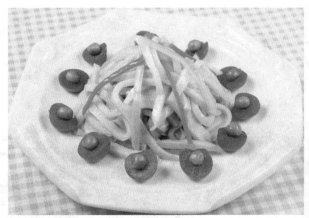

清炒百灵菇

材料 百灵菇150克，红樱桃50克，青豆、胡萝卜丝、青笋丝各少许

调料 盐2克，白醋少许

做法 ❶百灵菇洗净，切条；红樱桃洗净，对切；青豆洗净，入沸水焯熟。❷油烧热，放入百灵菇炒至七成熟，加胡萝卜丝、青笋丝翻炒至熟，加盐、白醋调味，出锅盛盘；红樱桃、青豆沿碟边摆放点缀。

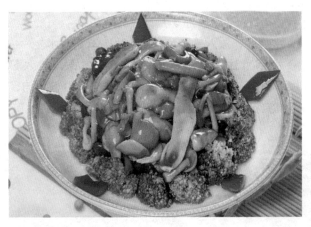

鲍汁扣三菇

材料 鲍汁、鸡腿菇、滑子菇、香菇、西蓝花各适量

调料 盐、蚝油、水淀粉、香油各适量

做法 ❶鸡腿菇、滑子菇、香菇洗净，切小块，西蓝花洗净，切朵，分别烫熟，捞出沥干水分，三菇摆盘待用。❷另起锅油烧热，放入鲍汁、盐、蚝油、香油烧开，用水淀粉勾芡，浇在三菇上，摆上焯烫过的西蓝花。

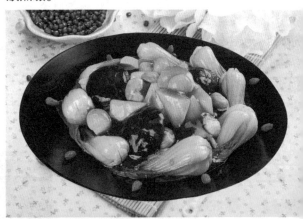

香菇烧山药

材料 山药150克，香菇、板栗、小白菜各50克

调料 盐、淀粉、味精各适量

做法 ❶山药洗净切块；香菇洗净；板栗去壳洗净；小白菜洗净。❷板栗用水煮熟；小白菜过水烫熟，放在盘中摆放好备用。❸热锅下油，放入山药、香菇、板栗爆炒，调入盐、味精，用水淀粉收汁，装盘即可。

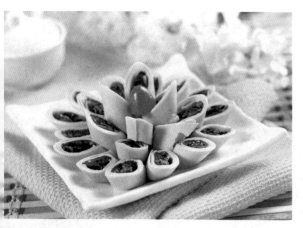

菠菜芝麻卷

材料 菠菜200克，豆皮1张，芝麻10克
调料 盐3克，味精2克，香油1克，酱油5克
做法 ❶菠菜洗净；芝麻炒香，备用。❷豆皮放入沸水中，加入调味料煮1分钟，捞出；菠菜氽熟后捞出，沥干水分，切碎，同芝麻拌匀。❸豆皮平放，放上菠菜，卷起，切成马蹄形，装盘即可。

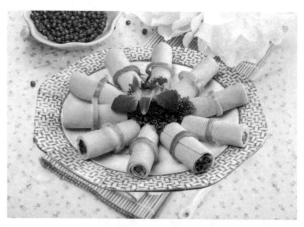

豆皮千层卷

材料 熟豆皮200克，葱50克，青椒适量
调料 豆豉酱适量
做法 ❶熟豆皮切片；葱洗净，切段；青椒去蒂洗净，分别切圈、切丝。❷将葱段、青椒丝用豆皮包裹，做成豆皮卷，再将青椒圈套在豆皮卷上，摆好盘。❸配以豆豉酱食用即可。

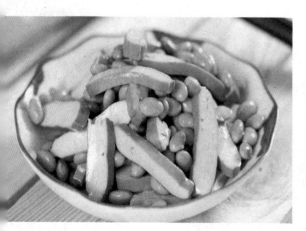

青豆蒸香干

材料 青豆200克，香干150克
调料 盐5克，味精3克，油少许
做法 ❶香干洗净，切片；青豆洗净，沥干水分。❷将香干、青豆盛入碗内，加油、盐、味精一起拌匀。❸将所有材料放入锅中蒸熟即可。

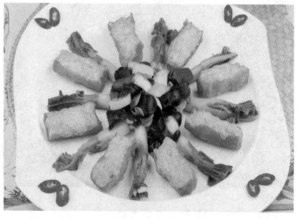

金枝玉叶

材料 黑木耳、百合各少许，芥蓝、豆腐各90克
调料 盐2克，彩椒少许
做法 ❶黑木耳泡发洗净，撕小朵；百合泡发洗净；芥蓝洗净，去叶留杆，焯熟；豆腐洗净，切块；彩椒洗净，切片。❷油烧热，豆腐炸至金黄色，捞起控油，同芥蓝一起摆盘。另起油锅，放入黑木耳、百合、彩椒翻熟，调入盐，起锅盛盘即可。

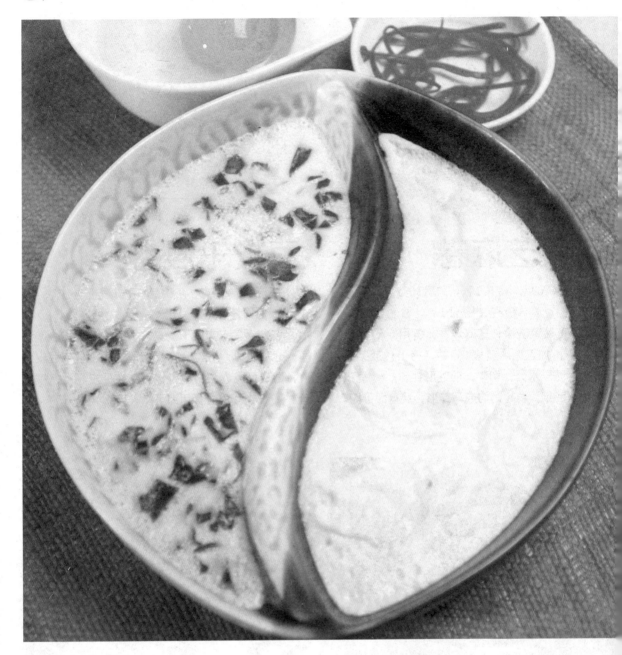

双色蒸水蛋

材料 鸡蛋2个，菠菜适量

调料 盐3克

做法

① 将菠菜洗净后切碎。

② 取碗，在菠菜上撒盐，将菠菜腌渍片刻。

③ 用力将菠菜叶揉透至出水，要将汁水挤干净。

④ 鸡蛋打入碗中拌匀加盐，再分别倒入鸳鸯锅的两边，在锅一侧放入菠菜叶，入锅蒸熟即可。

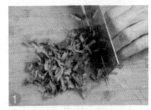
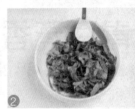
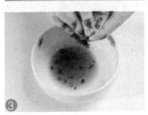
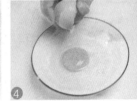

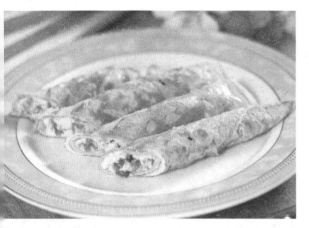

香煎肉蛋卷

材料 肉末80克，豆腐50克，鸡蛋2个

调料 盐、淀粉、香油各少许，红椒1个

做法 ❶ 豆腐洗净剁碎；红椒洗净切粒。❷ 将肉末、豆腐、红椒装入碗中，加入调味料制成馅料。❸ 平底锅烧热，将鸡蛋打散，倒入锅内，用小火煎成蛋皮，再把调好的馅用蛋皮卷成卷，入锅煎至熟，切段，摆盘即成。

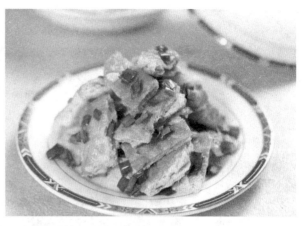

韭菜煎鸡蛋

材料 鸡蛋4个，韭菜150克

调料 盐、味精各3克

做法 ❶ 韭菜洗净，切成碎末备用。❷ 鸡蛋打入碗中，搅散，加入韭菜末、盐、味精搅匀备用。❸ 锅置火上，注入油烧热，将备好的鸡蛋液倒入锅中煎至两面金黄色即可。

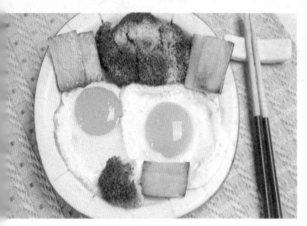

土豆嫩煎蛋

材料 土豆、西蓝花各100克，鸡蛋2个

调料 盐3克

做法 ❶ 土豆洗净切片，撒适量盐在土豆片上抹匀；西蓝花洗净掰成小朵。❷ 西蓝花下入烧沸的盐水中焯熟后捞出。❸ 锅中油烧热，将土豆片、鸡蛋分别煎熟后摆盘，最后放上西蓝花即可。

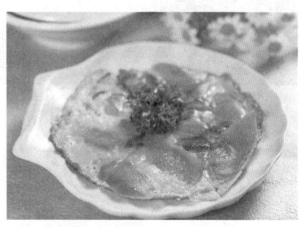

叉烧煎蛋

材料 叉烧100克，西红柿150克，鸡蛋3个

调料 盐、油各适量，香菜段10克

做法 ❶ 叉烧切片；西红柿洗净切片，用淀粉拌匀。❷ 鸡蛋加盐拌匀，加入西红柿片、叉烧片、香菜段拌匀。❸ 锅烧热，下蛋液，用慢火煎至底层金黄，从锅边淋入油，把蛋翻转另一面，煎至金黄色，入碟即可。

水产

◆鱼类的氨基酸组成与肉类相似，也是优质蛋白质食物。其肌肉纤维细短，肉质细嫩柔软，较肉类更易消化和吸收，比较适合晚餐时食用。

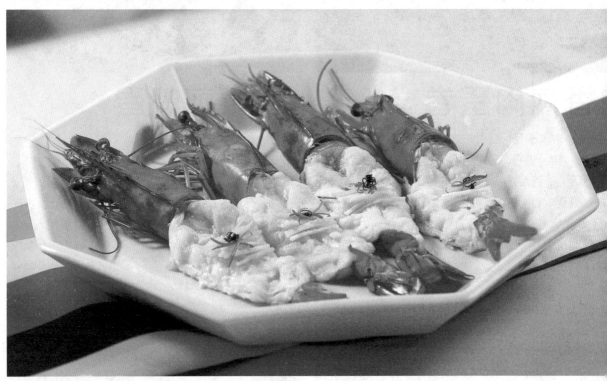

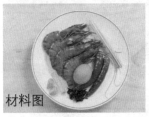

材料图

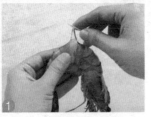

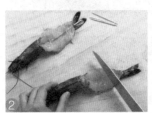

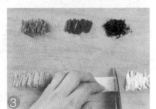

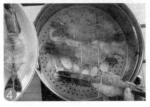

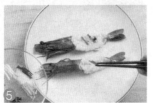

清蒸大虾

材料 大虾4只，青辣椒7克，红辣椒10克，石耳1克，鸡蛋60克，竹签8根

调料 清酒15克，盐3克，胡椒粉2克，葱20克，蒜头20克，芝麻油13克

做法

① 大虾留下头与尾，去皮，用刀划破虾背，剔去肠泥。② 摊开，划上刀痕后撒上盐、清酒、胡椒粉调味，调整好样子插在竹签上。③ 葱与蒜头淨洗干净，葱切块，蒜头切片；青、红辣椒洗净，切丝；石耳泡发，切丝；鸡蛋煎成黄白蛋皮切成丝。④ 蒸锅里倒入水，大火煮5分钟左右，直至沸腾，铺上葱与蒜头后，放上大虾蒸5分钟左右至熟。⑤ 将蒸好的大虾拿出来，抹上芝麻油。大虾上面撒上青红辣椒、黄白蛋皮、石耳。

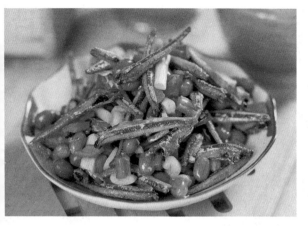

小鱼花生

材料 小鱼干300克，熟花生100克，红椒1个

调料 蒜10克，葱花15克，盐5克，味精3克

做法 ❶ 小鱼干洗净，用水浸泡约2小时，捞出沥干水分；红椒去籽切小丁，蒜去皮洗净剁碎。❷ 锅中注油烧热，放入小鱼干炸至酥，捞出沥油。❸ 锅中留少许油，放入葱、蒜炒香，再倒入小鱼干，调入盐、味精、红椒炒匀，最后加入熟花生米即可。

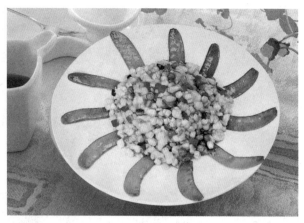

小炒鱼丁

材料 鱼肉、豌豆、玉米、红椒丁、香菇丁、荷兰豆各适量

调料 盐5克，味精2克，料酒10克，水淀粉15克

做法 ❶ 鱼肉洗净切丁；豌豆、玉米、荷兰豆洗净后，焯水备用。❷ 油锅烧热，加鱼丁、盐、料酒滑熟，放香菇、玉米、豌豆翻炒，再入红椒、荷兰豆翻炒至熟，加入味精炒匀，以水淀粉勾芡即可。

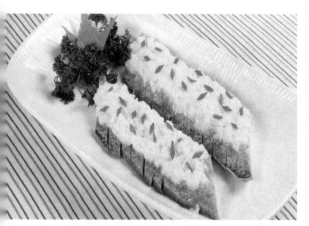

酒糟蒸带鱼

材料 带鱼300克，酒糟100克，红椒适量

调料 盐3克，香油10克

做法 ❶ 带鱼治净，切段，抹上盐腌渍5分钟；红椒洗净，切成小粒。❷ 带鱼摆盘，铺上酒糟，放入锅中隔水蒸10分钟。❸ 取出，淋上香油，撒上红椒即可。

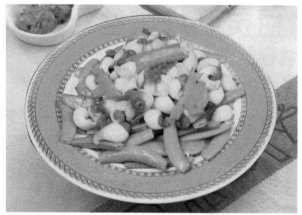

荷兰豆炒雪螺

材料 荷兰豆、雪螺各300克

调料 醋、料酒、盐、味精各适量

做法 ❶ 荷兰豆洗净，去老筋，切去两端；雪螺治净，取肉用醋、料酒腌渍备用。❷ 油锅烧热，放入雪螺，加盐煸炒出水分，捞出；另起油锅，放荷兰豆，加盐翻炒。❸ 炒至八成熟时，放入雪螺炒匀，加味精调味，装盘即可。

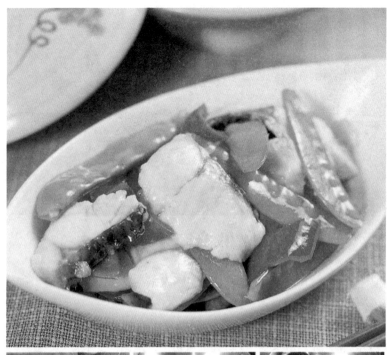

荷兰豆炒鱼片

材料 草鱼中段200克，荷兰豆200克，姜10克

调料 盐5克

做法

① 草鱼治净，切成片状待用；姜去皮切片。

② 荷兰豆择去头尾筋，洗净，放入沸水中焯烫，捞出沥水备用。

③ 锅上火，加油烧热，下入鱼片炒熟，再加入荷兰豆及姜片炒匀，加入调味料调味即可。

小贴士 草鱼以角膜透明清亮，鱼体表面有透明黏液，鳞片有光泽且与鱼体贴附紧密、不易脱落、形态无异常，有海水鱼的咸腥味或淡水鱼的土腥味但无腥臭味者为佳。

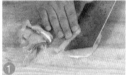
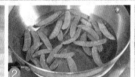
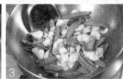

百灵菇炒鱼丝

材料 百灵菇100克，鲮鱼肉150克

调料 盐5克，味精2克，胡椒粉5克，糖少许

做法

① 百灵菇洗净，切丝过水；鲮鱼肉洗净。

② 鲮鱼肉剁泥，调入盐、味精、鸡精、胡椒粉打匀，刮成丝状，放入油锅浸熟。

③ 油烧热，放入百灵菇稍炒，加入鱼丝，调入盐、糖炒匀即可。

小贴士 挑选百灵菇时，以菇体色泽洁白，菌肉坚实，手感干燥松软，无畸形、无破损者为佳。如果有菌褶变褐或菇面发黄变褐的就不要选购了。

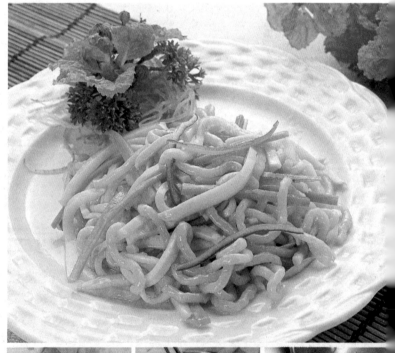

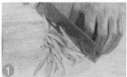
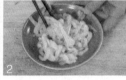
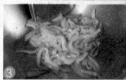

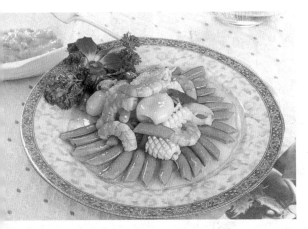

海鲜爆荷兰豆

材料 鲜虾、墨鱼仔、鲜鱿鱼、荷兰豆、红辣椒各适量

调料 香油20克，蒜油10克，盐、味精各5克

做法 ❶鲜虾治净，氽熟，取虾肉；鲜鱿鱼洗净，切块，再改切麦穗花刀；墨鱼仔治净；荷兰豆洗净，择去头尾，焯熟；红辣椒洗净切片。❷油锅烧热，放入虾肉、鲜鱿鱼、墨鱼仔炒至将熟，下红辣椒、荷兰豆、香油、蒜油、盐、味精炒匀，出锅装盘即可。

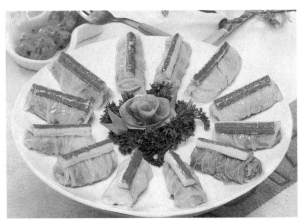

蟹柳白菜卷

材料 蟹柳、白菜、鲜鱿鱼、鲜香菇、瘦肉各适量

调料 盐3克，蚝油8克，味精6克

做法 ❶所有原材料治净切好。❷起油锅，放入鲜鱿鱼、鲜香菇、瘦肉炒至八成熟，再加入盐、蚝油、味精炒香盛出。❸白菜叶中包入炒好的鱿鱼、香菇肉馅，卷成方形卷，然后将蟹柳放在白菜卷上，放入锅内蒸10分钟即可。

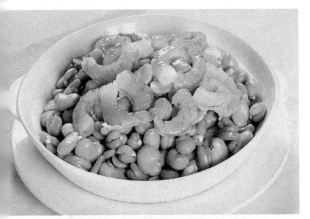

鲜蚕豆炒虾肉

材料 鲜蚕豆250克，虾肉80克

调料 香油、生抽各5克，盐3克

做法 ❶将虾肉洗净，用盐水浸泡，捞出沥干；蚕豆去壳洗净，焯水，捞出沥干。❷油锅烧热，将蚕豆放入锅内，翻炒至熟，盛盘待用。❸油烧热，加入虾肉、香油、生抽、盐炒香，倒在蚕豆上即可。

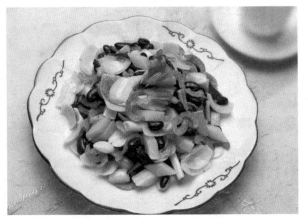

虾干炒百合腰豆

材料 虾干20克，百合、腰豆各100克，莴笋100克

调料 盐3克，味精2克，葱白20克，红椒1个

做法 ❶虾干泡软；葱白洗净切段；红椒切片；莴笋去皮切菱形块。百合择成片洗净；腰豆洗净，皆放沸水中烫后捞出。❷烧热油，爆香椒片、葱白，放入所有原材料，调入盐、味精，炒匀炒熟即可。

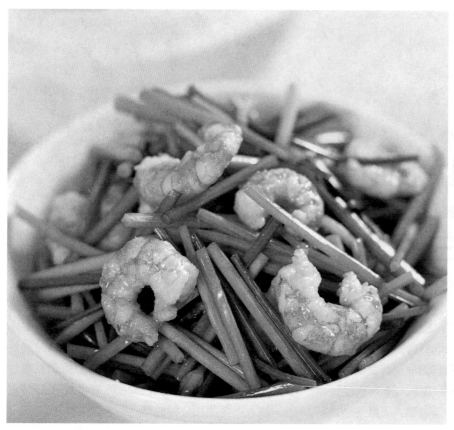
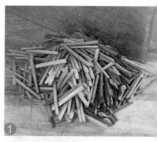
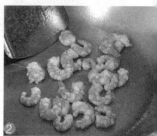
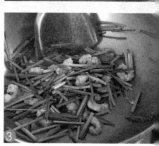

韭菜炒虾仁

材料 韭菜200克，虾200克，姜5克

调料 味精3克，盐5克，鸡精2克

做法

① 韭菜洗净后切成段；虾仁剥去壳，挑去泥肠洗净；姜洗净切片。

② 锅上火，加油烧热，下入虾仁炒至变色。

③ 再加入韭菜段、姜片，炒至熟软后，调入调味料即可。

什锦笋片

材料 荷兰豆、河虾、蘑菇各100克，罗汉笋200克

调料 盐5克，鸡精5克，蚝油少许

做法

① 罗汉笋洗净切斜刀片；蘑菇洗净后改花刀。

② 将荷兰豆、蘑菇、笋片放入开水锅中汆水；炒锅烧热，放入油，待油六成热时，放入河虾滑油，捞出待用。

③ 烧热油，下荷兰豆、蘑菇、笋、河虾翻炒，之后淋入少许蚝油，加入盐和鸡精即可起锅。

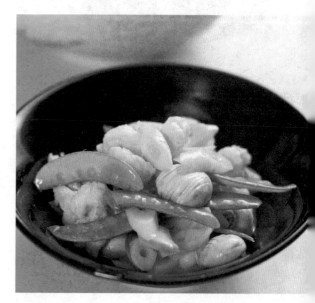

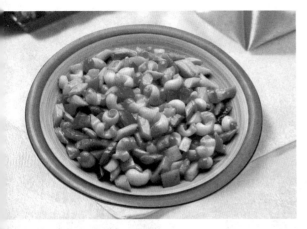

彩椒炒素螺

材料 素螺500克，彩椒50克，芥蓝200克

调料 盐4克

做法 ❶素螺取肉清洗干净；彩椒去籽洗净切丁；芥蓝择洗干净切丁。❷锅上火，加入适量清水，烧沸，分别将芥蓝、彩椒、素螺过沸水后，捞出沥水。❸油烧热，放入备好的原材料煸炒，调入盐，炒熟入味即成。

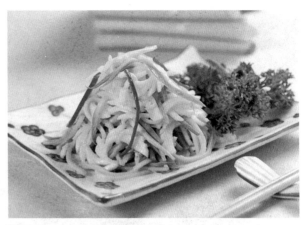

南瓜墨鱼丝

材料 墨鱼、嫩南瓜各200克，姜丝、红椒5克

调料 绍酒10克，盐5克，鸡精2克，淀粉各少许

做法 ❶将墨鱼洗净，切丝；南瓜去皮，切丝；红椒洗净切丝备用。❷炒锅置火上，下油烧热，放入姜丝、红椒丝炒香。❸加入墨鱼丝、南瓜丝炒熟，调入调味料炒入味，勾芡出锅装盘即可。

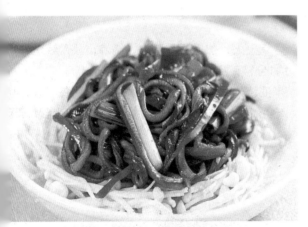

金针菇炒鳝丝

材料 金针菇100克，鳝鱼250克，红椒、葱各适量

调料 姜、蒜、绍酒、老抽各5克，米醋、盐各3克

做法 ❶鳝鱼洗净切丝；红椒洗净切丝；葱洗净切段；姜洗净切丝。❷金针菇焯水后入v盘，鳝丝入水过油。❸锅留底油，放入姜、蒜煸香，再下绍酒、鳝丝、红椒丝、葱段一起炒，放入调味料炒习，盖在金针菇上面即可。

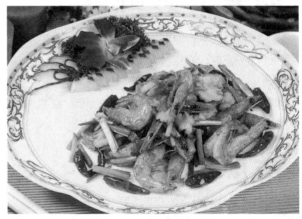

韭菜炒鲜虾

材料 韭菜100克，鲜虾300克

调料 干辣椒10克，盐3克

做法 ❶韭菜洗净切段；虾治净，从中间剖开；干辣椒洗净沥干。❷锅中倒油烧热，下入韭菜炒至断生，加入虾炒熟。❸下盐和干辣椒炒匀入味即可。

213

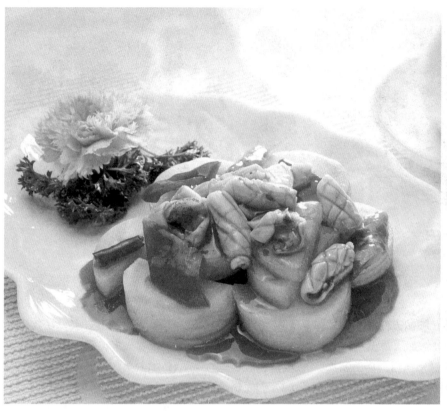
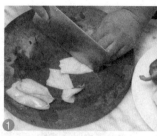
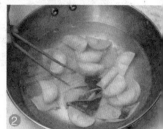
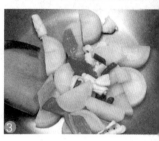

泡萝卜炒鲜鱿

材料 鲜鱿400克，泡萝卜片、青红椒各适量

调料 蚝油5克，盐5克，鸡精2克，姜10克

做法

① 鲜鱿治净切花状；姜去皮切片；青、红椒去籽去蒂洗净切片。

② 锅上火，加入适量清水，烧沸，放入鱿鱼，煮约1分钟，捞出沥干水分。

③ 油烧热，放入泡萝卜、辣椒片、鱿鱼同炒，加入蚝油、盐、鸡精炒匀至熟入味，即可出锅。

苦瓜炒鲜鱿

材料 苦瓜、鲜鱿各200克，豆豉、红椒各20克

调料 盐、鸡精、白糖各3克

做法

① 苦瓜去籽切圈，洗净；鲜鱿洗净切圈；红椒洗净切圈。

② 锅放入水，加入盐、鸡精、糖，待水沸，放入切好的苦瓜焯烫；鱿鱼另过沸水，捞出。

③ 油烧热，爆香豆豉，倒入焯过的苦瓜、鱿鱼，加入红椒翻炒，调入盐、鸡精炒匀即可出锅。

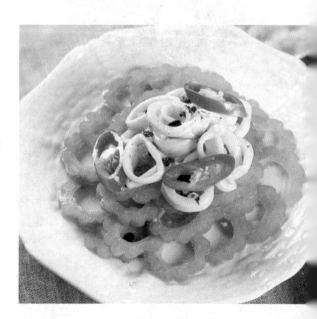

汤

◆有些人很喜欢在晚饭时用一锅热气腾腾的鸡汤或排骨汤来犒劳自己，但是这样并不可取，因为肉类煲汤较油，热量高，最容易发胖，不适合晚上食用。所以，晚餐时喝汤不妨选择一些含脂肪较少的食材做的汤，菌类汤就是一个不错的选择。

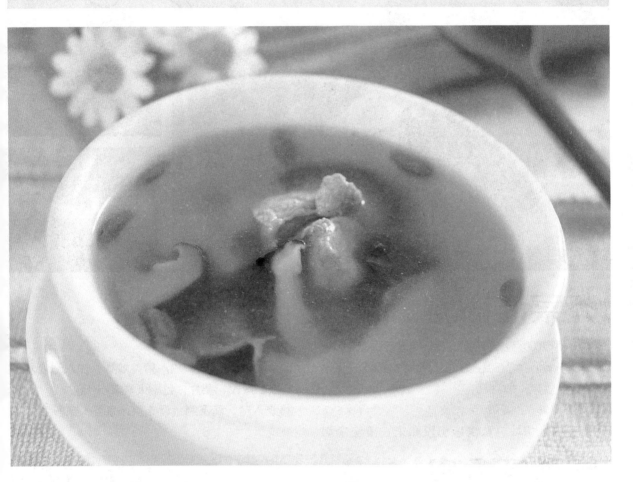

参杞香菇瘦肉汤

材料 猪瘦肉750克，党参25克，香菇100克，枸杞5克，生姜4片

调料 盐、味精各适量

做法

① 香菇浸发，剪去蒂；党参、生姜、枸杞分别洗净。

② 猪瘦肉洗净，切块备用。

③ 把全部材料放入清水锅内，大火煮滚后改小火煲2小时，加入盐、味精调味即可。

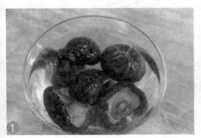

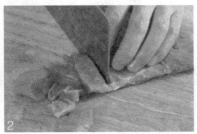

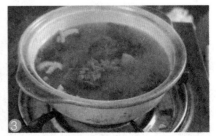

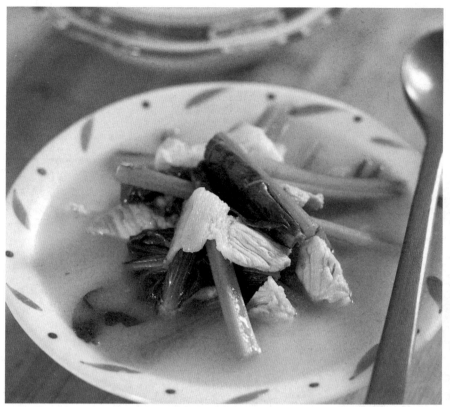

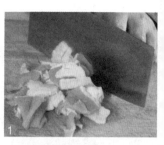

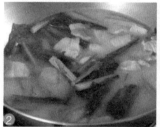

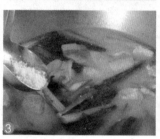

芥菜连锅汤

材料 猪肉300克，葱20克，姜15克，芥菜100克

调料 花椒5克，盐6克，酱油15克，辣豆瓣酱20克，醋8克，红油4克，香油10克

做法

① 猪肉洗净切块；葱洗净切段和末；姜洗净切

片；芥菜洗净切段。

② 锅中加油烧热，放入猪肉炒香，加入适量水、花椒、葱段、姜片，以小火煮30分钟。

③ 调入盐、醋及剩余调味料，煮至入味即可。

红枣炖兔肉

材料 兔肉500克，红枣25克，马蹄50克

调料 生姜1片，盐8克

做法

① 兔肉洗净，切块；红枣、马蹄、生姜洗净。

② 把全部材料放入炖盅内，加开水适量，盖好，炖1 2小时，加盐调味即可。

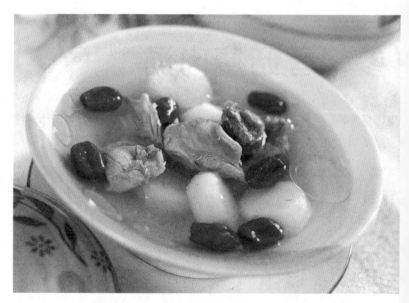

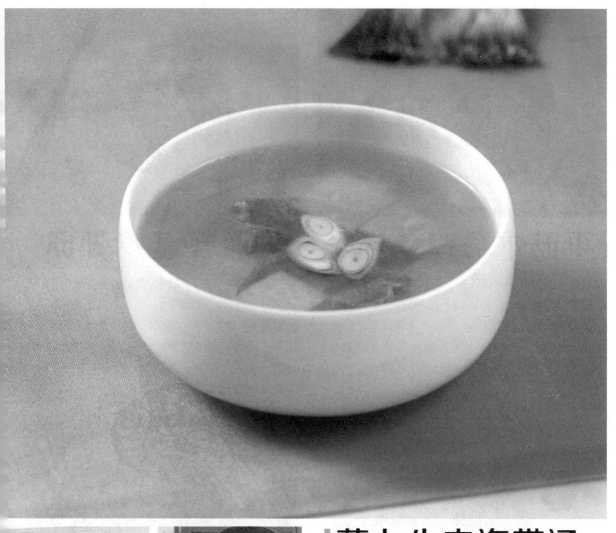

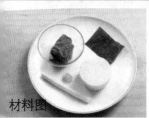
材料图

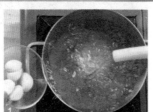
1

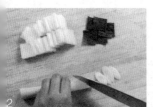
2

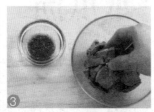
3

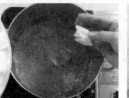
4

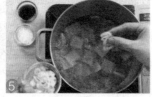
5

萝卜牛肉海带汤

材料 牛肉300克，海带片5克，白萝卜300克

调料 清酱3克，葱末1克，蒜头10克，盐6克，葱40克，水1000克，胡椒粉、蒜泥适量

做法

① 牛肉洗净；葱、蒜头清洗干净，葱斜切段；锅里放入牛肉与水煮7分钟，转中火续煮30分钟，放入葱、蒜头再煮30分钟左右；清酱、葱末、蒜泥、胡椒粉混合，做成调味酱料。② 白萝卜洗净，去皮切块；海带片用湿棉布擦净切段。③ 牛肉捞出来切块后用调味酱料调味，汤用筛子过滤，再一起放入锅中。④ 放入切好的白萝卜与海带片煮7分钟左右，用清酱与盐调味。⑤ 放入葱后，再煮一会儿即可。

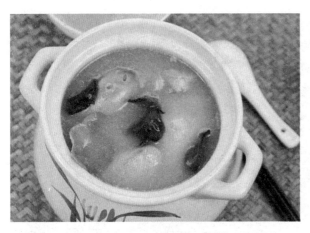

平菇木耳鸡丝汤

材料 鸡300克，平菇50克，黑木耳30克

调料 盐6克

做法 ❶鸡治净，斩件，氽水；平菇洗净；黑木耳泡发，洗净。❷将鸡、平菇、黑木耳放入炖盅中，加适量水，盖好。❸用小火慢炖5个小时，加入盐即可食用。

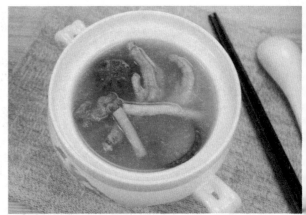

花胶冬菇鸡脚汤

材料 鸡脚200克，花胶、冬菇、党参各适量

调料 盐5克，鸡精3克

做法 ❶鸡脚洗净，氽水；花胶洗净，浸泡；冬菇洗净，浸泡；党参洗净，切段。❷锅中放入鸡脚、花胶、冬菇、党参，加入清水，炖2小时。❸调入盐和鸡精即可。

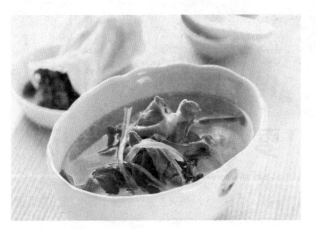

五子鸡杂汤

材料 鸡内脏（含鸡肫、鸡心、鸡肝）1份，芫蔚子、蒺藜子、覆盆子、车前子、菟丝子各10克，棉布袋1只

调料 姜1块，葱1根，盐6克

做法 ❶鸡内脏治净，均切片。❷姜洗净，切丝；葱去根须，洗净，切丝。❸将所有药材洗净，放入棉布袋装妥扎紧，放入煮锅，加4碗水以大火煮沸，转小火续煮20分钟。❹捞弃棉布袋，转至中小火，放入鸡内脏、姜丝、葱丝等，待汤一滚，加盐调味即成。

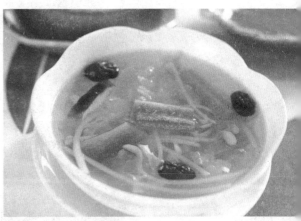

木瓜汤

材料 木瓜500克，银耳100克，香菇150克，红枣10颗，黄豆芽200克，胡萝卜少许

调料 盐适量

做法 ❶豆芽洗净；木瓜、胡萝卜均去皮洗净，切条；香菇去蒂洗净备用。❷起油锅，将黄豆芽炒香；红枣洗净；银耳泡发洗净。❸将备好的材料和红枣放入煲中，加水，以中火煮滚后，转小火慢慢煮60分钟，再加盐调味即可。

胡萝卜马蹄煮鸡腰

材料 胡萝卜、马蹄各100克，鸡腰150克，淮山药、枸杞、党参、黄芪各3克，姜5克

调料 盐、料酒、味精各适量

做法

① 胡萝卜、马蹄均洗净，胡萝卜去皮切菱形，马蹄去皮；淮山药、枸杞、党参、黄芪均洗净；鸡腰洗净。

② 胡萝卜、马蹄下锅焯水；鸡腰加盐、料酒、味精腌渍后下锅汆水。

③ 所有材料放入锅中，加适量清水，大火烧沸后转小火煲熟，加盐、味精调味即可。

小贴士 鸡腰子是鸡杂之一。其形状如卵，略小于鸽蛋；色乳白，质细嫩，外有筋膜包裹，煮后须剥去再食用。

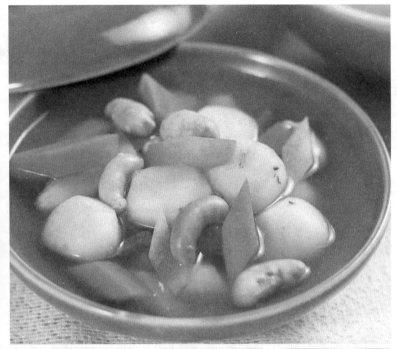

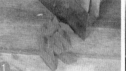
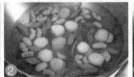
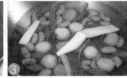

杜仲艾叶鸡蛋汤

材料 杜仲25克，艾叶20克，鸡蛋2个

调料 盐5克，生姜丝少量

做法

① 杜仲、艾叶分别用清水洗净。

② 鸡蛋打入碗中，搅成蛋浆，再加入姜丝，放入油锅内煎成蛋饼，放凉后切成块。

③ 再将以上材料放入煲内，用适量水，猛火煲至滚，然后改用中火续煲2小时，加盐调味即可。

小贴士 杜仲味甘，性温。可煎汤，浸酒，泡茶，入菜肴。与牛膝、续断、补骨脂、五加皮相配伍制药膳可起到很好的保健作用。

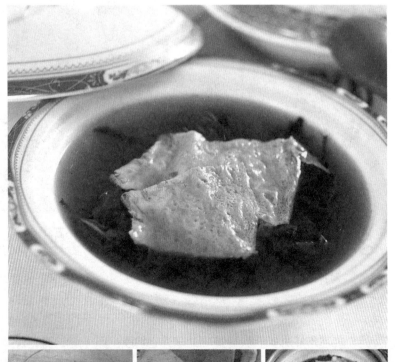

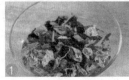
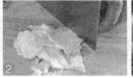
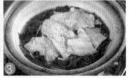

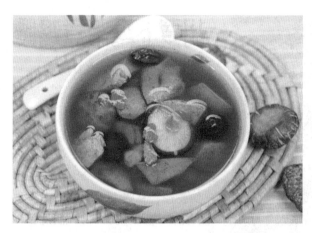

红枣猪肝冬菇汤

材料 猪肝220克，冬菇30克，红枣6颗，枸杞、生姜各适量

调料 盐、鸡精各适量

做法 ❶猪肝洗净切片；冬菇洗净，用温水泡发；红枣、枸杞分别洗净；姜洗净去皮切片。❷锅中注水烧沸，放入猪肝氽去血沫。❸炖盅装水，放入所有食材，上蒸笼炖3小时，调入盐、鸡精后即可食用。

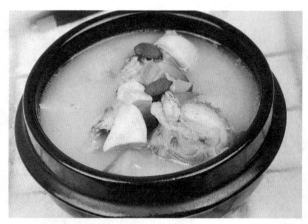

棒骨猴头汤

材料 猴头菇150克，黄瓜50克，猪棒骨45克

调料 盐5克，鸡精2克，白糖1克，葱段、姜片各4克

做法 ❶将猴头菇洗净切成块；黄瓜洗净切块；猪棒骨洗净备用。❷净锅上火倒入油，将葱、姜爆香，下入猪棒骨烹炒，倒入水，调入盐、鸡精、白糖，下入猴头菇、黄瓜，小火煲至熟即可。

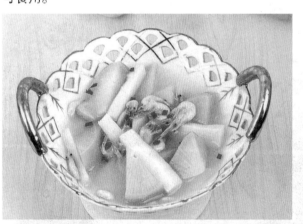

萝卜竹笋煲河虾

材料 河虾250克，青萝卜100克，竹笋60克

调料 花生油20克，盐适量，味精3克，葱段、姜片各4克

做法 ❶将河虾洗净开背；竹笋处理干净，切段；青萝卜去皮，洗净切块。❷炒锅上火，倒入花生油，下入葱段、姜片炒香，下入河虾煸炒1分钟，倒入水，加入竹笋、青萝卜煮熟，最后调入盐、味精即可。

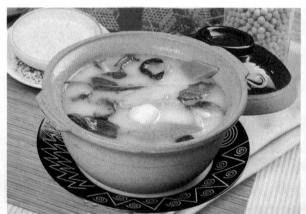

砂锅一品汤

材料 猪肚600克，香菇200克，青菜、火腿各100克

调料 盐3克，料酒15克，香油2克

做法 ❶猪肚洗净切片，氽一下水；火腿切片；香菇、青菜洗净。❷油锅烧热，放入猪肚、火腿，加料酒，炒至水干，加清水烧开，放入香菇，煲至快熟时，下入青菜。❸加盐调味，淋入香油即可。

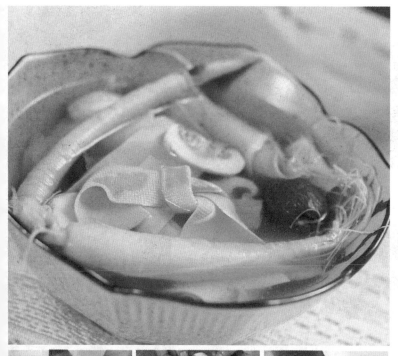

四物炖豆皮

材料 豆皮300克，人参、香菇各20克，枸杞、党参片各10克

调料 盐5克

做法

① 将豆皮洗净，切成长条；人参洗净；香菇、枸杞、党参片均泡发洗净。

② 将切好的豆皮条用手打成结。

③ 将豆皮结和所有材料一起装入炖盅内，加适量水，炖40分钟，调入盐即可。

小贴士 选购香菇时，以体圆齐正，菌伞肥厚且菌伞下面的褶裥要紧密细白，盖面平滑，菌柄短而粗壮，质干不碎，用手轻捏菌柄有坚硬感，放开后菌伞能马上膨松恢复原状者为佳。

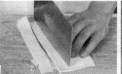
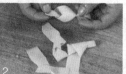
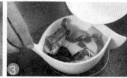

木瓜淮山药鲫鱼汤

材料 木瓜300克，鲫鱼500克，姜2片，淮山药适量

调料 盐5克

做法

① 木瓜去皮，洗净，切成块状；淮山药洗净，浸泡1小时。

② 鲫鱼治净，炒锅下油，爆姜，将鲫鱼两面煎至金黄色。

③ 将1800克清水放入瓦煲内，煮沸后加入所有原材料，大火煲滚后，改用小火煲2小时，加盐调味即可。

小贴士 挑选木瓜时应选择短椭圆形的，瓜肚要大，越"胖"越好。用手指轻按感觉很软是熟透了的木瓜，汁水多；如果想保存两三天再食用可选择颜色稍黄略带青色的木瓜。

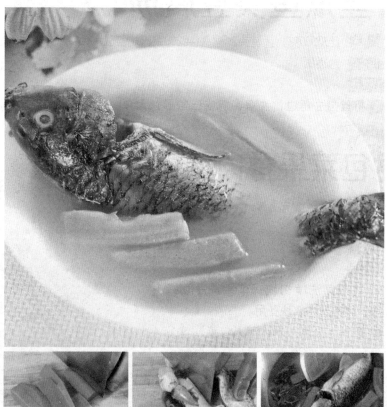

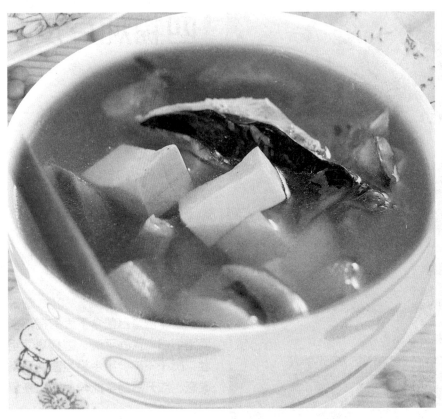
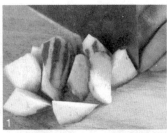
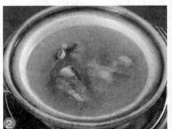
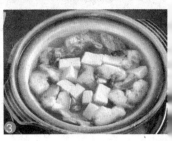

丝瓜鱼头豆腐汤

材料 丝瓜500克，大鱼头2个，豆腐250克，生姜5片

调料 盐适量

做法

① 将丝瓜去角边，洗净，切成三角形；大鱼头治净，斩件。

② 豆腐用清水洗净，切块待用；将适量水放入煲内，水开时将鱼头和生姜放入煲内，先炖10分钟。

③ 再将豆腐和丝瓜放入煲内，待汤沸时，再炖5分钟，加盐调味即可。

包菜果香肉汤

材料 包菜210克，苹果175克，猪肉30克

调料 盐5克，白糖2克

做法

① 将包菜洗净切块；苹果洗净切块；猪肉洗净切块备用。

② 汤锅上火倒入水，下入包菜、苹果、猪肉，煲至熟，调入盐、白糖即可。

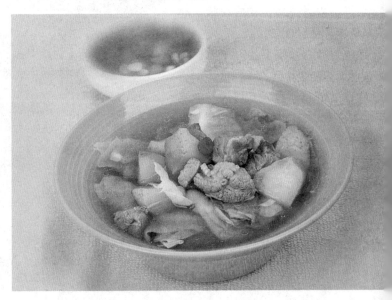

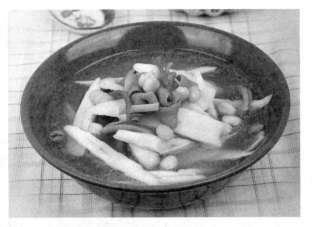

竹笋鸭肠玉米汤

材料 鸭肠150克，竹笋75克，玉米粒30克

调料 盐3克，酱油少许，葱段、姜片各2克

做法 ❶将鸭肠洗净切段；竹笋洗净切片；玉米粒洗净备用。❷汤锅上火倒入油，将葱、姜爆香，下入鸭肠烹炒，调入酱油，倒入水，下入竹笋、玉米粒煲至熟，调入盐调味即可。

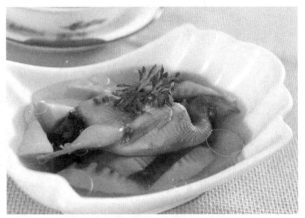

鹌鹑笋菇汤

材料 鹌鹑1只，冬笋20克，香菇、火腿各10克

调料 葱末、鲜汤各适量，黄酒、鸡精、胡椒粉、盐各少许

做法 ❶鹌鹑洗净去内脏；冬笋、香菇洗净，切碎；火腿切末。❷炒锅上火，下油烧热，倒入鲜汤，下入以上除火腿外的各种原料，用大火煮沸。❸改用小火煮60分钟，加火腿末稍煮，再加入黄酒、盐、葱末、鸡精、胡椒粉即可。

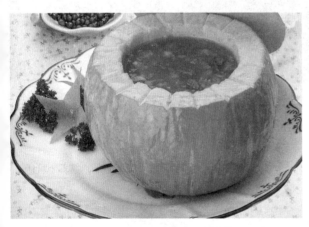

金氏红豆羹

材料 红豆、枸杞各20克，南瓜1个，大米适量

调料 盐2克

做法 ❶红豆泡发洗净；枸杞、大米均洗净；南瓜去籽洗净，做成容器状，蒸熟备用。❷锅内注入清水，放入红豆、枸杞、大米一起煮熟，加少许盐，盛入蒸好的南瓜内即可。

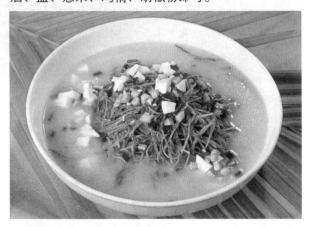

上汤豆苗

材料 豆苗300克，豆腐、香菇各100克，猪肉150克

调料 盐3克，高汤适量

做法 ❶豆苗洗净；豆腐洗净，切丁；香菇洗净，切丁；猪肉洗净，切丁。❷将高汤倒入锅中烧开，放入豆苗、豆腐、香菇、猪肉，加入盐一起煮熟，盛入碗中即可。

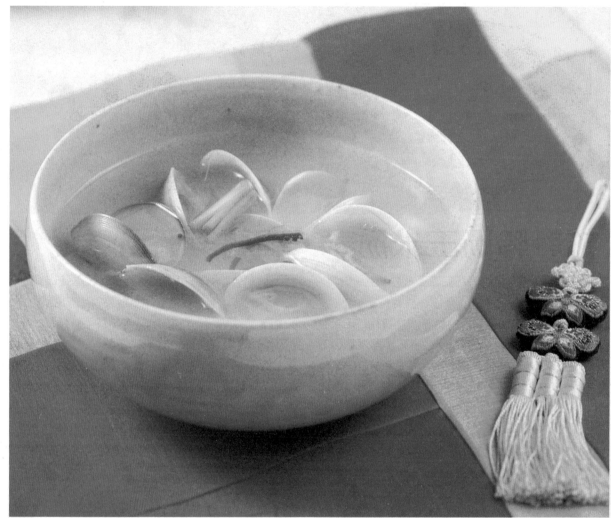

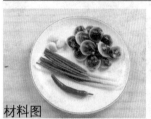

材料图

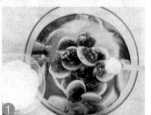

①

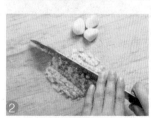

②

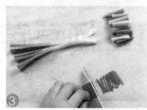

③

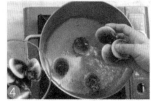

④

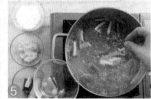

⑤

蛤蜊清汤

材料 蛤蜊300克

调料 蒜头5克，盐15克，小葱20克，红辣椒10克

做法

① 蛤蜊洗净外壳，泡在盐水里，让其吐尽体内脏物（约3小时左右）。

② 蒜头清理后细细剁碎。

③ 小葱切成3厘米左右的段；红辣椒切成长3厘米，宽、厚0.3厘米左右的丝。

④ 锅里放入蛤蜊与水，大火煮至沸腾，转中火再煮5分钟。

⑤ 蛤蜊开口时，放入小葱、红辣椒、蒜泥，用盐调味后再煮一会儿。

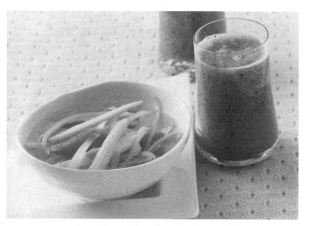

什锦蔬菜汤

材料 白萝卜200克，西红柿250克，玉米笋100克，绿豆芽15克，清水800毫升，紫苏、白术各10克

调料 盐3克

做法 ①紫苏、白术与清水置入锅中，以小火煮沸，滤取药汁备用。②白萝卜去皮洗净，刨丝；西红柿去蒂头洗净，切片；玉米笋洗净切片。③药汁放入锅中，加入全部蔬菜材料煮沸，放入盐调味即可。

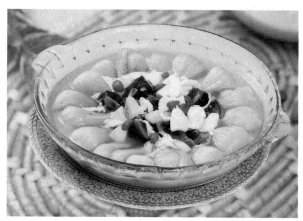

上汤油菜

材料 皮蛋100克，油菜200克，香菇、草菇各50克

调料 盐3克，蒜5克，枸杞5克，高汤400克

做法 ①皮蛋去壳切块；香菇、草菇分别洗净切块；枸杞洗净；蒜洗净剁碎。②锅中倒入高汤加热，油菜洗净，倒入高汤中烫熟后摆放入盘。③继续往汤中倒入皮蛋、香菇、草菇、枸杞，煮熟后加盐和蒜调味，出锅倒在油菜中间即可。

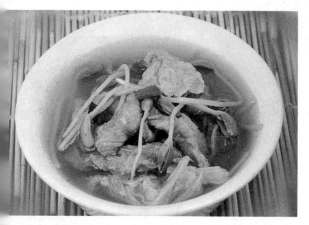

翡翠白菜汤

材料 白菜叶150克，豆苗50克，猪瘦肉30克

调料 花生油10克，盐适量，葱、姜各2克，香油3克

做法 ①将白菜叶洗净撕块，豆苗择洗净，猪瘦肉洗净切片备用。②净锅上火倒入花生油，将葱、姜爆香，下入猪肉煸炒，下入白菜、豆苗翻炒，倒入水，调入盐煲至熟，淋入香油即可。

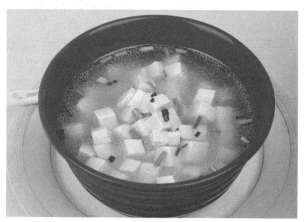

小葱豆腐汤

材料 豆腐150克，香菜10克

调料 姜油50克，盐5克，味精2克，胡椒粉、葱各3克

做法 ①将豆腐洗净，切成小丁，香菜择洗净切段备用。②净锅上火倒入葱、姜油，下入豆腐煎炒，倒入水，调入盐、味精、胡椒粉煲至熟，撒入香菜即可。

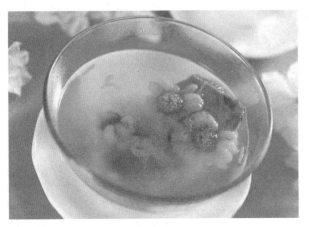

菊花土茯苓汤

材料 野菊花、土茯苓各30克

调料 冰糖10克

做法 ①将野菊花去杂洗净；土茯苓洗净，切成薄片备用。②砂锅内加适量水，放入土茯苓片，大火烧沸后改用小火煮10　15分钟。③加入冰糖、野菊花，再煮3分钟，去渣即成。

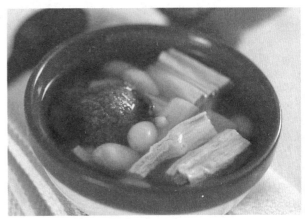

白果枝竹薏米汤

材料 白果15克，枝竹100克，陈皮10克，薏米50克，黑枣5枚

调料 盐适量

做法 ①白果去壳取肉，用沸水浸去外层薄膜，洗净；薏米和陈皮分别用清水浸透，洗干净，备用。②枝竹浸软，洗干净，切短段；黑枣洗净。③瓦煲内加入清水，烧开后放入白果肉、陈皮、薏米和黑枣，待水再滚起，改用中火继续煲2小时，放入枝竹并以少许盐调味，再煲30分钟左右即可。

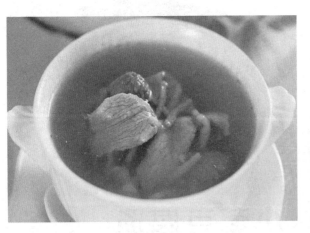

参果炖瘦肉

材料 猪瘦肉25克，太子参10克，无花果20克

调料 盐、味精各适量

做法 ①太子参略洗；无花果洗净。②猪瘦肉洗净，切片。③把全部材料放入炖盅内，加适量开水，盖好，隔开水炖约2小时，调入盐和味精即可。

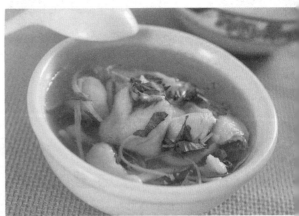

金针香菜鱼片汤

材料 金针菇30克，鱼肉100克，香菜20克

调料 盐适量

做法 ①香菜洗净切段；金针菇用水浸泡，洗净，切段备用。②鱼肉洗净后，切成片。③金针菇加水煮滚后，再入鱼片煮5分钟，最后加香菜、盐调味即成。

　　中国人一日饮食一般习惯吃三餐，三餐怎么吃是门实践的学问，看起来简单，真正会"吃"，还是要花点工夫学习的。